Buchmann · Heidrich · Röper-Krejza

Positionierung – einfach, schnell und sicher

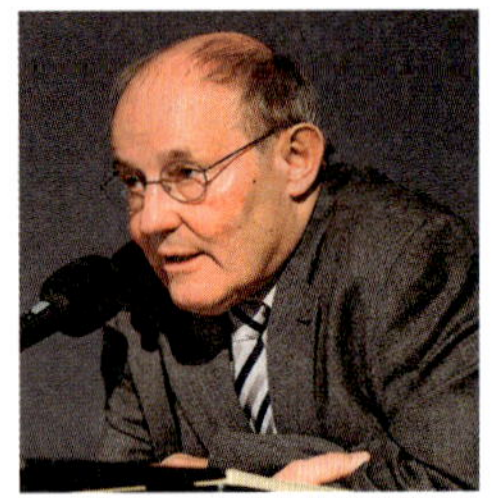

Professor Dr. med. habil. Joachim Buchmann, Facharzt für Orthopädie, Facharzt für Physikalische und Rehabilitative Medizin, arbeitet in eigener Niederlassung in Bad Doberan.

Geboren 1936 in Thüringen und dort aufgewachsen. Schulbesuch und Abitur 1954 in Erfurt. Nach Hilfspflegertätigkeit Medizinstudium in Jena von 1955 bis 1960. Praktisch-ärztliche Tätigkeit in Weimar und Magdala/Thüringen.

Seit 1963 Ausbildung zum Orthopäden an der Orthopädischen Universitätsklinik Rostock. Promotion 1964, Facharztprüfung 1967. Tätigkeit als Facharzt, ab 1971 als Oberarzt in der Orthopädischen Universitätsklinik Rostock. 1984 Facharztanerkennung für Physiotherapie. Chirotherapeutische Zusatzausbildung von 1968 bis 1971 mit Erwerb der Lehrberechtigung. Zusatzstudium in Moskau/Russland von 1971 bis 1972. Mehrere längere Studienaufenthalte in Ungarn, Bulgarien, Österreich, Schweiz und Dänemark. 5-jährige osteopathische Ausbildung von 1994 bis 1999. 1988 Habilitation.

Lehrbeauftragter an der Universität Rostock für Physiotherapie von 1975 bis 1995, für Orthopädie zwischen 1997 und 2000.

Seit 2001 im Ruhestand, jedoch tätig in eigener Niederlassung.

Mitarbeit an mehreren Fachbüchern, Veröffentlichung zahlreicher Zeitschriftenartikel über orthopädisch-manualmedizinische Themen.

1989 zusammen mit B. Bülow Monographie: Asymmetrische frühkindliche Kopfgelenksbeweglichkeit. Bedingungen und Folgen. Springer-Verlag Heidelberg – New York – London – Paris – Tokio.

2013 zusammen mit M. Heidrich Abschnitt Manuelle Medizin im Kursbuch Naturheilverfahren (Herausgeber E. Volger/B. Brinkhaus). Elsevier-Verlag, Urban & Fischer/München.

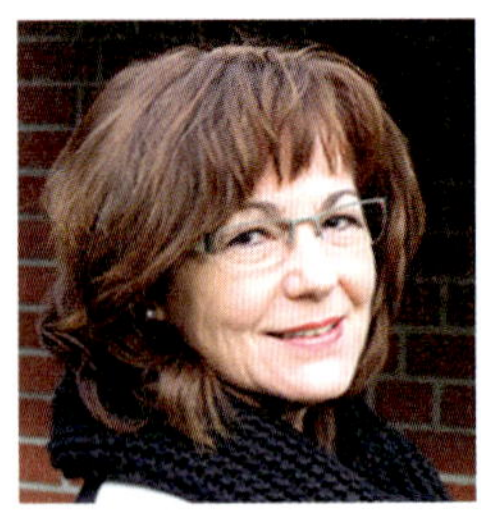

Dr. med. Marina Heidrich, tätig als Fachärztin für Orthopädie in eigener Niederlassung.

Geboren 1956 und aufgewachsen in Stollberg/Sachsen. Nach Oberschulbesuch und Abitur Medizinstudium in Leipzig und Dresden von 1974 bis 1980. Promotion 1980. Praktische ärztliche Tätigkeit in Aue/Sachsen, Stollberg und Dresden. Facharztanerkennung für Orthopädie 1985.

Chirotherapeutische Zusatzausbildung von 1983 bis 1986 mit Erwerb der Lehrberechtigung 1988.

Als Facharzt in eigener Niederlassung tätig seit 1991. Fünfjährige osteopathische Zusatzausbildung von 1994 bis 1999.

Häufige und regelmäßige Tätigkeit als Lehrer und Kursleiter für manualtherapeutische und osteopathische Ausbildung im Rahmen des Kursangebotes der ÄMM. Ausbildungsschwerpunkt: blinde und sehbehinderte Physiotherapeuten.

Zusammen mit J. Buchmann Abschnitt Manuelle Medizin im Kursbuch Naturheilverfahren (Herausgeber E. Volger/B. Brinkhaus). Elsevier-Verlag, Urban & Fischer/München 2013.

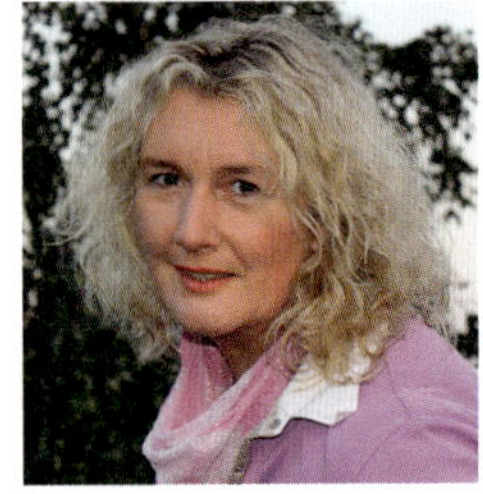

Birgit Röper-Krejza, tätig als Physiotherapeutin in eigener Niederlassung in Güstrow.

Geboren 1966 und aufgewachsen in Güstrow/Mecklenburg. Schulbesuch in Güstrow und Schwerin, dort Schulabschluss an der Kinder- und Jugend-Sportschule.

Fachschulstudium Physiotherapie in Schwerin von 1983 bis 1986, anschließend angestellte Tätigkeit in Schwerin, Bützow und Güstrow.

Seit 1993 in eigener physiotherapeutischer Praxis tätig. Manualmedizinische Ausbildung von 1992 bis 1994 mit Erreichen der Lehrbefähigung 1998.

Seit 2014 Heilpraktikerin, beschränkt auf das Gebiet der Physiotherapie.

Seit 2016 Hundephysiotherapeutin „Hunde-Physio-Güstrow “ (mit Schwerpunkt Manuelle Therapie und Akupunktur).

Von 1995 bis jetzt Unterrichtstätigkeit an der Beruflichen Schule des Krankenhauses Güstrow und zwischen 2005 und 2008 an der ECOLEA Rostock-Warnemünde. Regelmäßige Einsätze als Ausbilder im Rahmen von manualmedizinischen Kursen der ÄMM Berlin.

Joachim Buchmann, Marina Heidrich,
Birgit Röper-Krejza

Positionierung – einfach, schnell und sicher

Bei Funktionsstörungen des Bewegungssystems

Ein Bilderbuch für die Praxis

2. Auflage

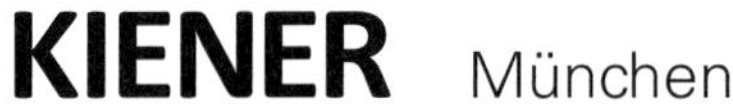

München

Hinweis für den Benutzer

Die Erkenntnisse der Medizin unterliegen einem laufenden Wandel durch Forschung und klinische Erfahrung. Herausgeber und Autoren dieses Werkes haben große Sorgfalt darauf verwendet, dass die in diesem Werk gemachten therapeutischen Angaben dem derzeitigen Wissensstand entsprechen. Das entbindet den Nutzer dieses Werkes aber nicht von der Verpflichtung, mithilfe weiterer Informationsquellen zu überprüfen, ob die dort gemachten Angaben von denen in diesem Buch abweichen.

Bibliografische Information

Diese Publikation ist in der Deutschen Nationalbibliothek verzeichnet. Detaillierte bibliografische Angaben sind unter http://dnb.de abrufbar.

2. Auflage 2019

Lektorat: Christl Kiener, München
Zeichnungen: Ines Heidner, Dresden; Juliane Heidrich, Dresden; Henriette Rintelen, Velbert (Wirbelsäule in Kapitel 2 sowie Abbildungen auf S. 37, 64, 65)
Satz/Herstellung: Kadja Gericke, Herrenberg
Druck und Bindung: Dimograf, Bielsko-Biała/Polen
Umschlaggestaltung: SpieszDesign, Neu-Ulm

ISBN 978-3-943324-36-5

www.kiener-verlag.de

Geleitwort

Funktionelle Behandlungsansätze haben sich in den letzten Jahrzehnten auch in Deutschland zunehmend zu einem etablierten Konzept in der Medizin entwickelt und sind aus der konservativen Therapie des Stütz- und Bewegungssystems und der assoziierten reflektorischen Phänomene nicht mehr weg zu denken. Jedoch „Wo viel Licht ist, ist starker Schatten!", wie schon Goethe einst schrieb (Götz von Berlichingen, 1. Akt). Die Vielfalt manualmedizinsch-osteopathischer Techniken ist inzwischen schier unüberschaubar geworden und auch für den Engagierten nicht mehr zu überblicken. Dem Lernenden fällt die Orientierung und effektive Behandlung umso schwerer. Immer wieder haben sich deshalb motivierte Autoren auf die Suche nach möglichst effektiven Modifikationen verschiedener Behandlungstechniken begeben, insbesondere um diese faszinierende Sparte der Medizin durch praktische und vorhersehbare Erfolge erlebbar zu machen und damit letztlich die Anwendung am Patienten zu rechtfertigen.

Seit vielen Jahren im manualmedizinisch-osteopathischen Fach tätig, ist Joachim Buchmann, Marina Heidrich und Birgit Röper-Krejza eine exzellente Darstellung funktioneller Zusammenhänge gelungen, die eine echte Erweiterung etablierten Wissens darstellen. Es werden von Grund auf verständliche Aussagen illustriert, die schon bei erstmaliger Lektüre in der Lage sind, den Leser zur zwingenden Weiterbeschäftigung mit der Materie zu motivieren. Die vorliegende Publikation ist immer wieder von zahlreichen Kursanten eingefordert worden. Sie bereichert das Genre zweifelsohne vor allem deshalb, weil es sofort gelingt, die dargestellten Zusammenhänge effektiv in die klinische Praxis zu überführen.

Es wird der Autorengruppe sicher fern gelegen haben, sich bei der Erstellung des Werkes den Zwängen moderner Medizin zu unterwerfen. Sie haben jedoch dem einschlägig tätigen Therapeuten ein Werkzeug in die Hand gegeben, um in angemessener Zeit ein Behandlungsziel erreichen zu können: „Zeitoptimierung durch Fazilitation" – ökonomisch im besten Sinne des Wortes!

Bereits jetzt können sich die Autorinnen um Joachim Buchmann über beachtliche Erfolge der von ihnen dargestellten Techniken freuen. Eine weite Verbreitung des Buches und des darin vermittelten Wissens ist somit zu prophezeien.

Prof. Dr. med. Ralph Kayser,
Ärztlicher Direktor MEDIAN Klinik Wismar
Wismar, Frühjahr 2019

Vorwort zur 2. Auflage

Mit Freude nahmen die Autoren zur Kenntnis, dass ihr „Praxisbilderbuch" offensichtlich Leser und Nutzer in einer Anzahl fand, die eine Neuauflage sinnvoll und möglich erscheinen ließ. Diese nun bietet gern genutzte Gelegenheit, Hinweisen und Anregungen wohlmeinender Leser der Erstauflage zu folgen und kleine Unstimmigkeiten in Text und Bild zu korrigieren.

In direkter Ansprache und auch schriftlich war zum Ausdruck gebracht worden, dass die gewählte bildliche Umsetzung der Behandlungstechniken als besonders gelungen eingeschätzt wurde. Dieses Lob geben die Autoren gern an das Team der Illustratorinnen weiter.

Nach gründlicher Prüfung in der täglichen Praxis erweitern die Autoren die Positionierungstechniken um eine Beeinflussungsmöglichkeit bei ulnarer Epikondylopathie.

Die Autoren danken – wiederum – der Verlegerin und ihrem Team für die bereitwillige und geduldige Umsetzung von Änderungsvorschlägen bei der Buchneuauflage.

Joachim Buchmann. Marina Heidrich. Birgit Röper-Krejza.

Vorwort zur 1. Auflage

Zwei der Autoren dieses Buches kamen erstmals im Zuge ihrer osteopathischen Ausbildung im Organisationsrahmen der IAO, International Academy of Osteopathy, in den Jahren von 1994 bis 1999 in Kontakt mit Strain-Counterstrain-Techniken nach L.H. Jones und konnten sich dabei von der Wirksamkeit dieses diagnostisch-therapeutischen Ansatzes überzeugen. Sie sind bis heute Lehrer für manualmedizinisch-osteopathische Erkenntnisse bei der Ärztegemeinschaft Manuelle Medizin (ÄMM) unter dem Dach der Deutschen Gesellschaft für Manuelle Medizin. Gleiches gilt für die dritte Autorin. Im Rahmen gemeinsamer Kurse erhielt auch sie Kenntnis vom Vorgehen nach Jones und wurde ebenso überzeugte Anwenderin. Das gilt sowohl für ihre Arbeit in der physiotherapeutischen Praxis als auch in ihrer Beschäftigung mit physiotherapeutisch angehbaren Problemen bei Tieren. Alle drei Autoren sind kontinuierlich medizinisch tätig – zwei als Ärzte in privater Niederlassung, eine als selbstständige Physiotherapeutin, Heilpraktikerin auf dem Gebiet der Physiotherapie und Hundephysiotherapeutin.

Die Sprechstundensituation verlangt bei möglichst optimaler Betreuung eines Patienten effektive Ausnutzung des vorhandenen Zeitrahmens.

Das lässt die von Jones neurophysiologisch unterlegten und daher zunächst berechtigt geforderten langen Positionierungszeiten uneffektiv erscheinen, vor allem dann, wenn Funktionsstörungen am Bewegungssystem nicht als Lokalereignis, sondern als Glied einer Störkette beeinflusst werden sollen.

Unter dieser Vorstellung wurden Hinweise auf Fazilitationsmöglichkeiten in Zusammenhang mit Weiterbildungsveranstaltungen der ÄMM und aus der Literatur bei Schiowitz und Chaitow durch die Autoren aufgegriffen und deren Nutzbarkeit für Strain-Counterstrain-Techniken geprüft.

Daraus wurde ein nahezu durchgängig mit Kompression arbeitendes Behandlungskonzept entwickelt, welches bei unverminderter Effektivität eine gegenüber den Forderungen von Jones entscheidende Verkürzung der Behandlungszeit erlaubt.

Die Vermittlung von Positionierungstechniken im Unterricht erfolgt über Demonstration der Tenderpoints und Schilderung der notwendigen Positionierungseinzelheiten. Die Autoren haben in den letzten zehn Jahren zahlreiche Ärzte und Physiotherapeuten, auch Ergotherapeuten und Logopäden, mit dem zeitoptimierten Behandlungsgang in Anlehnung an Jones vertraut gemacht. Aus der Nachfrage vieler Kursanten nach einem den Unterricht begleitenden Skriptum resultiert das vorliegende Buch.

Ursprünglich waren für den Text fotografische Abbildungen geplant. Die Überlegung, dass Details von Fotografien vom Sachbezug ablenken können, führte zur Entscheidung, grafische Darstellungen einzufügen. Deshalb nahmen die Autoren gern das Angebot zweier Designerinnen an, die jeweiligen Behandlungsschritte zeichnerisch zu verdeutlichen. Herausgekommen ist eine detaillierte Handlungsanweisung für das Auffinden von Tenderpoints, deren Zuordnung zu Funktionsstörungen im Bewegungssystem und zum jeweiligen therapeutischen Vorgehen.

Als Positionierungsziel gilt letztlich Funktionsnormalisierung im zuvor gestörten Abschnitt des Bewegungssystems verbunden mit Schmerzlöschung oder zumindest Schmerzreduzierung.

Durch einen glücklichen Umstand ergab sich ein Kontakt zur Verlegerin, Frau Christl Kiener. Sie verstand das Anliegen der Autoren und ermunterte sie, das Buchprojekt in Angriff zu nehmen.

Danksagung

Die Autoren bedanken sich bei Frau Christl Kiener für Ermutigung und Geduld, bei den Mitarbeitern des Kiener Verlags sowie bei den Illustratorinnen Frau Juliane Heidrich, Frau Ines Heidner und Frau Henriette Rintelen für ihre Mühe und Aufgeschlossenheit gegenüber wiederkehrenden Veränderungswünschen. Außerdem gilt unser Dank unserer langjährigen Mitstreiterin Gisela Coburger sowie unserem Freund Udo Arens (†).

Inhalt

1 Einführung Positionierungstechniken

1.1 Geschichte der Strain-Counterstrain-Technik

Vor rund zwei Jahrzehnten fasste der Osteopath L. H. Jones einen Teil seiner diagnostischen und therapeutischen Erfahrungen bei Funktionsbeeinträchtigung am menschlichen Bewegungssystem in einem Buch zusammen unter dem Titel „Strain-Counterstrain“ (Jones 1995).

EXKURS

Die Vermeidung schmerzhafter Körperhaltungen kennt man auch von höheren Säugetieren, beispielsweise von Hunden und Katzen.

Seine Grundidee dabei war scheinbar einfach: Er ging von der Beobachtung aus, dass jeder Mensch in der Lage ist, einem Schmerz im Bewegungssystem durch eine bestimmte Körperposition weitgehend entgegenzuwirken.

Davon abgeleitet fand und beschrieb er spannungsvermehrte Zonen an der Körperoberfläche, die er empirisch bestimmten Bewegungsabschnitten von Rumpf und Extremitäten zuordnen konnte. Er nannte diese spannungsvermehrten Zonen „Tenderpoints“ und nutzte sie in zweifacher Hinsicht:

› Einmal galten sie ihm als Hinweis auf eine meist schmerzhafte Funktionsbeeinträchtigung am Bewegungssystem, auf eine somatische Dysfunktion.
› Zum anderen leitete er davon die Möglichkeit einer wirksamen Behandlung ab.

Die Behandlung arbeitet mit einer dreidimensionalen passiven, also vom Behandler geführten Lagerung des zum Tenderpoint gehörenden Körperabschnitts. Diese Positionierung wird in ihrer Wirksamkeit über Spannungsabfall am Tenderpoint beurteilt und gelenkt.

Was unterscheidet nun diese von Jones als Tenderpoints bezeichneten Spannungszonen von Triggerpunkten?

› **Triggerpunkte** werden nach Travell und Simons (2003) als spannungsvermehrte Zonen tonischer Muskelfaserzüge aufgefasst. Sie weisen als typisches Kriterium eine vom Muskel häufig entfernt liegende Wirkungs- und Schmerzreferenzzone auf.
› **Tenderpoints** können sowohl in Muskulatur als auch im Bereich anderer faszialer Oberflächenstrukturen auftreten. Eine Schmerzreferenzzone findet sich in aller Regel nicht.

Gelegentlich sind Tenderpoints und Triggerpunkte bei schmerzhaften Funktionsstörungen im Bewegungssystem des Menschen identisch.

Bei der Schilderung seiner Strain-Counterstrain-Technik merkte Jones ausdrücklich an, dass die von osteopathischen Vorstellungen ausgehende Behandlung einer somatischen Gelenkdysfunktion auf Erfahrungszusammenhängen gründet, also als Empirie aufgefasst werden muss. Allerdings bettete er sie ein in neurophysiologische Vorstellungen, die 1975 Korr formuliert hatte, außerdem in Behandlungsvorschläge, die bereits 1958 von Hoover beschrieben worden waren.

In der Folgezeit haben sich zahlreiche osteopathisch arbeitende Ärzte und Physiotherapeuten von der Wirksamkeit dieser Techniken überzeugen können. Einziger Nachteil dieser Arbeitsweise: Sie erfordert Zeit, viel Zeit! Nach Jones muss die Positionierung über 90 Sekunden gehalten werden. Anschließend erfordert die Rückführung zur Normalposition weitere 60 Sekunden.

Geht man davon aus, dass die Mehrzahl sogenannter somatischer Dysfunktionen im Verkettungszusammenhang gesehen werden muss, ergibt sich ein Zeitaufwand, der sich nur schwer in den üblichen Zeitrahmen ausreichender Patientenbetreuung einfügen lässt.

1.2 Diagnostische Ausgangssituation für Positionierungstechniken

Jones hat den Zusammenhang zwischen gestörter Bewegungsfunktion und spannungsvermehrten Oberflächenzonen am Menschen gefunden und als **Tenderpoint-Verteilungsmuster** beschrieben. Dies erweist sich auch heute noch als uneingeschränkt gebrauchsfähig. Allerdings gelten noch immer die dahinterstehenden neurophysiologischen Zusammenhänge als nicht eindeutig geklärt.

Die Autoren dieses Buches folgen bewusst den von Jones empirisch entwickelten Vorstellungen und gründen darauf wesentliche Teile ihres diagnostischen und therapeutischen Vorgehens. Sich der prinzipiellen Fragwürdigkeit eines solchen Handelns bewusst, rechtfertigen die Autoren den Inhalt dieses Buches mit den positiven Erfahrungen, die sie bei der Behandlung schmerzgeplagter Patienten mit Hilfe der Positionierungstechniken über die zurückliegenden Jahre sammeln konnten.

Für Patienten stehen Bewegungsbeeinträchtigung und Schmerz eindeutig im Vordergrund, meist beides zugleich. Allerdings gilt für den Einzelpatienten der am gesamten Bewegungssystem zu beobachtende Aspekt der Anpassung oder **Adaptation**. Ist der Patient an das eingeschränkte Bewegungsmaß, an die Tenderpoint-Irritation, adaptiert, werden Einschränkung und Schmerz unter Umständen weniger bis überhaupt nicht wahrgenommen. In diese Anpassung geht auch das angeborene oder anerzogene individuelle Schmerzempfinden eines Patienten ein.

Für den Therapeuten sind diese beiden Aspekte von wesentlicher Bedeutung. Aus der Schmerzangabe leitet er weitere anamnestische Überlegungen ab. Aus den geklagten und gewöhnlich auch auffindbaren Bewegungseinschränkungen ist dann bereits eine ungefähre Störungslokalisation möglich.

Nutzt der Behandler in der weiteren palpatorischen Diagnostik das Tenderpoint-Konzept nach Jones, gilt dabei als einigermaßen verlässliche Regel:

- Anterior am Körper liegende Tenderpoints weisen auf Beeinträchtigungen der Rumpfanteflexion hin, also der Beugung.
- Posterior am Körper liegende Tenderpoints weisen auf Störungen der Rumpfretroflexion hin, also der Streckung.

Im praktischen Vorgehen sollten dabei Störverbindungen am Bewegungssystem berücksichtigt werden, die von Lewit als **Verkettungssyndrome** geschildert werden. Lewit versteht unter Verkettungen Folgen von gestörter Funktion und damit verbundener Anpassungsleistung (Adaptation). Die Adaptation ist darauf gerichtet, das Gesamtsystem funktionsfähig, also in Homöostase zu halten. Dabei nutzt der Körper neuronal-reflektorische, biomechanisch-myofasziale oder auch viszerofasziale Ausbreitungswege. Die resultierenden Störketten können auf- oder absteigend verlaufen.

EXKURS

Dem Verkettungsgedanken wird ein salopper Spruch gerecht, den einer der Autoren erstmals von TILSCHER gehört hat: Bei Beschwerden im Bewegungssystem sollte *keine „Davos-Medizin"* betrieben werden, womit nicht der Ort in den Schweizer Alpen gemeint ist, sondern die Orientierung auf „da wo's weh tut".

BUCHMANN bezeichnet diese Abläufe als **Vernetzungssyndrome**, um der Mehrdimensionalität solcher Störungen besser gerecht zu werden. Hinter diesen Vorstellungen steht die Erkenntnis, dass zunächst ausschließlich lokale, also örtlich begrenzte Störungen am Bewegungssystem nach einer gewissen Zeit durch Adaptationsvorgänge entfernt vom Störort liegende Regionen einbeziehen, also Teil von Verkettungen oder Vernetzungen werden.

Unter diesem Gesichtspunkt lohnt es, bei Funktionsstörungen des Bewegungssystems mögliche Adaptationsvorgänge in die diagnostischen Überlegungen einzubeziehen und markante Schnittstellen, sogenannte **Schlüsselzonen**, mit zu untersuchen und gegebenenfalls zu behandeln. Exemplarisch soll hier auf den akuten Kreuzschmerz eingegangen werden, welcher häufig durch eine Rückbeugeblockierung am lumbosakralen Übergang ausgelöst wird. Nach anamnestischen Hinweisen findet die palpatorische Diagnostik neben Tenderpoints über den Intervertebralgelenken am lumbosakralen Übergang auch solche am thorakolumbalen und zervikothorakalen Übergang, im Bereich der Kopfgelenke sowie über dem Iliosakralgelenk der gleichen, gelegentlich auch der Gegenseite. Außerdem tastet man häufig Tenderpoints, welche für eine funktionsgestörte tibiofibulare Verbindung sprechen. Das lässt die Schlussfolgerung auf Verkettungs- oder Vernetzungsmechanismen zu, welche in das therapeutische Vorgehen einbezogen werden sollten. Näheres zur Kreuzschmerzproblematik findet sich im Kapitel 2.5. Auf weitere Verkettungszusammenhänge wird an entsprechender Stelle eingegangen werden.

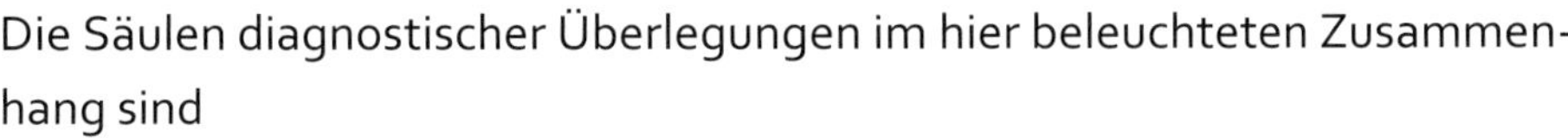

Die Säulen diagnostischer Überlegungen im hier beleuchteten Zusammenhang sind

- Vom Patienten bemerkte und vom Untersucher verifizierte Einschränkungen der Beweglichkeit am Bewegungssystem
- Mit diesen Einschränkungen verbundene Beschwerden und Schmerzen
- Gezielte Bewegungsuntersuchungen
- Aufsuchen und Finden von spannungsvermehrten Oberflächenzonen von der Art, wie sie von JONES als Tenderpoints beschrieben worden sind.

1.3 Vorgehen bei der Behandlung

1.3.1 Die klassische Methode nach JONES

Ausgangspunkt ist die spannungsvermehrte Oberflächenzone, der Tenderpoint nach JONES. Damit verbundene Bewegungsbeeinträchtigung und Schmerz interessieren zunächst nur am Rande. JONES schildert zwei Wege des therapeutischen Vorgehens:

Der **erste Weg** ist orientiert an einer **Palpationsdiagnostik am Tenderpoint.** Die Therapie erfolgt in den drei möglichen Raumdimensionen. Findet man bei Rumpfbewegungsstörungen einen anterioren Tenderpoint, steht dieser also für eine Bewegungsbeeinträchtigung der Flexion, ist der erste Positionierungsschritt eine Beugebewegung. Diese endet am Maximum der so erzeugten Spannungsminderung am Tenderpoint. **Nachfolgend** wird in gleicher Weise vorgegangen, ausgerichtet an maximaler Spannungsminderung, bei jeweiliger Seitneigebewegung nach rechts oder links und Rotationsbewegung mit Richtung jeweils auf den Tenderpoint zu.

> JONES hat diesen Gesamtvorgang äußerst sinnfällig als Hineinfalten der gestörten Region in den Tenderpoint bezeichnet.

Jeder dieser Positionierungsschritte bedarf der Palpationskontrolle am Tenderpoint durch den Behandler. Er endet jeweils am Punkt der maximalen Spannungsminderung. Das ist leichter als vermutet, weil jenseits dieses Punktes die Spannung bei weitergeführter Bewegung wieder ansteigt. Gleichsinnig vorgegangen wird bei posterioren Tenderpoints, allerdings nun ausgerichtet an der Aufrichtung oder Extension.

Der **zweite Weg** arbeitet mit der **Schmerzbeurteilung durch den Patienten selbst.** Hierbei wird der jeweilige Positionierungsschritt bis zur vom Patienten angegebenen maximalen Schmerzreduzierung am Punkt geführt. Dabei sollte eine Schmerzminderung um wenigstens zwei Drittel des Ausgangswertes für den Patienten spürbar sein.

> Nach JONES sind eine Positionierungszeit von 90 Sekunden und eine Rückführzeit von etwa 60 Sekunden notwendig, um eine dauerhafte Spannungsminderung am Tenderpoint und die damit verbundene Bewegungsoptimierung im zugehörigen Abschnitt des Bewegungssystems zu erreichen.

Rückführung bedeutet immer sehr langsames, nie abruptes Auflösen der einzelnen Positionierungsschritte, am einfachsten in umgekehrter Reihenfolge des Positionierungsaufbaus.

Das geschilderte Vorgehen war bisher beispielhaft auf den Rumpf, also auf die Beeinflussung der Wirbelsäule ausgerichtet. Es gilt aber auch in jeweils abgewandelter Form für Extremitäten und andere Strukturen des Bewegungssystems. Auf entsprechende Einzelheiten wird an geeigneter Stelle eingegangen werden.

Wie bereits erwähnt ist der neurophysiologische Hintergrund für die therapeutisch angestrebte Spannungsminderung und Bewegungsverbesserung nicht eindeutig geklärt. Allerdings können zahlreiche Anwender dieser Methode, auch die Autoren dieses Buches, von der verlässlichen Wirksamkeit des beschriebenen Vorgehens berichten. Der einzige Nachteil bei praktischer Anwendung im von Jones beschriebenen Modus besteht in dem hohen Zeitaufwand, der vor allem bei meist notwendigem multilokulären Vorgehen hemmend ins Gewicht fällt.

1.3.2 Zeitoptimierung durch Fazilitation

Aufgrund des hohen Zeitaufwandes griffen die Autoren dieses Buches Hinweise auf **Bahnungs-** oder **Fazilitationsmöglichkeiten** aus der Literatur auf. Fazilitation basiert auf der Erfahrung, dass bestimmte Vorgänge der therapeutischen Beeinflussung durch ähnliche Handlungen vorbereitet oder erleichtert werden können. Man kann beispielsweise über die Muskulatur auszuführende Behandlungstechniken durch zusätzlichen Einsatz von Blickwendung oder Atmung vereinfachen, fazilitieren. Vergleichbares ist durch Kompression oder Traktion möglich.

EXKURS

Fazilitation leitet sich vom lateinischen facilitas ab, was so viel heißt wie Leichtigkeit. Im medizinischen Sprachgebrauch wird es gewöhnlich benutzt für Techniken, die bestimmte Funktionsabläufe, meist im Bewegungssystem, bahnen und damit erleichtern.

Aus diesen Hinweisen wurde eine einfache, aber zuverlässig wirkende Modifikation der ursprünglichen Jones-Techniken entwickelt. Diese Modifikation besteht generell in einem **Kompressionsdruck** auf den Tenderpoint zu, meist in Längsrichtung der jeweils zu behandelnden Körperregion. Der Kompressionsdruck leitet den Positionierungsablauf ein und begleitet ihn bis zum Ende. Diese Fazilitation unter Kompression zeigt neben Löschung des Tenderpoints und Funktionsverbesserung einen bemerkenswerten Zusatzeffekt, der darin besteht, dass die erforderliche Behandlungszeit einem Bruchteil derer entspricht, die bei der ursprünglich von Jones angegebenen Vorgehensweise benötigt wird. In der Mehrzahl genügt eine Positionierungszeit von 5–10 Sekunden. Auch die Rückführzeit kann gewöhnlich auf 5–10 Sekunden reduziert werden.

An einigen wenigen Stellen benutzen die Autoren mit gleichem Zeitoptimierungseffekt eine **Traktion** auf die Tenderpointregion anstelle von Kompression. Diese Besonderheit wird jeweils an entsprechender Stelle besprochen.

Auf eine Behandlungsbedingung, auf die bereits Jones verwies, soll besonders eingegangen werden: Der Patient muss völlig entspannt und inaktiv sein. Das gilt auch für das Sprechen, weil dieses unbewusst mit Bewegungen der Mimik und damit der Kopfgelenke der Halswirbelsäule verbunden ist. Übrigens ist die erwünschte Inaktivität auch der Grund dafür, dass Positionierungstechniken nicht als wirksame Selbstbehandlungsmaßnahmen vermittelt werden können.

Ziel der Behandlung ist die Spannungslösung am Tenderpoint und die damit verbundenen Effekte der Mobilitätsverbesserung am zugehörigen Bewegungsabschnitt und der Schmerzminderung. Man könnte das Behandlungsziel aber auch mit den Worten von Martin als Erreichen einer „Wohlspannung“ bezeichnen. Anders formuliert: Die Spannungssituation im Bewegungssystem wird von einer mit Schmerz und Bewegungsdefizit verbundenen Mehrspannung in eine „Wohlspannung“ überführt.

Die in diesem Buch im Mittelpunkt stehenden Blockierungen können die Spannung in myofaszialen Ketten empfindlich stören. Eine Blockierungsbehandlung über Positionierung kann also für das Erreichen einer „Wohlspannung“ von entscheidender Bedeutung sein.

EXKURS

Den Begriff „Wohlspannung" benutzt übrigens Danièle-Claude Martin mit dem Einwand, dass Entspannung wörtlich verstanden Spannungslosigkeit ist. Eine solche kommt aber in einem lebenden Organismus an keiner Stelle vor.

Nach JONES existieren zwei Wege für eine Spannungsminderung am Tenderpoint samt erwünschter Auswirkungen auf Funktionsstörungen am Bewegungssystem.

- Der erste orientiert sich am palpablen Spannungsabfall des Tenderpoints, ist also objektivierbar durch den Behandler.
- Der zweite benutzt die mit den Positionierungsschritten verbundene Schmerzminderung am Tenderpoint, ist also am Subjektivempfinden des Patienten ausgerichtet. In ein solches Vorgehen geht die Empfindungsindividualität des Betroffenen ein.

Die Autoren dieses Buches empfehlen den erstgenannten Weg.

- Die Anwendungszeiten der von JONES inaugurierten Positionierungsschritte liegen oberhalb der Minutengrenze, sind also zeitaufwendig. Das gilt vor allem für das häufig notwendige multilokale Vorgehen.
- Bahnungs- oder Fazilitationstechniken ermöglichen eine bemerkenswerte Verkürzung des Positionierungsablaufs.
- Die Autoren benutzen und empfehlen hierfür eine kontinuierliche Kompression, gelegentlich Traktion auf das Positionierungsgebiet. Dadurch können sowohl Positionierungs- als auch Rückführvorgang auf gewöhnlich jeweils 5–10 Sekunden reduziert werden.
- Bedingung bei Nutzung von Fazilitationselementen – entweder Kompression oder weitaus seltener Traktion – ist, dass diese den Positionierungsvorgang einleiten, den Gesamtablauf begleiten und im Rückführprozess als Letztes aufgelöst werden.
- Eine Behandlung mit Hilfe von Positionierungstechniken, auch solchen unter Fazilitation, erfordert völlige Inaktivität des Patienten. Das schließt Sprechen ein.
- Positionierungsschritte erfolgen gewöhnlich in drei Raumebenen. Ausnahmen davon bilden Tenderpoints auf der Körpermittellinie. Bei solchen beschränken sich Positionierungsbewegungen auf Kompression und Ante- beziehungsweise Retroflexion. Rotations- und Seitneigekomponenten fehlen hierbei.

1.4 Stellenwert der Positionierungsbehandlung, Indikation und Kontraindikationen

Das Vorgehen, wenn ein Patient mit Beschwerden im Bewegungssystem Hilfe sucht, beinhaltet nach Erhebung der Anamnese eine klinische Untersuchung, wobei Spannungsvermehrung und Bewegungsdefizit neben der Schmerzangabe des Betroffenen zum Auffinden der Funktionsstörung führen. Diese kann – seltener – lokalisiert sein, häufiger jedoch findet man ein Verkettungsbild. Dabei ist es nicht immer möglich, den Ausgangspunkt des Problems zu finden, im osteopathischen Sprachgebrauch als Primärläsion bezeichnet.

Bei der Anamnese schildern die Patienten bei derartigen Funktionsstörungen zum Beispiel Rückenschmerzen unterschiedlicher Lokalisation, Schmerzen und Verspannungsgefühl im Schultergürtel mit Ausstrahlung in die Arme, gelegentlich mit Missempfindungen, auch Kopfschmerz und Schwindel.

Aus Anamnese und erhobenen Befunden zieht der Behandler seine Schlussfolgerung für das therapeutische Konzept, welches mit Muskeltechniken arbeiten kann, mit manualtherapeutischen Mobilisationstechniken, bei Physiotherapeuten auch mit Elektrotherapie oder mit dem Werkzeug der **Positionierung**. Diese ist dann einsetzbar, wenn sich ein Tenderpoint als Ausdruck der vorliegenden Funktionsstörung findet.

Das Buch schildert die Möglichkeiten der Positionierung für alle Wirbelsäulenabschnitte und wichtige Extremitätengelenke, basierend auf langjähriger Erfahrung der Autoren.

Indikation zur Positionierungsbehandlung besteht also immer dann, wenn eine Funktionsstörung im Bewegungssystem mit nachweisbarem Tenderpoint vorliegt, von Jones als **somatische Dysfunktion** bezeichnet.

Kontraindikationen bestehen dann, wenn der therapeutische Reiz zu einer Verschlimmerung des Befundes führen könnte. Dazu zählen zum Beispiel:

- akute fieberhafte Erkrankungen
- akute Schübe einer Erkrankung des rheumatischen Formenkreises
- akute traumatische Strukturläsionen
- nicht intakte Haut über dem Gebiet des Tenderpoints.

Außerdem ist eine Kontraindikation dann gegeben, wenn durch die fazilitierende Komponente der Kompression Schmerz ausgelöst wird. In diesem Fall ist bildgebende Strukturdiagnostik erforderlich.

2 Positionierungstechniken an Wirbelsäule und Iliosakralgelenken

2.1 Eine allgemeine Betrachtung der Wirbelsäule

Aus evolutionärer Sicht entwickelt sich die Wirbelsäule bei stark unterschiedlich geformten Lebewesen als Ausrichtungsstruktur. Ihr Ursprung war die zentral gelegene Körperlängsachse, die *Chorda dorsalis*. Auch beim Menschen dient die Wirbelsäule immer noch als Konstruktionsprinzip, welches Festigkeit und Beweglichkeit gleichermaßen gewährleisten muss:

› **Festigkeit** erreicht sie durch den knöchernen Aufbau der Einzelelemente, also der Wirbelkörper. Beweglichkeit wird ihr ermöglicht durch paarige Zwischenwirbelgelenke und durch knorpelig-elastische Zwischenwirbelstrukturen, die Bandscheiben.

› **Beweglichkeit** kann sie durch die zugehörige Muskulatur realisieren. Muskulatur allerdings wird auch eingesetzt im Sinne der Festigkeitsanforderung, wenn nämlich eine bestimmte Wirbelsäulenposition zeitweilig festgehalten, sozusagen eingefroren werden muss. Das ist immer dann notwendig, wenn wirbelsäulenferne Bewegungen, beispielsweise die der Extremitäten, ausgeführt werden sollen.

Verwirklicht werden diese sehr unterschiedlichen Leistungsanforderungen durch den segmentalen Aufbau, also die Einheit **Wirbel-Bandscheibe-Muskulatur,** wobei letztere nicht nur über größere Strecken, sondern auch zwischen zwei Einzelwirbeln neurofunktional wirksam werden kann. Zudem sind die die Wirbel verbindenden, jeweils paarig angelegten Facettengelenke erstaunlich stark neurophysiologisch, nämlich propriozeptiv tätig.

Was bedeutet **Propriozeption?** Die Propriozeption gehört zu den **Nahsinnen** und wird auch als Eigenwahrnehmung oder Innenfühligkeit bezeichnet. Sie gibt Auskunft über Stellung, Spannung, Kraft und Bewegungsgeschwindigkeit der Anteile des menschlichen Bewegungssystems ohne Zuhilfenahme der **Fernsinne.**

Propriozeption besitzt keinen spezifischen Organort, sondern die Rezeptoren sind auf das gesamte Bewegungssystem verteilt. Sie finden sich in der Muskulatur und in faszialen Strukturen, wie Sehnen, Bänder und Gelenkkapseln. Wichtig für optimales Funktionieren unserer koordinativen Fähigkeiten ist eine enge Verbindung der Propriozeption zu anderen Nahsinnen, nämlich der vestibulären und taktilen Wahrnehmung.

EXKURS

Eine beispielhafte Schilderung für den Verlust der Propriozeption stammt von Jonathan Cole. Er beschreibt, wie ein junger Mann mit irreversibler Zerstörung der Propriozeption durch eine Virusinfektion lernte, über bewusste Kontrolle durch Visualisierung seine Bewegungsfähigkeit wiederzuerlangen. In der Fachliteratur wird eine solche Störung als akutes sensorisches Neuropathiesyndrom bezeichnet.

Der Rezeptorenreichtum von Kapseln und Bändern der Wirbelsäule im Dienst der Propriozeption brachte LEWIT dazu, die Wirbelsäule als **Propriozeptionsorgan** zu bezeichnen. Generell wird Propriozeption vom Körper nozizeptiv gesichert, also vor Schaden bewahrt. Frei übersetzt bedeutet **Nozizeption** Meldung drohenden Schadens. Führt ein von außen kommender Störeinfluss zu einer Nozizeptorenreizung, setzt dies reflektorisch eine motorische Antwort zur Schadensabwehr, als **Nozifension** bezeichnet, in Gang. Diese kann beispielsweise in einer Zunahme der Muskelspannung zur Sicherung eines gefährdeten Wirbelsäulenabschnitts oder dem Wegziehen einer Extremität von der Gefahr bestehen.

Und diese nozizeptive Absicherung der Wirbelsäule ist – zumindest beim Menschen – Hintergrund vielfältiger pathophysiologischer Erscheinungsbilder, d.h. der Schmerzsyndrome mit Bewegungsbeeinträchtigung.

Hier ist eine allgemeine **Funktionsbetrachtung** notwendig:

› **Ungestörte Bewegungen** zwischen zwei Wirbeln erfolgen grundsätzlich immer gleichzeitig in beiden Gelenkabschnitten, also links und rechts zugleich. Stark vereinfacht handelt es sich dabei nur um Ante- und Retroflexionsleistungen, also um Vorgänge von Divergenz und Konvergenz der Gelenkflächen, allerdings bei Seitneige- und Rotationsbewegungen mit seitenunterschiedlichem, entgegen gerichtetem Bewegungsweg.
› Funktionsstörungen als sogenannte **Blockierungen** haben absoluten Einseitigkeitscharakter. Die damit verbundene Bewegungsbehinderung bedeutet also entweder Verlust der Ante- oder der Retroflexion in einem blockierten Gelenk, aber nicht im Gelenkpaar. Trotzdem ist die Gesamtbewegung eingeschränkt.

Die jeweilige **Störrichtung** ist am leichtesten ablesbar aus Seitneige- oder Rotationsbewegungen:

› Anteflexionsstörungen schränken die Seitneige zur Gegenrichtung ein,
› Retroflexionsstörungen lassen die Seitneigebewegung zur Blockierungsseite hin früher enden.

Außerdem weist das betroffene Gelenk eine palpativ wahrnehmbare Spannungsvermehrung auf, die zudem gewöhnlich mit deutlicher Schmerzhaftigkeit verbunden ist. Auf beiden Erscheinungen beruht die von Jones inaugurierte Diagnostik mit Hilfe von Tenderpoints.

Als Zentrum des Skeletts dient die Wirbelsäule der Abarbeitung von Gravitationsanforderungen. Diese Aufgabe hat sich beim Menschen – begründet durch seine Bipedalität – beim Übergang aus der Horizontalen in die Vertikale gewandelt mit deutlich erhöhten Anforderungen in biomechanischer und neurophysiologischer Hinsicht. Auf die damit verbundenen Schlussfolgerungen wird an entsprechender Stelle hingewiesen werden.

2.2 Die Halswirbelsäule

2.2.1 Anatomische und funktionelle Besonderheiten der Halswirbelsäule

Im Vergleich zu den beschriebenen allgemeinen Aufgaben der Wirbelsäule, weist die Halswirbelsäule eine deutliche funktionelle Dreiteilung auf:

› in die sogenannte Kopfgelenksregion,
› in die mittlere Halswirbelsäule und
› in den zervikothorakalen Übergangsbereich.

In den **Kopfgelenken**, also den Funktionsebenen Schädel-Atlas, Atlas-Axis und Axis-C3 erfolgen kleine Kopfbewegungen, hauptsächlich solche, die der zwischenmenschlichen Kommunikation dienen. Außerdem sind diese Gelenkebenen hauptverantwortlich für Propriozeptionsleistungen der tonischen Nackenreflexe. Diese tonischen Nackenreflexe sind wesentlich an der Muskelspannungsverteilung am Körper des Menschen beteiligt.

Die **mittlere Halswirbelsäule** realisiert stärker ausgeprägte Kopfbewegungen, und das bevorzugt im Sinne der Rotation.

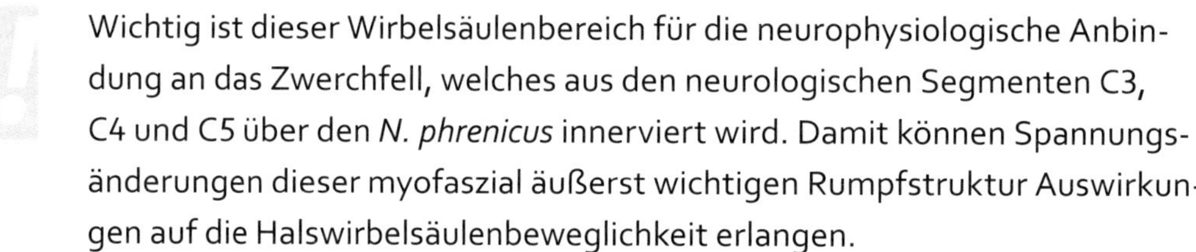

Wichtig ist dieser Wirbelsäulenbereich für die neurophysiologische Anbindung an das Zwerchfell, welches aus den neurologischen Segmenten C3, C4 und C5 über den *N. phrenicus* innerviert wird. Damit können Spannungsänderungen dieser myofaszial äußerst wichtigen Rumpfstruktur Auswirkungen auf die Halswirbelsäulenbeweglichkeit erlangen.

Der **zervikothorakale Halswirbelsäulenabschnitt** leitet über zur weniger ausgeprägten Bewegungsfähigkeit der Brustwirbelsäule. Da er gleichzeitig die Bewegungsbasis

EXKURS

Winzige Nickbewegungen des Kopfes, realisiert auf der Ebene Okziput/Atlas und ähnlich kleine Kopfrotationen, ausgeführt zwischen Atlas und Axis, gelten in den meisten Kulturen als Zustimmungs- bzw. Ablehnungsgestik. Sie sind Zeugnis für Abstimmung menschlich gemeinsamen Handelns, also der Leistungsoptimierung von sozialen Gruppen. Wahrscheinlich bestanden sie bereits vor der Ausbildung der Sprachartikulation oder entwickelten sich mit ihr.

für Hals und Kopf stellt, dient er mehr dem statischen als dem dynamischen Leistungsanspruch.

Allerdings ist dann zu beachten, dass die sympathisch-neurovegetative Anbindung an die Brustwirbelsäule bereits bei C8 beginnt und sich dann bis zum Segment L2 erstreckt. Das bedeutet, dass Funktionsbeeinträchtigung von Thoraxorganen zu Blockierungen im zervikothorakalen Übergangsbereich führen kann.

2.2.2 Untersuchung und Behandlung der Kopfgelenksregion

Die Begrenzung dieses Wirbelsäulenabschnittes wird nicht einheitlich angegeben. Für die Autoren umfasst dieser kinetisch und neurophysiologisch außerordentlich wichtige Abschnitt des Achsenorgans die Ebenen Okziput-Atlas, Atlas-Axis und Axis-C3.

Ebene Okziput-Atlas O/C1

Hier artikulieren in relativ breiter Verbindung Schädel und paarige Gelenkflächen des Atlas, also von C1. Eine Bandscheibe existiert nicht. Hauptbewegungen auf dieser Ebene, neben minimaler Seitneige, sind Ante- und Retroflexion verhältnismäßig kleinen Ausmaßes, vorwiegend gebraucht zur Unterstreichung menschlicher Kommunikationsgestik. Gebremst und gerichtet wird der Umfang möglicher Bewegung durch ein kompliziertes Bandsystem.

Passiv existiert eine geringgradige Seitneigefähigkeit, die untersuchungstechnisch zur Bewegungsprüfung im Ante- oder Retroflexionsmodus genutzt werden kann.

Untersuchung der Ebene Okziput-Atlas O/C1

Der Patient liegt auf dem Rücken. Sein Kopf muss dabei so aufliegen, dass die Gesichtsfläche waagerecht ist. Bei älteren Menschen mit Anteflexionshaltung des Kopfes muss eine Unterlagerung die notwendige Ebene der Kopfhaltung gewährleisten. Gut geeignet dafür ist eine mehrfach gefaltete Decke.

Der Untersucher sitzt kopfseitig. Beide Hände hält er so an den Patientenkopf, dass beide Daumen auf den Jochbeinbögen auffliegend zur Nase hin weisen. Die Langfinger ruhen, zum zervikothorakalen Übergang ausgerichtet, vor und hinter den Ohren des Patienten. Bei dieser passiven Bewegungsprüfung achtet der Untersucher sorgfältig darauf, dass der Patientenkopf auf der Unterlage verbleibt und nicht angehoben wird.

› Unter minimalem Traktionszug am Kopf bringt der Untersucher diesen angedeutet in Anteflexion durch Annäherung des Kinns an den Rumpf. Die gedachte Bewegungsachse dafür liegt in den äußeren Gehörgängen.
› Nun fixiert der Untersucherblick die Nasenwurzel des Patienten als gedachte Bewegungsachse für eine geringe Kopfseitneigung zu jeder Seite. Beide Bewegungen werden in Ausmaß und Endgefühl seitenvergleichend beurteilt.
› Anschließend wird der Patientenkopf in angedeutete Retroflexion gebracht. Dabei hebt sich das Kinn gering zur Decke.
› Wiederum wird die in dieser Position mögliche Kopfseitneige hinsichtlich des Ausmaßes und des Endgefühls beurteilt.

Diese Einschätzung vergleicht Winkelstellung der möglichen Neigebewegung und Gewebewiderstand am Bewegungsende.

Es gibt für das Ergebnis dieser vier Prüfungsgänge drei Möglichkeiten:

› Die Winkelmaße aller Bewegungen sind gleichweit bei jeweils weichem Endgefühl.
→ Schlussfolgerung: Es handelt sich sowohl in Ante- als auch in Retroflexion um Funktionsfreiheit der Bewegungsebene Okziput-Atlas.
› Entweder in Ante- oder in Retroflexion ist eine Seitneigebewegung im Ausmaß beeinträchtigt bei gleichzeitig härterem Endgefühl.
→ Schlussfolgerung: Es liegt entweder für Ante- oder für Retroflexion eine Funktionsstörung in Beeinträchtigungsrichtung vor. Sie hat Blockierungscharakter, ist also prinzipiell reversibel.
› Sowohl in Ante- als auch in Retroflexion findet sich eine Seitneigebehinderung in die gleicheRichtung; gleichzeitig erweist sich das tastbare Endgefühl als deutlich härter, ist also beeinträchtigt.
→ Schlussfolgerung: Es handelt sich für Ante- und Retroflexion um eine Bewegungseinschränkung in gleiche Richtung, also um ein Funktionsdefizit in Beeinträchtigungsrichtung.

Die Bezeichnung des ersten Halswirbels als Atlas wurde durch die Anatomen des Mittelalters der griechischen Mythologie entlehnt, in welcher der Titan Atlas auf seinen Schultern das Himmelsgewölbe trägt, vergleichbar dem Schädel auf dem ersten Halswirbel.
Axis wurde der zweite Halswirbel genannt, weil er mit seinem Dens die Drehachse für den Atlas bildet.

EXKURS

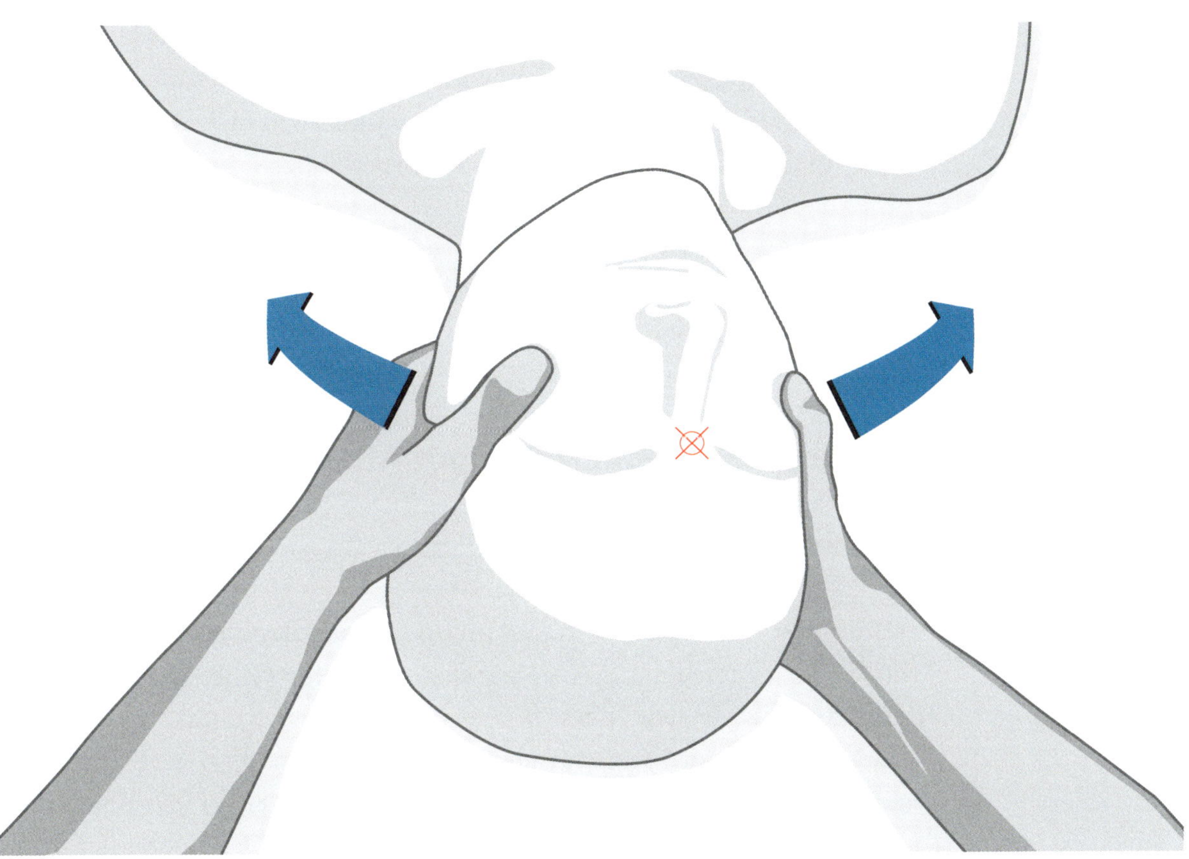

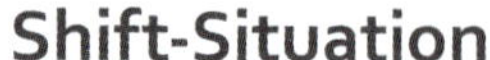

Shift-Situation

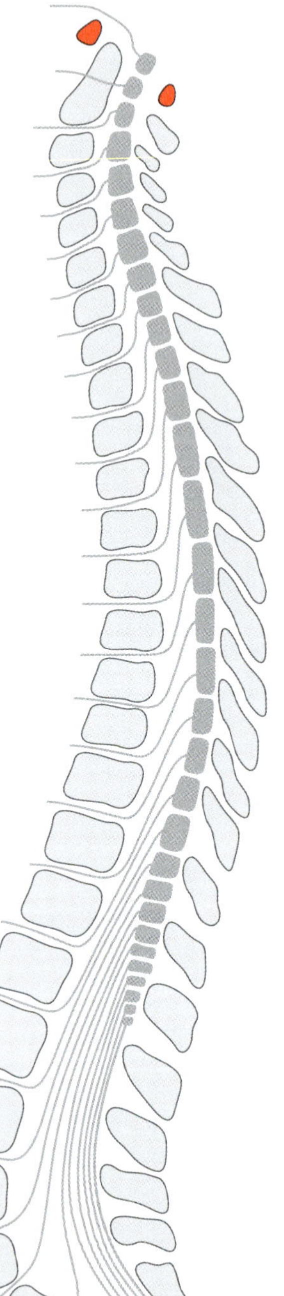

Für diesen Sonderfall zieht man in der Osteopathie eine sogenannte **Shift**-Situation zur Erklärung heran. Unter Shift wird dabei das Vorhandensein eines seitlichen Versetztseins verstanden. Diese minimale Seitverschiebung erfolgt zwischen Schädel und Atlas, wobei der Schädel in Richtung der Bewegungsbeeinträchtigung versetzt steht.

Nach Ansicht der Autoren sind die praxisrelevanten Störbilder wahrscheinlich Folge einer solchen Shift-Gegebenheit. An der Existenz reiner Ante- oder Retroflexionsstörungen bestehen gewisse Zweifel. Fest allerdings steht die Tatsache, dass ein Tenderpoint für Funktionsstörungen der diskutierten Bewegungsebene am tastbaren Rand der Okzipitalschuppe etwa zwei Querfinger dorsal vom Mastoid zu finden ist. Er imponiert als tastbare Verquellungszone und zeigt sich meist deutlich, manchmal sogar unangenehm druckschmerzhaft.

Behandlung der Ebene Okziput-Atlas (O/C1)

Ausgangs- und Beziehungspunkt dafür ist der Tenderpoint TP O/C1.

Stellung und Beziehung von Patient und Behandler bleiben die gleichen wie bei der Untersuchung. Der kopfseitig sitzende Behandler nimmt mit dem Mittelfinger der Tenderpoint-seitigen Hand Kontakt am Tenderpoint am Rand der Okzipitalschuppe zwei Querfinger dorsal vom Mastoid. Dieser Kontakt hat rein informativen Charakter für den Behandler, ist also keinesfalls Behandlungsanteil aktiver Art. Der Behandler tastet mit diesem Finger den Spannungsabfall am Tenderpoint.

Bei allen nachfolgenden Positionierungsschritten muss der Patientenkopf zuverlässig aufliegen, darf also nicht angehoben werden. Dabei sollte der Patient möglichst die Augen schließen, um bei Blickwendung eine durch die Synkinese zwischen Augen- und Halsmuskulatur bedingte Kopfmitbewegung zu vermeiden.

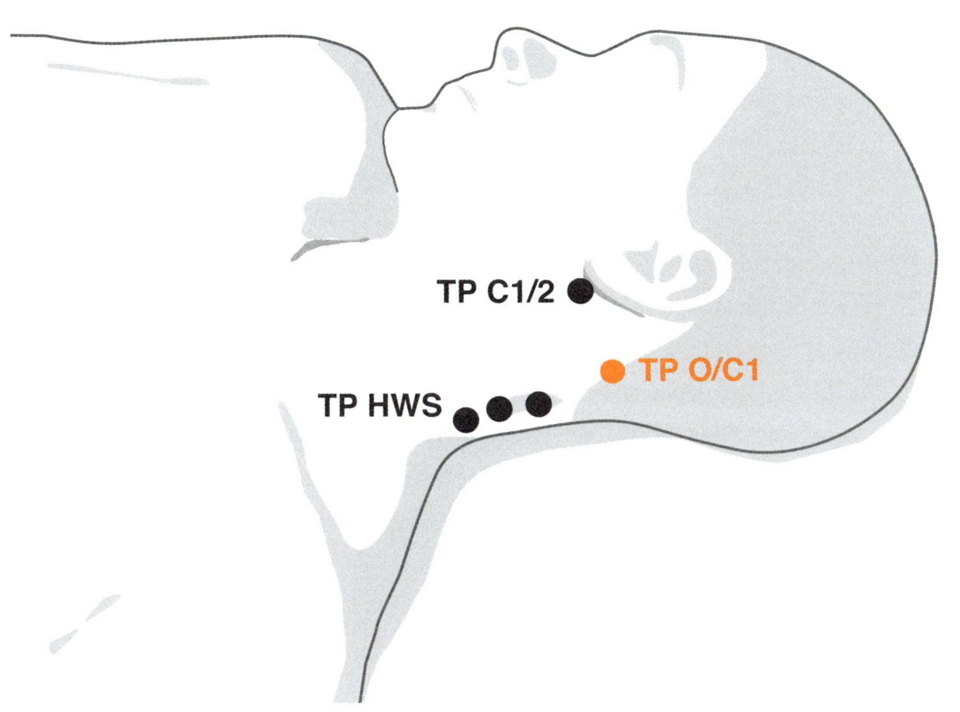
TP C1/2
TP O/C1
TP HWS

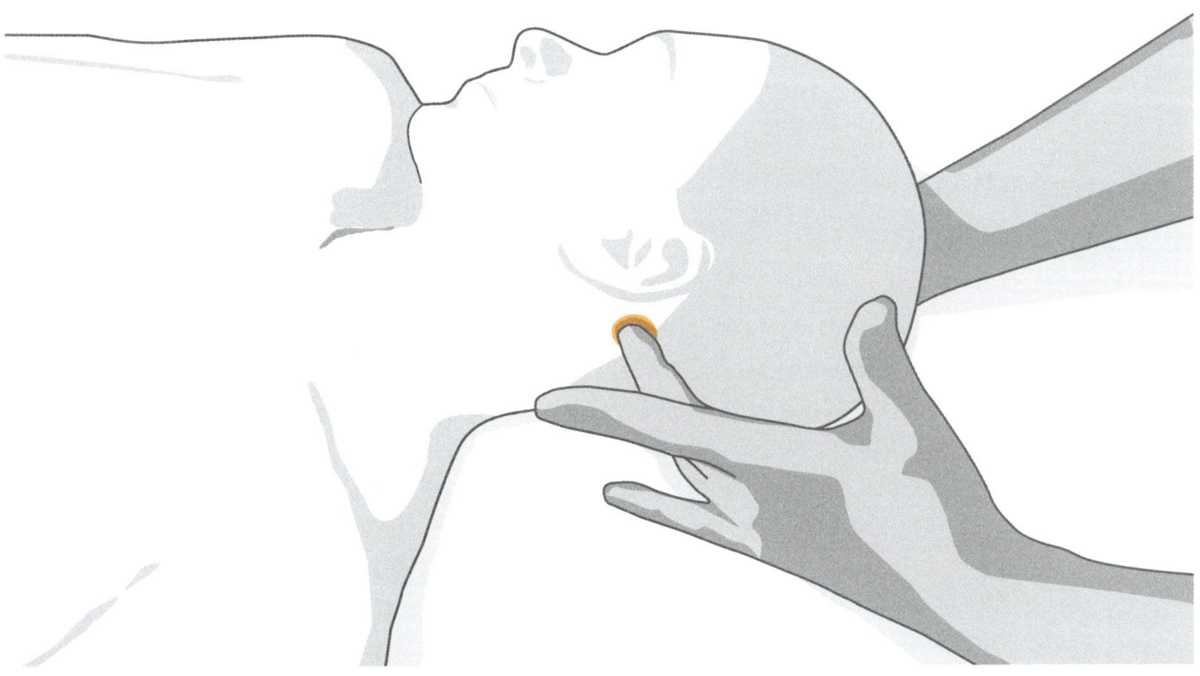

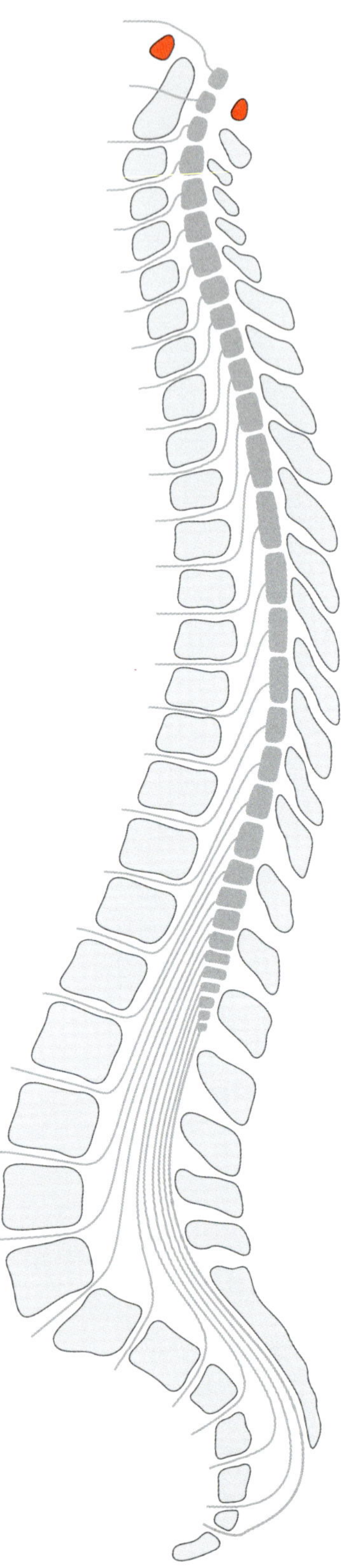

Die initial erfolgende Kompression, also das gegenüber dem klassischen Vorgehen nach Jones zeitsparende Behandlungselement, erzeugt der Therapeut mit dem Daumenballen der freien Hand. Diese liegt auf der Schädelhöhe und drückt beständig in kaudaler Richtung. Dabei ist darauf zu achten, dass sich die Langfinger des Behandlers im Schläfenbereich des Patienten unmittelbar neben der Gesichtsfläche weich anmodellieren, um den nachfolgenden Positionierungsschritt der Rotation nicht zu behindern.

› Unter von nun an dauerhafter Kompression erfolgt als **erster Positionierungsschritt** eine Kopfseitneige vom Tenderpoint weg. Dieser Schritt gilt der Ebene Okziput-Atlas und hat deswegen nur ein geringes Bewegungsausmaß.

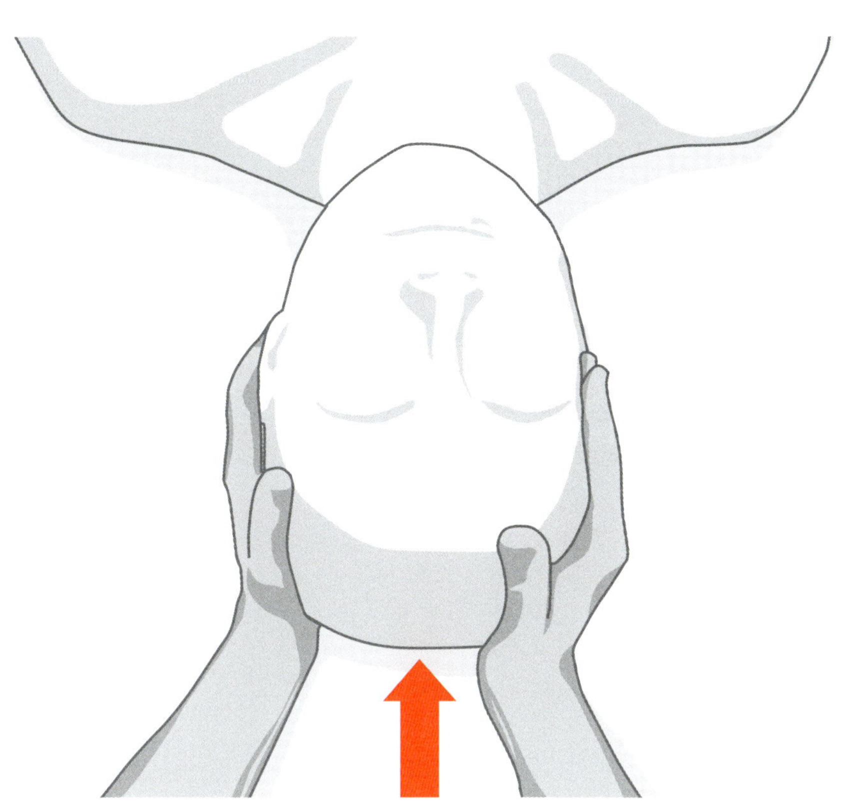

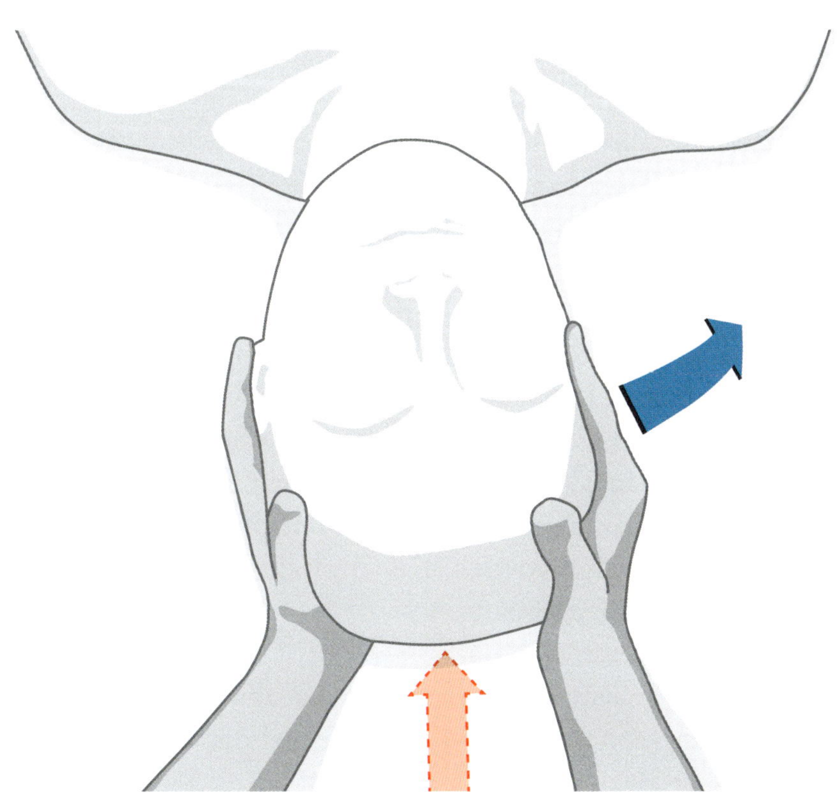

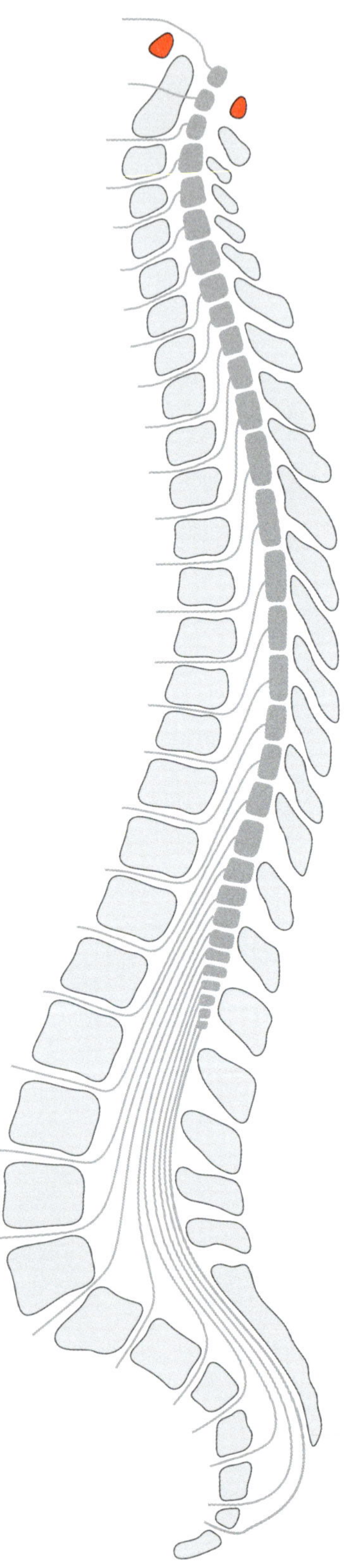

› **Der zweite Positionierungsschritt** ist eine Translation, also eine Seitverschiebung des geneigten Kopfes auf den Tenderpoint zu. Sie akzentuiert die Seitneige.

› **Den dritten Positionierungsschritt** bildet eine Rotation des Kopfes vom Tenderpoint weg, wobei die vorher eingestellten Positionierungsschritte nicht aufgegeben werden dürfen. Die Rotation dient der Feineinstellung in die Position optimaler Spannungsminderung.

Jeder Positionierungsschritt wird jeweils soweit geführt, wie der Behandler palpativ Spannungsabfall am Tenderpoint registrieren kann. Führt er die Bewegung zu weit aus, nimmt die Spannung am Tenderpoint wieder zu, was tastbar ist.

Unter stetiger Kompression wird die Positionierungseinstellung für 5–10 Sekunden gehalten und dann, weiterhin unter Kompression, über einen Zeitraum von ebenfalls 5–10 Sekunden in Ausgangs- oder Neutralposition zurückgeführt. Diese Rückführung unter Kompression konzentriert sich bewusst auf die Rotation, wobei die übrigen Positionierungselemente mit aufgelöst werden. Erst nach der Kopfrückführung wird die Kompression aufgegeben.

Nach Ablauf aller Behandlungsschritte ist der Tenderpoint der behandelten Bewegungsebene nicht mehr tastbar und die vorher gestörte Bewegungsrichtung sowohl passiv als auch aktiv frei einstellbar.

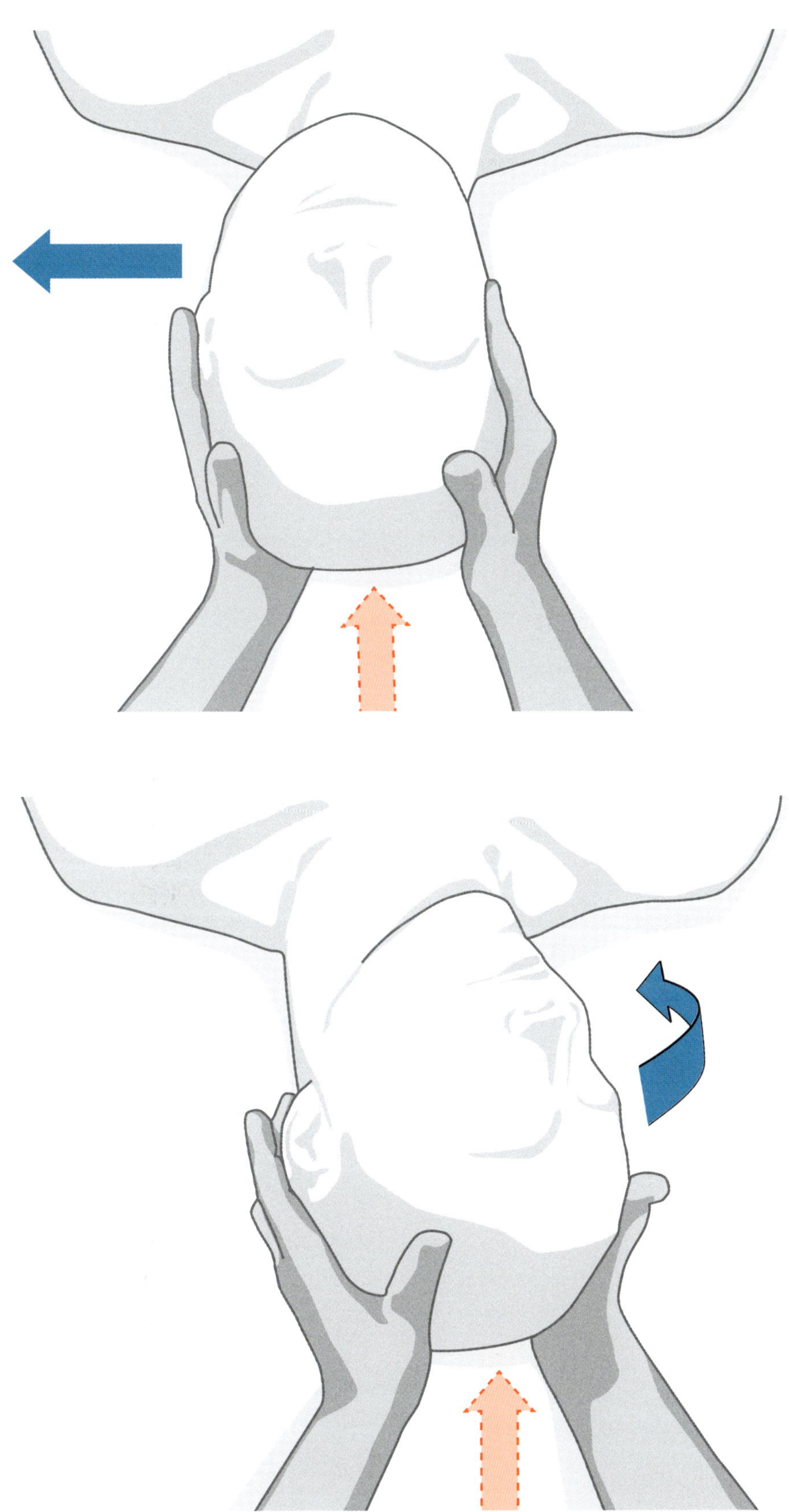

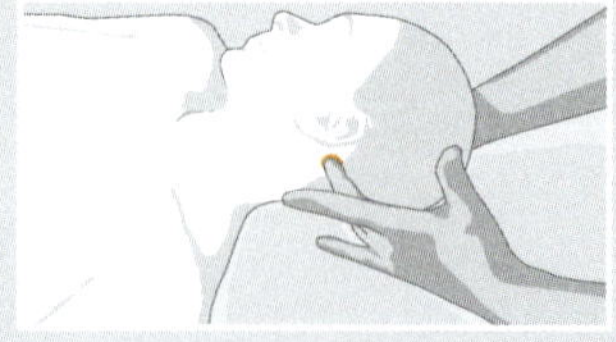

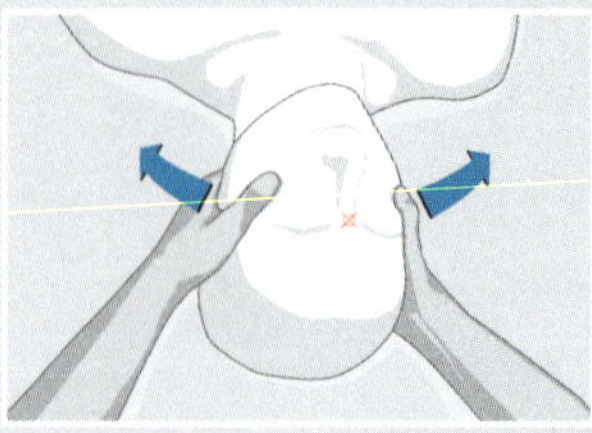

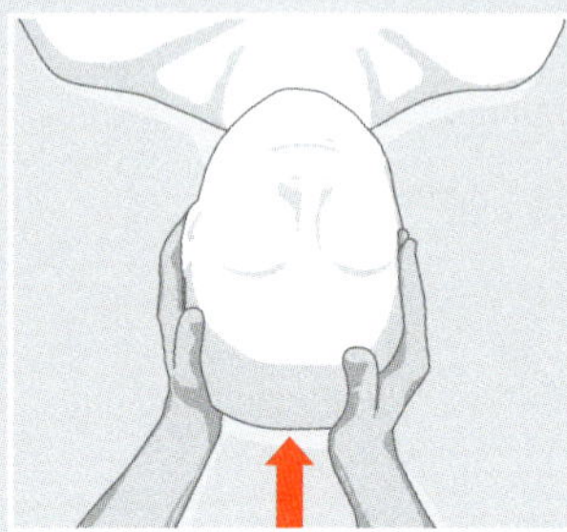

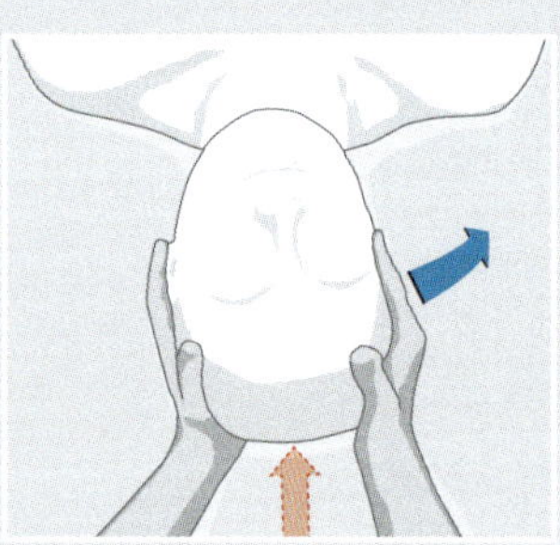

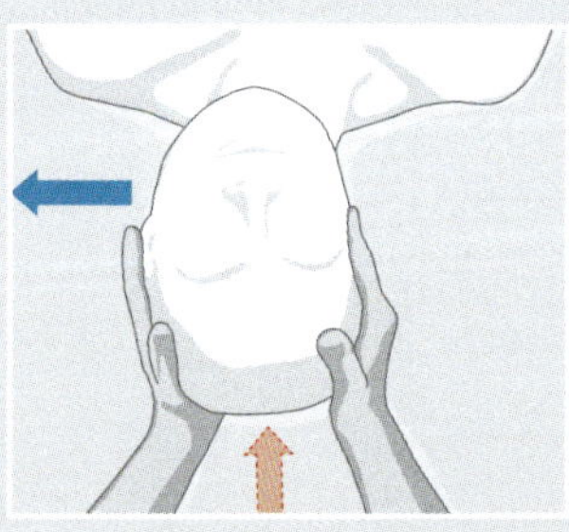

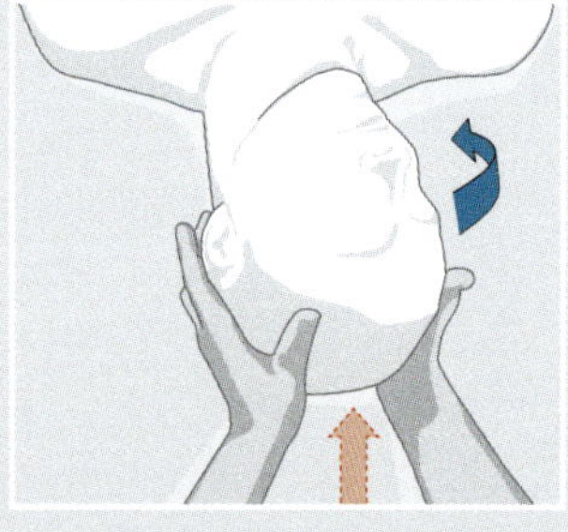

Auf einen Blick!
Behandlung der Ebene Okziput-Atlas (O/C1)

- Tenderpoint-Lokalisation am Rand der Okzipitalschuppe, 2 Querfinger hinter dem Mastoid
- Patient in Rückenlage, Gesichtsfläche waagerecht
- Behandler kopfseitig sitzend
- Tenderpoint-Kontakt mit seitenentsprechendem Mittelfinger
- Kompression mit Daumenballen der freien Hand
- Unter beständiger Kompression nacheinander Kopfseitneige vom Tenderpoint weg, Translation zum Punkt hin, Rotation vom Punkt weg
- Gesamtpositionierungszeit etwa 10 Sekunden, Rückführungszeit ebenso lange, auf Rotationsauflösung konzentriert
- Kompression als letzten Behandlungsanteil auflösen

Ebene Atlas-Axis (C1/C2)

Hier artikuliert der Atlas gegen den Axis. Der Dens axis dient als Zentrierungsachse. Die Bewegungsform besteht in einer Rotation von jeweils etwa 25° zu beiden Seiten. Eine Bandscheibe existiert auch hier nicht. Die Bewegung auch dieser Ebene dient vorwiegend der zwischenmenschlichen Kommunikation und das in den meisten Kulturen im Sinne einer Ablehnungsgestik. Die Bewegungsleistungen werden gewährleistet und gesichert durch ein kompliziertes Muskel-Band-Fasziensystem.

Bei der Beurteilung der Rotation dieser Ebene im Seitenvergleich wendet der erfahrene Untersucher eine indirekte Rotationsprüfung an, weil dabei weniger Subjektivelemente als bei einer direkten Rotationsausführung zu bedenken sind. Diese Indirektprüfung besteht in einer Seitneigebewegung zwischen Schädel und Rumpf, genauer zwischen Okziput und Axis. Der Dens axis als Drehachse für den Atlas erlaubt keine direkte Neigung des Atlas.

Möglich wird eine solche Neigebewegung zwischen Okziput und Axis über eine Atlasbeteiligung am Vorgang und zwar in Form einer Rotation entgegen der Neigerichtung. Mit anderen Worten: eine Kopfseitneige beispielsweise nach rechts bis hin zum Axis gelingt nur dann ungestört, wenn der Atlas frei nach links drehen kann.

Der deutschen Sprache ausgezeichnet mächtig, hat Lewit diesen Vorgang sprachschöpferisch als **Seitnicken** bezeichnet. Diesen semantischen Vorschlag hat die ÄMM übernommen und nutzt ihn in ihrem Lehrkonzept neben übrigens zahlreichen anderen Anregungen von Lewit.

Der Tenderpoint für eine solche Störung liegt auf dem Atlasquerfortsatz der betroffenen Seite, also im Winkel zwischen Mastoid und Unterkieferast. Palpatorisch auffindbar ist diese spannungsvermehrte Zone unmittelbar hinter dem Ohrläppchen der betroffenen Seite. Da dieser Tenderpoint unerwartet schmerzhaft sein kann, empfiehlt sich eine vorsichtige seitenvergleichende Palpation.

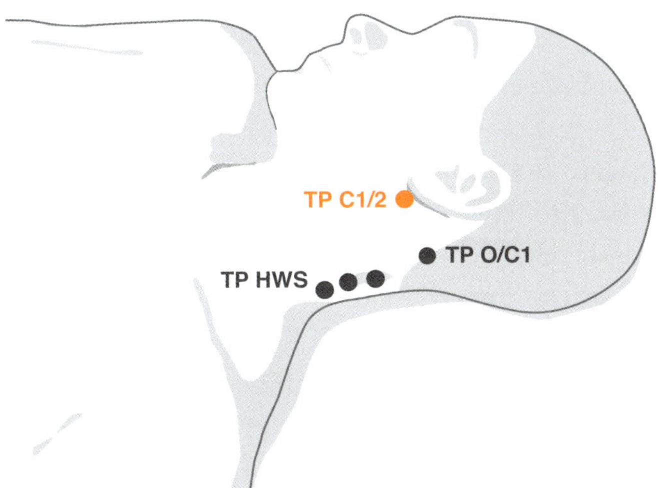

EXKURS

Die Bezeichnung dieser seitlichen Kopfregion zwischen Auge und Ohr als Schläfe (lat. tempus) basiert auf der Tatsache, dass man in Seitenlage auf dieser Stelle ruht. Im Mittelalter war man der Auffassung, dass hier der Sitz des Schlafes liege. Eine weitere Deutung könnte in der Beobachtung liegen, dass man an den Schläfen zuerst ergraut, was zur Bezeichnung Os temporale – Zeitbein geführt haben könnte.

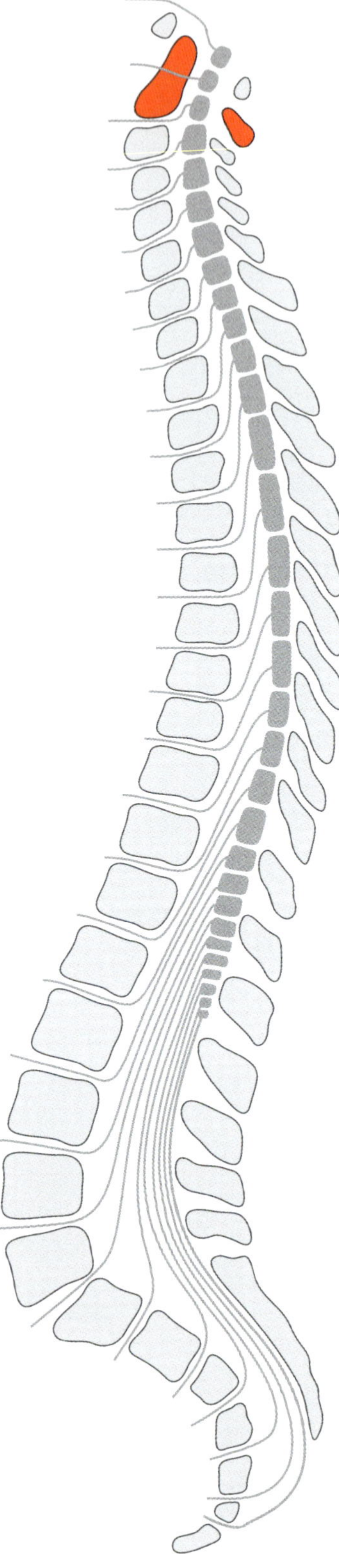

Untersuchung der Ebene Atlas-Axis (C1/C2)

Der Untersucher sitzt kopfseitig. Der Patient befindet sich in entspannter Rückenlage mit waagerecht ausgerichteter Gesichtsfläche. Ein Mittelfinger des Untersuchers liegt an einer Kinnseite des Patienten. Der gegenseitige Mittelfinger ruht seitlich an der gegenüberliegen Schläfe des Patienten und das möglichst weit oberhalb der Augenlinie. Um nicht ungewollt Fazilitation – also Bahnung – zu erzeugen, dürfen nur die Mittelfingerkuppen Kontakt am Patientenkopf nehmen. Der Untersucherblick ist auf die Nasenwurzel des Patienten gerichtet. Hier liegt als Lotpunkt die Bewegungsachse für die nachfolgende Kopfkippbewegung.

Die benötigten Bewegungen werden erzeugt durch einen gegeneinander gerichteten Fingerdruck des Behandlers gegen den Patientenkopf. Diese Untersuchung wird beidseits seitenvergleichend nacheinander ausgeführt.

Die vom Untersucher dadurch erzeugte Bewegung besteht in einer Kopfseitneigung oder besser in einem Seitnicken des Kopfes gegen die darunterliegende Halswirbelsäule. Prüfkriterien sind wiederum Weite des Bewegungsausschlages und Bewertung des Bewegungsendgefühls. Zur zweifelsfreien Einschätzung des letzteren ist es empfehlenswert, die Testbewegung mehrmals hintereinander in beiden Prüfrichtungen auszuführen.

Das Untersuchungsergebnis kann folgende Befunde zeigen:

- Bei beidseits weichem Endgefühl erfolgt der Seitnickvorgang beidseits gleichweit.
  → Schlussfolgerung: Das Rotationsvermögen des Atlas ist in beiden Richtungen gleichweit, also frei.
- Eine Seitnickbewegung zeigt sich bei deutlich härterem Endgefühl im Vergleich zur Gegenseite eingeschränkt.
  → Schlussfolgerung: Es handelt sich um eine Seitnickstörung in Beeinträchtigungsrichtung. Das daraus ableitbare biomechanische Äquivalent ist eine Rotationsstörung des Atlas, und das in Gegenrichtung zur Seitnickbeeinträchtigung.

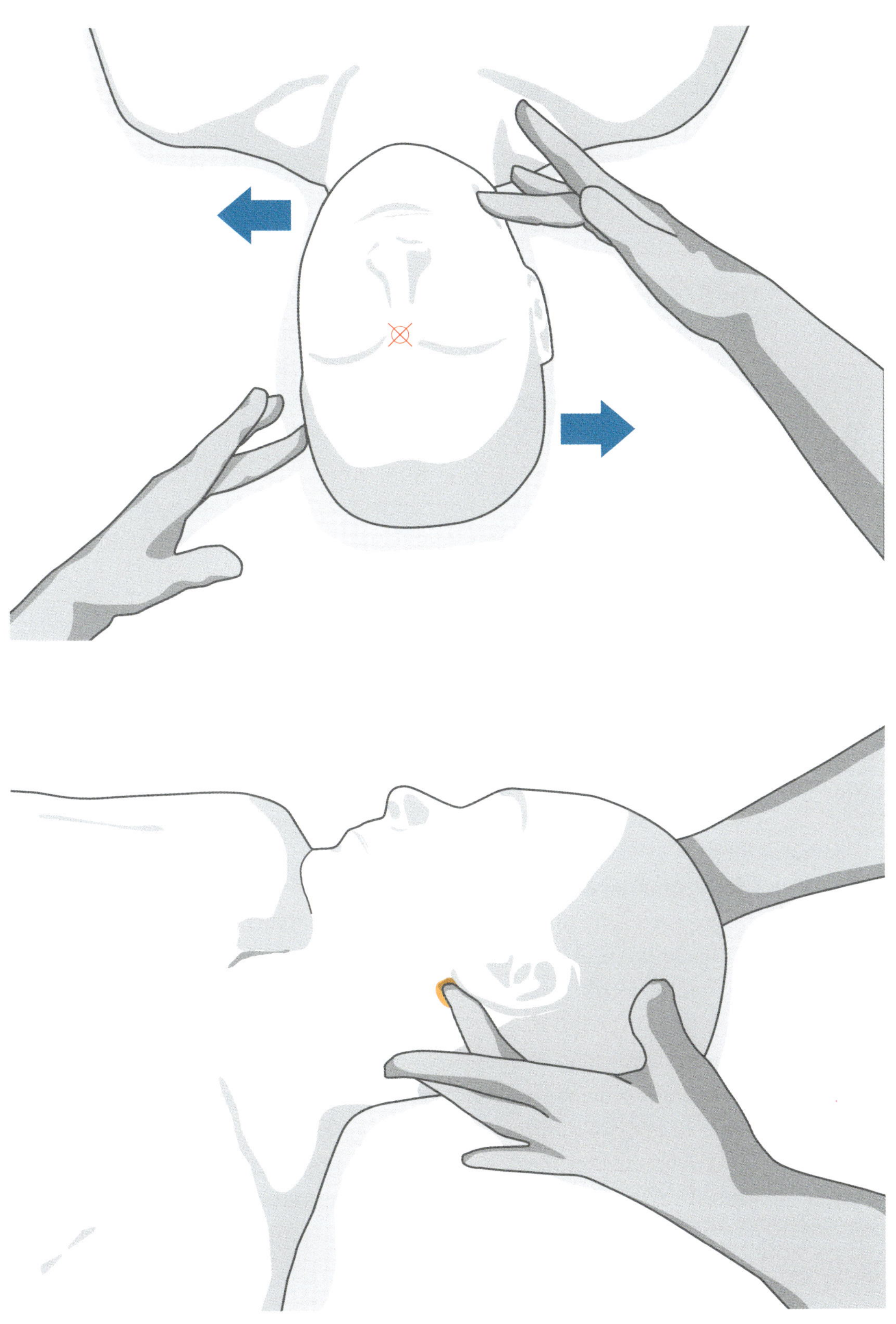

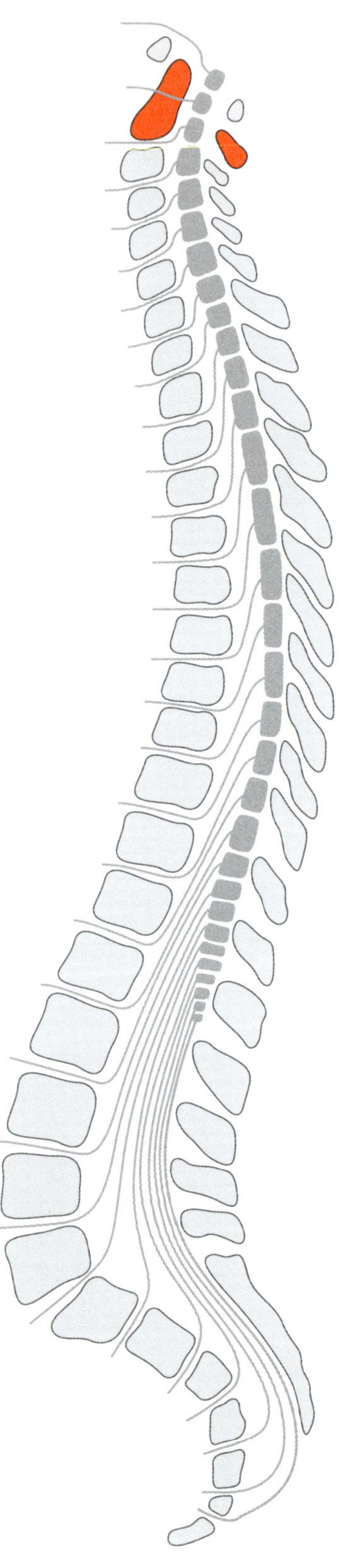

Behandlung der Ebene Atlas-Axis (C1/C2)

Auch hier dient der Tenderpoint als Ausgangspunkt für die Behandlung. Der Patient verbleibt in Untersuchungsposition, also in Rückenlage, mit entspannt aufliegendem Kopf.

Der Behandler sitzt kopfseitig vom Patienten. Mit dem Mittelfinger der Hand auf der betroffenen Seite nimmt er Kontakt am Tenderpoint auf. Der Daumenballen der freien Hand ruht auf der Schädelhöhe, die Langfinger liegen mit Zeigefingerkontakt an der seitlichen Gesichtsbegrenzung.

Initial erfolgt eine nach kaudal gerichtete Kompression mit dem Daumenballen auf den Patientenkopf. Unter Kompression bestehen die weiteren Positionierungsschritte in

› einem Seitnicken des Kopfes vom Tenderpoint weg,
› einer Translation, also Seitverschiebung des aufliegenden Kopfes auf den Tenderpoint zu und als letztes Behandlungselement
› einer Kopfrotation vom Tenderpoint weg.

Wieder dient der Mittelfinger des Behandlers am Tenderpoint der Beurteilung des optimalen Spannungsabfalls bei jedem Positionierungsschritt.

Die Positionierungszeit umfasst auch hier 5–10 Sekunden. Die Rückführung erfolgt, konzentriert auf die Rotationsauflösung, über ebenfalls 5–10 Sekunden. Als letzte Behandlungskomponente wird die Kompression aufgegeben.

Nach erfolgreichem Positionierungsverlauf ist der Tenderpoint, also die Spannungsvermehrungszone, verschwunden und die ursprünglich beeinträchtigte Rotationsbeweglichkeit der Ebene Atlas-Axis normalisiert. Praktisch bedeutet dies, dass nunmehr der Atlas in beiden Richtungen sowohl passiv als auch aktiv etwa 25° Drehvermögen aufweist.

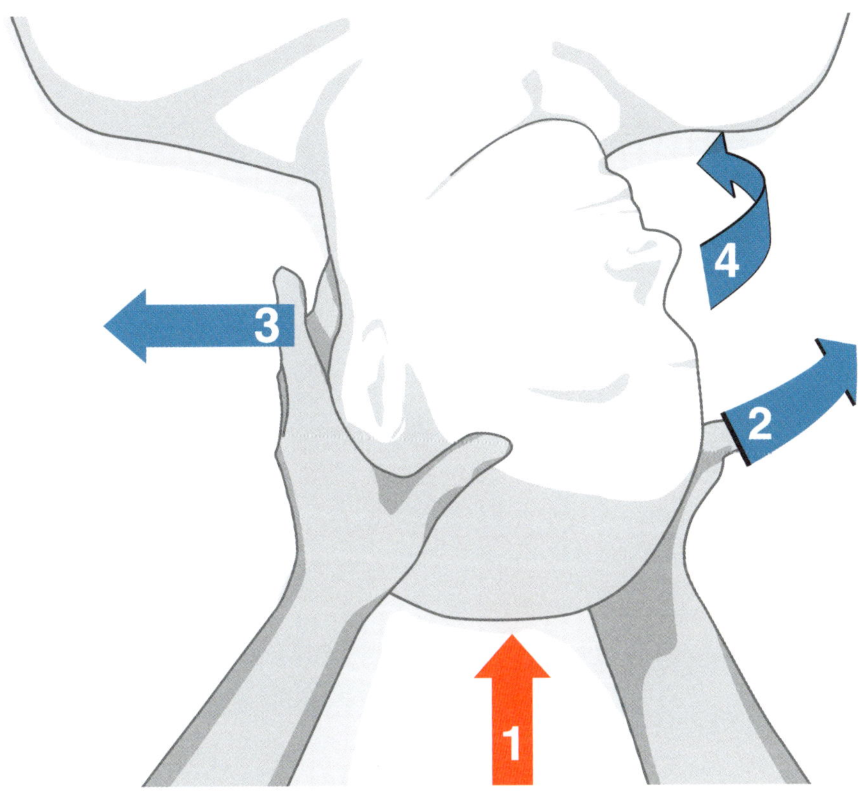

EXKURS

Bei Behandlung der oberen Halswirbelsäule sollte der Patient möglichst die Augen schließen, um bei Blickwendung eine durch die *Synkinese* zwischen Augen- und Halsmuskulatur bedingte Kopfmitbewegung zu vermeiden. Synkinese kommt aus dem griechischen und bedeutet soviel wie Mitbewegung. Offenbar evolutionär sinnvoll ist mit Augenbewegungen richtungsgebend eine Anspannung von Kopfgelenks-, Hals- und Rumpfmuskulatur verbunden und damit Kopf- oder sogar Rumpfbewegung in Blickrichtung.

Auf einen Blick!
Behandlung der Ebene Atlas-Axis (C1/C2)

› Tenderpoint-Lokalisation über Atlasquerfortsatz der Einschränkungsseite
› Patient in Rückenlage, Gesichtsfläche waagerecht
› Behandler kopfseitig sitzend
› Mittelfingerkontakt am Tenderpoint hinter dem Ohrläppchen
› Unter Kompression nacheinander Kopfseitnicken vom Tenderpoint weg, Translation auf den Punkt zu und Rotation vom Punkt weg
› Positionierungszeit 5–10 Sekunden, Rückführungszeit ebenso lange, auf Rotation konzentriert
› Kompression als letztes Behandlungselement auflösen

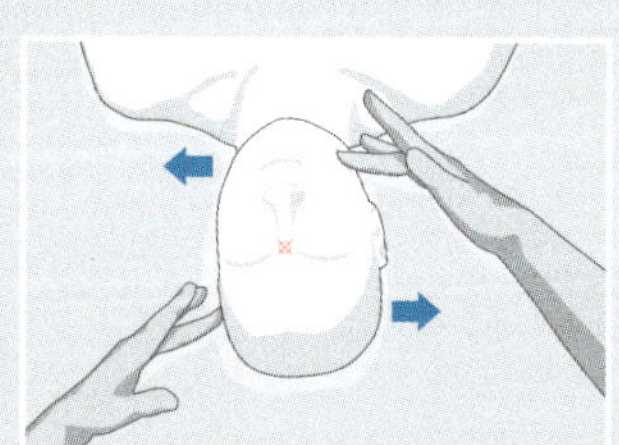

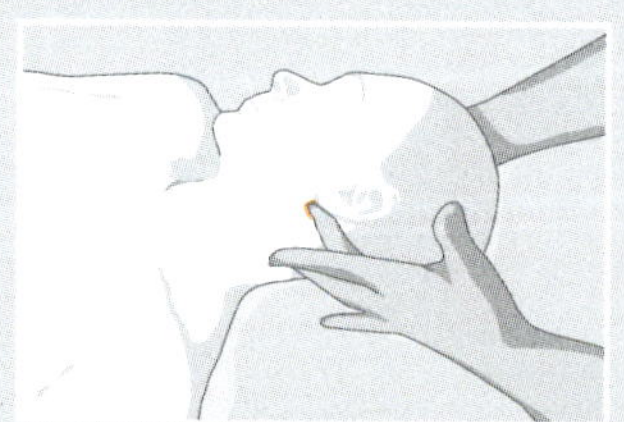

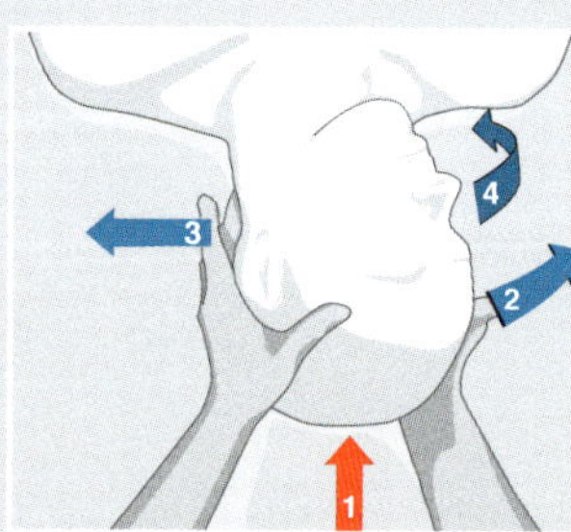

Halswirbelsäule unterhalb der Kopfgelenke

Wie bereits angedeutet, rechnen die Autoren die Bewegungsebene C2-C3 – also Axis-C3 – dem Kopfgelenksbereich der Halswirbelsäule zu. Allerdings liegen hier keine biomechanischen Besonderheiten, vergleichbar den darüber liegenden Bewegungssegmenten vor.

Der Wirbel C3 wird nach oben und unten hin von einer Bandscheibe begrenzt und weist nach oben und unten gelenkige Verbindungen zu den Nachbarwirbeln auf.

Hinsichtlich der diagnostischen Bewertung jedoch ist Folgendes zu beachten: Während in den oberen Kopfgelenkssegmenten spezifische Bewegungsuntersuchungen auf Störungen aufmerksam machen und die zugehörige Tenderpointpalpation Bestätigungscharakter hat, genügt unterhalb der Bewegungsebene C1-C2 eine Störungsanzeige lediglich durch das Ertasten der jeweiligen Tenderpoints.

Diese liegen je nach Störungsseite auf den Zwischenwirbelgelenken links oder rechts, also etwa daumenbreit neben der Dornfortsatzreihe. Mit einer einfachen Handhaltung gelingt es ohne Mühe, die entsprechende Stelle ausfindig zu machen.

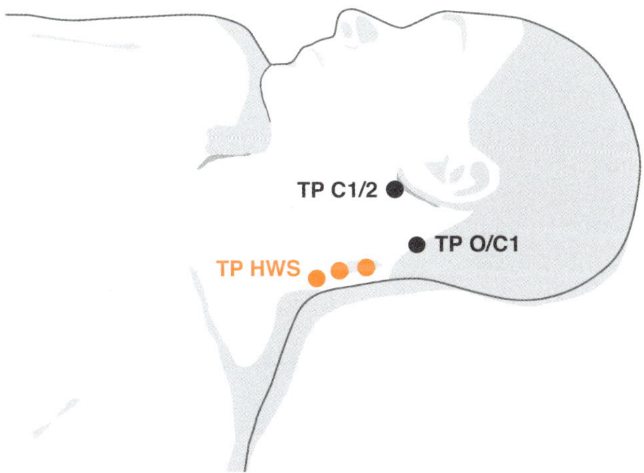

Untersuchung der Halswirbelsäule unterhalb der Ebene Atlas-Axis

Der Patient liegt in entspannter Rückenlage. Der Kopf ruht mit waagerechter Gesichtsfläche auf der Unterlage. Der Untersucher sitzt kopfseitig und schiebt beide supiniert gehaltenen Hände unter den Patientenkopf. Dabei berühren sich die Kleinfinger.

Haben die Langfingerspitzen die Okzipitalschuppe erreicht, nimmt der Untersucher seine Hände proximal so weit

> **EXKURS**
> Die Autoren haben solche und ähnliche Techniken an sehbehinderte Physiotherapeuten weitergegeben. Zur eindeutigen Kennzeichnung der hierzu benötigten Handhaltung bezeichneten sie diese als „Sterntalerhände", und das in Anlehnung an das bekannte Märchen der Gebrüder Grimm.

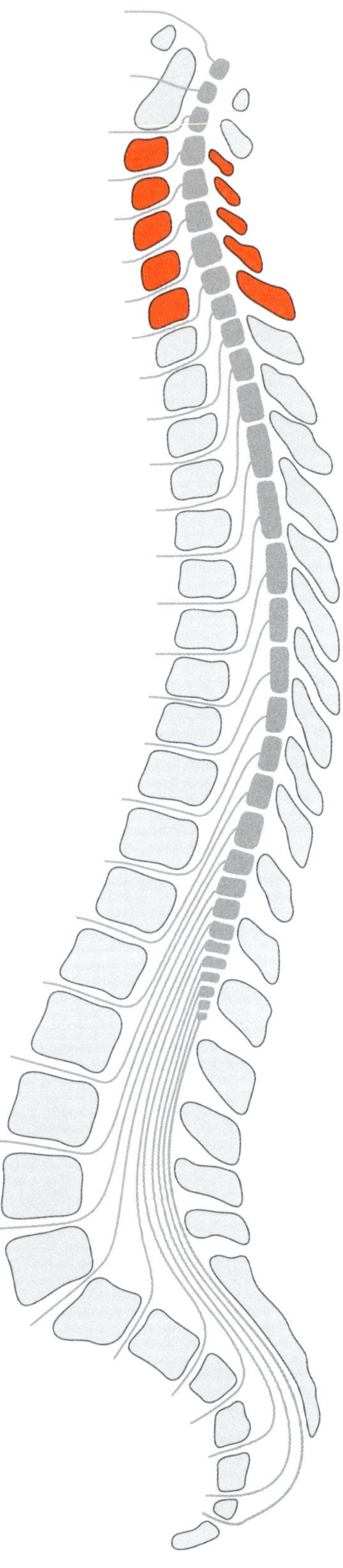

auseinander, dass eine V-förmige Handöffnung zum Untersucher hin entsteht. In diese Vertiefung sinkt der Hinterkopf des Patienten ab. Auf diese Weise ist mit großer Sicherheit zu erwarten, dass die Mittelfinger beider Untersucherhände die zu palpierende Region der Zwischenwirbelgelenke erreichen. Die Palpation ist auf Spannungsvermehrung links oder rechts neben der Dornfortsatzreihe gerichtet. Diese ist als Tenderpoint zu werten und wird zum Ausgangspunkt für die geplante Positionierungsbehandlung.

Die als Tenderpoint tastbare Spannungsvermehrung verweist lediglich auf die Störungsseite. Sie gibt keinen palpativen Hinweis darauf, ob es sich um eine einseitige Ante- oder Retroflexionseinschränkung handelt. Der auf die Störungsbeseitigung zielende Positionierungsvorgang ist allerdings für beide gleich.

Behandlung der Halswirbelsäule unterhalb der Ebene Atlas-Axis

Die Behandlung ist weitgehend identisch mit der Positionierung in Höhe der Kopfgelenke.

Der Patient liegt entspannt in Rückenlage, der Behandler sitzt kopfseitig. Der Mittelfinger des Behandlers tastet am Tenderpoint. Der gegenseitige Daumenballen nimmt Kontakt auf der Schädelhöhe auf. Die Langfinger dieser Hand liegen im Schläfenbereich des Patienten unmittelbar neben der Gesichtsfläche.

- › Als erster Behandlungsschritt erfolgt eine kaudale Kompression.
- › Es folgen unter Kompression Kopfseitneige vom Tenderpoint weg,
- › Kopftranslation auf den Tenderpoint zu und
- › als letzter Schritt relativ weite Kopfrotation vom Tenderpoint weg.

Das Ausmaß des jeweiligen Positionierungsschrittes wird immer bemessen am optimalen Spannungsabfall am Tenderpoint. Die Positionierungszeit beträgt 5–10 Sekunden, die Rückführungszeit ebenso lange, auf Rotationsauflösung konzentriert. Die Kompression wird als letzte Positionierungskomponente aufgegeben.

Untersuchung und daraus abgeleitete Behandlung gelten in gleicher Weise bis zur Segmenthöhe C6-C7 am zervikothorakalen Übergang.

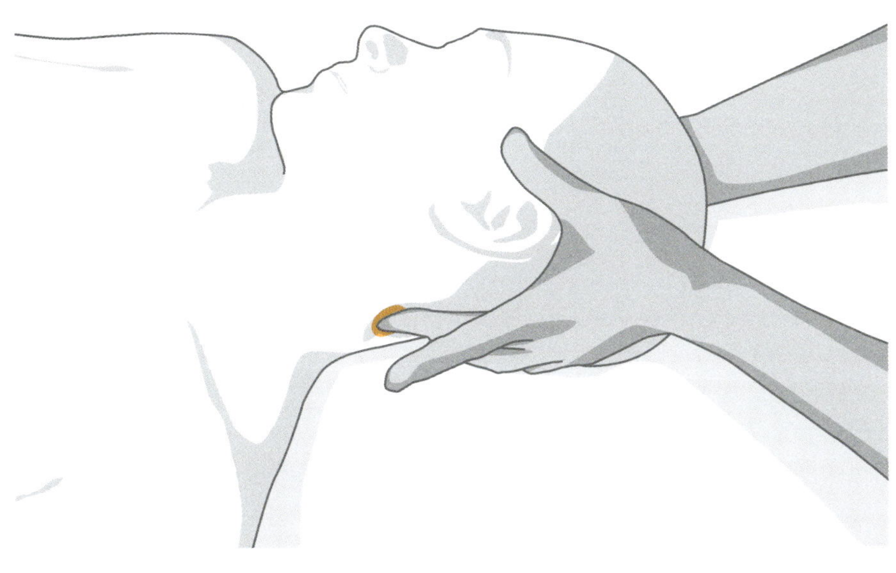

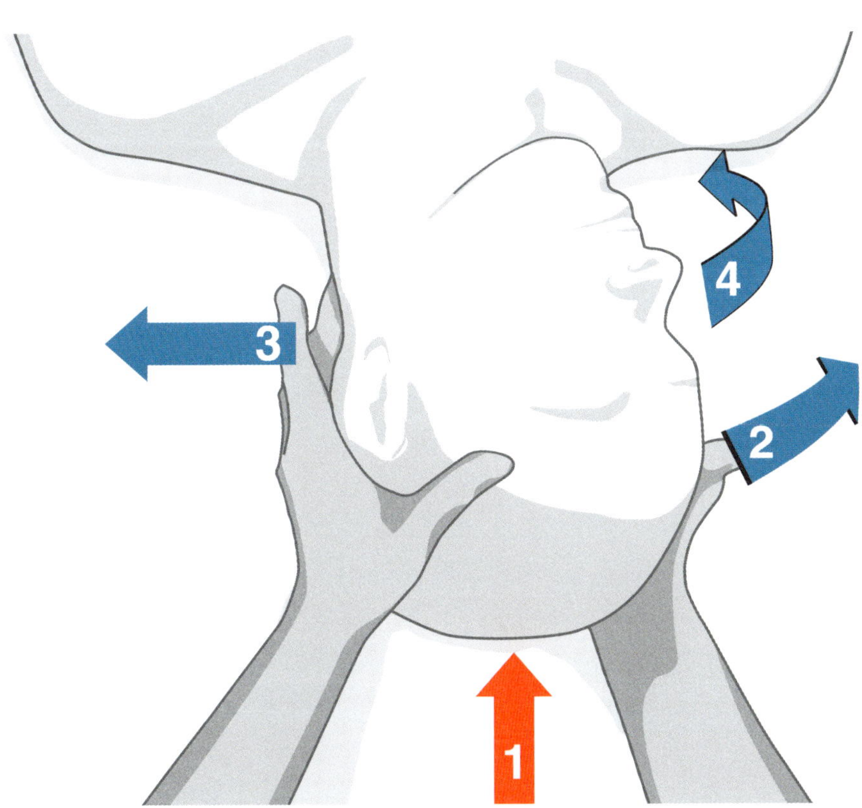
4
3
2
1

Auf einen Blick!
Behandlung der Halswirbelsäule unterhalb der Kopfgelenke

- Tenderpoint-Lokalisation über den Zwischenwirbelgelenken
- Patient in Rückenlage, Gesichtsfläche waagerecht
- Behandler kopfseitig sitzend
- Mittelfingerkontakt am Tenderpoint über dem Zwischenwirbelgelenk
- Unter Kompression nacheinander Kopfseitneige vom Tenderpoint weg, Translation auf den Punkt zu und Rotation vom Punkt weg
- Positionierungszeit 5–10 Sekunden, Rückführungszeit ebenso lange, auf Rotation konzentriert
- Kompression als letztes Behandlungselement auflösen

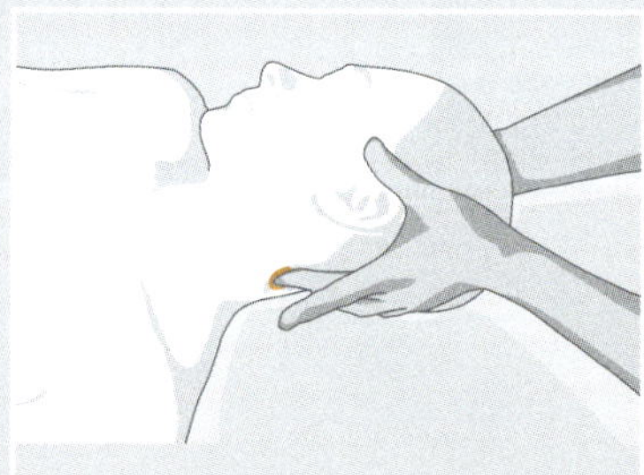

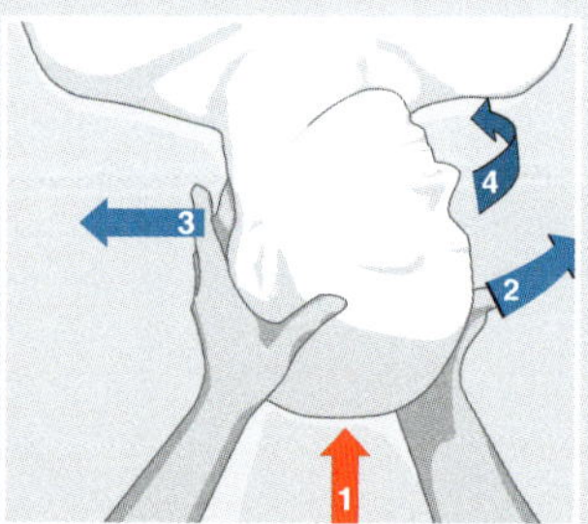

2.2.3 Klinische Bemerkungen zur Halswirbelsäule

Klinische Besonderheiten der Kopfgelenksregion

Kopfgelenke als Rezeptorenträger für frühkindliche Reflexe

Anatomische Strukturen der Gelenke Okziput-Atlas, Atlas-Axis und wohl auch Axis-C3 sind die maßgeblichen Rezeptorenträger für den symmetrischen tonischen Nackenreflex (STNR) und für den asymmetrischen tonischen Nackenreflex (ATNR). Beide Reflexe sind für die Aufrichtung des Menschen und für komplexe Extremitätenbewegungen notwendig. Sie entwickeln sich bereits im Mutterleib und spielen für den Geburtsvorgang eine wesentliche Rolle.

Zwei der Autoren dieses Buches hatten Gelegenheit, eine von T. Hansen-Lauff geleitete Einführung in die Problematik der Reflexintegration beim Menschen zu besuchen. Dabei wurden sie mit dem Forschungsgegenstand des Instituts für Neuro-Physiologische Psychologie (INPP) in Chester, England und deren Gründern, Peter Blythe und Sally Goddard Blythe vertraut gemacht.

Das untermauerte ihre Auffassung, dass eine nicht-zeitgemäße Integration frühkindlicher Reflexe in willkürliche motorische Abläufe Bewegungsstörungen und letztlich Entwicklungsstörungen unterschiedlichster Art zur Folge haben kann. Funktionsstörungen der Kopfgelenke, also Blockierungen, können diese Reflexintegration offenbar empfindlich stören.

Kopfgelenke und KISS-Syndrom

Aus osteopathisch-manualmedizinischer Sicht ist seitensymmetrische Propriozeptionsverarbeitung für zweckgerichtete Bewegungskoordination unerlässlich. Einseitigkeit der Rezeptorenleistung, zum Beispiel durch Kopfgelenksblockierung, bedeutet asymmetrische Informationsverarbeitung. Diese kann in Einseitigkeit der Bewegungsrealisierung beider Körperseiten münden und zu Bewegungsstörungen führen. Diese Vorgänge könnten auch bei der Entwicklung der frühkindlichen KISS-Problematik eine Rolle spielen.

Der Begriff KISS geht zurück auf Biedermann und ist das Akronym für Kopfgelenks-induzierte-Symmetrie-Störung. Die Kinder fallen durch Bevorzugung einer Kopfdrehrichtung und Asymmetrie in Körperlage und muskulärer Spannung auf. Das dadurch bedingte Unwohlsein drücken sie durch häufiges Weinen aus. Die oft vorhande Bauchsymptomatik könnte mit einer einseitigen Beeinträchtigung des am Foramen jugulare austretenden *N. vagus* bei Kopfgelenksblockierung in Zusammenhang stehen.

Daher sollte jede therapeutische Einflussnahme auf Funktionsstörungen im Bewegungssystem die funktionelle Situation der Kopfgelenke berücksichtigen und gegebenenfalls vorhandene Blockierungen behandeln.

Kopfgelenke als Anpassungsebenen

Jede Funktionsstörung an Bewegungselementen des Körpers bedroht letztlich die waagerechte Ausrichtung beider Labyrinthe und behindert damit die Gravitationsabarbeitung. Das führt zu Anpassungsfolgen, also zur Adaptation im Bewegungssystem und das augenfällig an Übergangszonen, die in der Manualtherapie als **Schlüsselzonen** bezeichnet werden. Die letzte Anpassungsebene für Ausgleich von Asymmetrien in Seitneige oder Rotation ist die Ebene Atlas-Axis. Biomechanische Kompensation auf dieser Ebene verhindert, dass Asymmetrien die vestibuläre Ebene erreichen. Als Folge einer solchen vestibulären Irritation kann zum Beispiel Schwindel auftreten.

Schlussfolgerung: Anhaltende oder rezidivierende Blockierungen auf der Ebene Atlas-Axis können Ausdruck für weiter distal im Bewegungssystem liegende Bewegungsasymmetrien sein, und das am ehesten auf Blockierungsbasis. Die Konsequenz liegt in Behandlung dieser aufsteigenden Verkettungsstörung.

Statistisch am häufigsten scheinen Rechtsrotationsblockierungen des Atlas mit Tenderpoint-Lokalisationen über dem linken Atlasquerfortsatz zu sein. Der Grund dafür ist nicht bekannt.

Ebene Okziput-Atlas als Ausgangspunkt absteigender Störketten

Funktionsbeeinträchtigungen der Ebene Okziput-Atlas, wohl durchgehend als Shift-Blockierung, findet man vorwiegend nach links gerichtet, also mit Tenderpoint am Rand der Okzipitalschuppe links, dorsal vom Mastoid. Der Grund für diese von vielen Praktikern beobachtete Seitenbevorzugung ist unbekannt. Solche Störungen gelten als Ausgangspunkt für absteigende Störketten, erfordern also Adaptation nach kaudal hin. Als Ursachen gelten Traumatisierungen. Wahrscheinlich kann hier auch das Geburtstrauma eingeordnet werden.

Ebene C2-C3 als Teil der Kopfgelenke

Das Bewegungssegment Atlas-C3 ist funktionspathologisch wahrscheinlich durchgehend an die darüber liegende Atlasblockierungsrichtung der Rotation gebunden. Das bedeutet: Findet man beispielsweise einen über dem linken Atlasquerfortsatz gelegenen Tenderpoint, ist über dem rechten Zwischenwirbelgelenk C2-C3 ebenfalls ein Tenderpoint zu erwarten. Diese Beobachtung bekräftigt die Zuordnung des Segments C2-C3 zu den Kopfgelenken.

Klinische Besonderheiten der mittleren Halswirbelsäule

Verbindung mittlere Halswirbelsäule und Zwerchfell nach kaudal

Die neurophysiologische Anbindung des Zwerchfells erfolgt über die Segmente C3-C4-C5. Sie ist betont efferent, also motorisch geprägt, aber realisiert auch afferente sensorische Funktion.

Anatomisch zeigt das Zwerchfell eine besondere Konstruktion, nämlich drei Ursprünge an Sternum, kaudalen Rippen und Lendenwirbelsäule und einen Ansatz in sich selbst, im *Centrum tendineum*. Bei Kontraktion des Zwerchfells während der Inspiration bewegt sich das *Centrum tendineum* nach kaudal. Wird die Absenkung des Zwerchfells bei Inspiration behindert, beispielsweise durch bindegewebig-narbige Verklebungen im Brust- oder Bauchraum, entsteht ein Irritationspotenzial, welches sich den neurologischen Segmenten C3-C4-C5 mitteilt. Diese Irritation kann über das motorische Vorderhorn die Muskulatur erreichen, die aus gleicher segmentaler Höhe Innervationsanteile bekommt. Das betrifft einen großen Teil der Schultergürtel-und Oberarmmuskulatur.

Praktisch bedeutet das: Verschieblichkeitsstörungen von Abdominalorganen können Funktionsstörungen der oberen Extremität verursachen oder zumindest mit unterhalten. Schlussfolgerung: Tenderpoints der Höhen C3–C5 sind Hinweis auf Blockierungen dieser Segmente und legen gleichzeitig den Verdacht auf Vorliegen abdominaler Verschieblichkeitsstörungen nahe.

Aufgrund der motorischen Anbindung des Zwerchfells an diese segmentalen Ebenen über den *N. phrenicus* kann Blockierungsbehandlung mit einer Bewegungsoptimierung des Zwerchfells verbunden sein. Die Abbildung zeigt die Myotome des Zwerchfells mit ihrer neurologischen Anbindung (Wancura 2017).

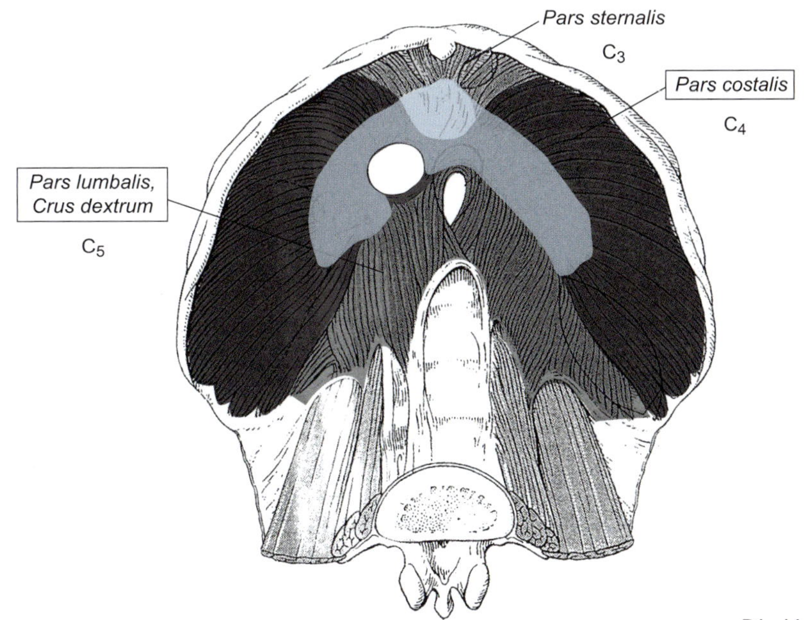

Halswirbelsäule und Degenerationen im Röntgenbild

Betrachtet man Röntgenbilder der Halswirbelsäule, so findet man Degenerationen in Form von Osteochondrose und Spondylose häufig im Segment C5/6. Dieses Segment weist innerhalb der Zervikalsegmente C3–C7 die größte Beweglichkeit in Rotation und Seitneige auf. Die Beobachtung, dass sich Degenerationen hier zuerst manifestieren, dürfte der Tatsache geschuldet sein, dass dieses Segment bei lange bestehender Blockierung der Kopfgelenke deren Funktionsdefizit kompensatorisch übernimmt und damit biomechanisch erheblich belastet wird.

Die Brustwirbelsäule

Der **zervikothorakale Übergang** kann funktionell nicht losgelöst von oberer Brustwirbelsäule und oberen Rippen betrachtet werden, gehört also im weitesten Sinne zur oberen Thoraxapertur. Auf diese Region wird in späterem Zusammenhang näher eingegangen werden (siehe Kapitel 2.4.2 und 2.4.3).

2.3.1 Anatomische und funktionelle Besonderheiten der Brustwirbelsäule

Mit zwölf Wirbeln ist die Brustwirbelsäule der längste Wirbelsäulenabschnitt. Sie ist an allen Bewegungen des Rumpfes maßgeblich beteiligt. Die verschiedenen Bewegungsleistungen allerdings haben eine durchaus unterschiedliche Ausprägung und Wichtigkeit für die Bewegungsverwirklichung des Menschen.

Rotation

Bei Beschreibung der Einzelaufgaben scheint am wichtigsten die der Rotation. Sie hat nach menschlicher Aufrichtung weitestgehend die noch zu schildernde Orientierungsfähigkeit nach hinten zu gewährleisten. Über die Brustwirbelsäule realisiert der Mensch kraftvolle und großbogige Drehleistungen des Rumpfes.

Hier muss an biomechanische Zusammenhänge erinnert werden: Im Einzelsegment konvergieren die Gelenkflächen auf der Rotationsseite und divergieren auf der Rotationsgegenseite. Rotationsstörungen auf beliebiger Höhe können also Folge einer Konvergenzstörung auf der Rotationsseite oder einer Divergenzstörung auf der Rotationsgegenseite sein. Diese Tatsache ist sowohl für die segmentale Diagnostik, als auch für die daraus abzuleitende Therapie von Bedeutung.

Seitneigung

In zweiter Linie scheint der Brustwirbelsäule eine wichtige Aufgabe für die Seitneigefähigkeit des Rumpfes zuzukommen. Diese war zu Zeiten der horizontalen Körperausrichtung der Wirbeltiere, also in der Vierfüßigkeit wichtig, um die Sinnesorgane des Kopfes orientierend zur Körperrückseite richten zu können. Auch hier gelten die biomechanischen Folgerungen für Konvergenz und Divergenz in Abhängigkeit von den geforderten und zu verwirklichenden Aufgaben, wobei neigungsseitig Konvergenz und neigungsgegenseitig Divergenz erfolgen.

Beugung und Streckung

Auch diese Aufgaben können bestimmten Segmenthöhen abverlangt werden.

› Gezielte segmentale Beugebewegungen der Brustwirbelsäule werden durch die Bauchmuskulatur verwirklicht. Vielleicht ist Ausdruck dessen die Unterteilung des *M. rectus abdominis* in Einzelabschnitte durch *Intersectiones tendineae.*
› Streckbewegungen erfolgen wohl meist als mehrsegmentale Kombinationsleistungen und werden von langen und kurzen Rückenmuskeln ausgeführt. Dabei lässt sich die Muskelleistung der langen Rückenmuskulatur willkürlich abrufen, während die kurze autochthone Muskulatur segmental verschaltet und damit reflektorisch gesteuert ist.

Biomechanisch ist damit für Beugung und Streckung entweder eine beidseitige Konvergenz- oder Divergenzleistung verbunden, also ein Bewegungsausschlag, der beidseits gleichzeitig und gleichgerichtet ablaufen muss.

Trotzdem sind aus klinischer Sicht Konvergenzstörungen, also Störungen der segmentalen Aufrichtung, häufiger als Störungen der Vorbeugebewegung.

Zwei wesentliche Besonderheiten der Brustwirbelsäulenbeweglichkeit müssen berücksichtigt werden.

› Jegliche Rumpfbewegung wird zwar hauptsächlich durch die Wirbelsäule ausgeführt, erfordert aber zwangsläufig die Beteiligung der Rippen. Kombimierte Störungen dieser benachbarten anatomischen Strukturen, also von Brustwirbelsäule und Rippen, gelten als die Regel.
› Die zweite Besonderheit resultiert aus der neurophysiologischen Verbindung zwischen Wirbelsäule und vegetativem Nervensystem.

Wirbelsäule und vegetatives Nervensystem

Alle Organe des Rumpfes sind reflektorisch über ihre sympathische Innervation mit wenigstens zwei, oft auch mehreren Segmenten an das Rückenmark zwischen C8 und L2 angebunden. Damit sind sie auch potenziell in der Lage, die Brustwirbelsäule biomechanisch zu beeinflussen und ihre Bewegungsabläufe zu behindern. Praktisch bedeutet dies, dass sowohl strukturelle, aber auch schon funktionelle Störungen innerer Organe im jeweiligen neurologischen Zuordnungsbereich für Irritation sorgen können, was sich dem Untersucher dann als Blockierung verdeutlichen kann. Auf Grund der immer mehrsegmentalen Organanbindung bedeutet das für den klinischen Alltag:

> ! Mehrere Segmente betreffende Blockierungen für Konvergenz oder Divergenz führen einerseits zur biomechanischen Bewegungsbeeinträchtigung, sind darüber hinaus aber auch möglicher Hinweis auf viszerale Irritation segmental zugehöriger Organe. Ein solcher Befund wird im Sprachgebrauch der Osteopathie in biomechanischer Hinsicht als Gruppenläsion bezeichnet.

Die größte Beweglichkeit der Brustwirbelsäule findet man an der Stelle, an der die Rippen nur wenig mitbewegt werden müssen, also am unteren Brustwirbelsäulenabschnitt, in Höhe von Th11 und Th12. Dort ist große Rotationsleistung möglich.

Die geringste Brustwirbelsäulenbeweglichkeit findet sich in Höhe der Segmente Th3 bis Th6. Das dürfte der neurophysiologischen Tatsache geschuldet sein, dass ein Teil des neurovegetativen *Plexus cardiacus* den dort liegenden sympathischen Ganglien entstammt und biomechanische Irritation dieser Region den Herzrhythmus beeinträchtigen könnte. Die Osteopathie bezeichnet diesen Abschnitt der Brustwirbelsäule deshalb als **Zona ingrata.** Damit verbindet sich die Aufforderung zu großer Vorsicht bei therapeutischer Intervention in diesem Bereich!

Festzuhalten bleibt also: Die vielfältigen Rumpfbewegungen in Rotation, Seitneige sowie Vor- und Rückbeuge und die biomechanische Wirbelsäulenanbindung an die Rippen bieten zahlreiche Beeinträchtigungsmöglichkeiten der Bewegungsfähigkeit der Brustwirbelsäule. Aber auch Organstörungen können aufgrund ihrer neurovegetativen Anbindung an die Segmente C8 bis L2 eine Bewegungsbeeinträchtigung von Brustwirbelsäule und Rippen verursachen.

2.3.2 Untersuchung und Behandlung der Brustwirbelsäule

Die orientierende Untersuchung des Brustwirbelsäulenabschnittes erfolgt durch Überprüfung der Gesamtbeugung beziehungsweise der Gesamtstreckung und über Seitenvergleich bei Seitneigung und Rotation.

Die gezielte Untersuchung für **Rückbeuge**- oder **Aufrichtungsstörungen** läuft ausschließlich über seitenvergleichende Palpation von posterioren Tenderpoints über den Intervertebralgelenken. Die gezielte Untersuchung von **Beugestörungen** folgt besonderen Regeln, die später geschildert werden.

EXKURS

Zur Höhenlokalisation an der Brustwirbelsäule ist die **osteopathische „Dreier-Regel"** gut geeignet, welche Folgendes besagt: Die Spitze des Dornfortsatzes liegt unter dem zugehörigen Wirbel:

Spitze des Dornfortsatzes von	Wirbelhöhe unter zugehörigem Wirbel
Th1–Th3	½
Th4–Th6	1
Th7–Th9	1½
Th10	1½
Th11	1
Th12	½

Untersuchung und Behandlung der Brustwirbelsäule bei Rückbeugestörungen

Auf Grund der höheren klinischen Relevanz wird zunächst auf posteriore Tenderpoints eingegangen. Sie stehen für Einschränkungen der Konvergenz von Gelenkflächen, sind also mit Störung der segmentalen Rückbeuge oder Aufrichtung verbunden.

Die Punkte liegen, wie bereits geschildert, über den Intervertebralgelenken und finden sich beidseits gut daumenbreit neben der Dornfortsatzreihe. Eingeschätzt werden muss vom Untersucher, ob die Gewebespannung in entsprechender segmentaler Höhe seitengleich oder seitenunterschiedlich ist. Bei stärkerem Palpationsdruck empfinden die meisten Patienten eine deutlich seitenunterschiedliche Schmerzhaftigkeit mit Schmerzbetonung auf der Tenderpoint-Seite.

Für die Untersuchung befindet sich der Patient in entspannter Bauchlage. Zur Einschätzung der oberen Brustwirbelsäulensegmente sollte eine neutrale Kopflage eingenommen werden, die Stirn aufliegend, um eine unverfälschte Spannungsinformation zu ermöglichen.

Nach jeder segmentalen Spannungseinschätzung ist es empfehlenswert, gefundene Tenderpoints, also einen Hinweis auf einseitige Konvergenzstörung, sofort zu behandeln. Hierfür ist eine technikbedingte Dreiteilung der Brustwirbelsäule empfehlenswert. Man beurteilt nacheinander die Ebenen

› Th1–Th4, dann
› Th5–Th8 und abschließend
› Th9–Th12.

EXKURS

Entspannte Bauchlage bedeutet, dass die Sprunggelenke in Neutralstellung liegen, entweder durch Lagerung der Füße über das Bankende hinaus oder durch eine Rolle abgestützt, um eine Zwangsplantarflexion mit nachfolgender Spannungskette nach kranial zu vermeiden. Die Arme sollten neben dem Körper auf der Untersuchungsbank ruhen. Elevation der Arme setzt den M. latissimus dorsi unter Zug, was aufgrund des Ursprungs dieses Rückenmuskels an Becken und Lumbalfaszie Spannungsübertragung vom Schultergürtel bis zur Lumbalregion zur Folge hat.

Untersuchung und Behandlung im Bereich Th1–Th4

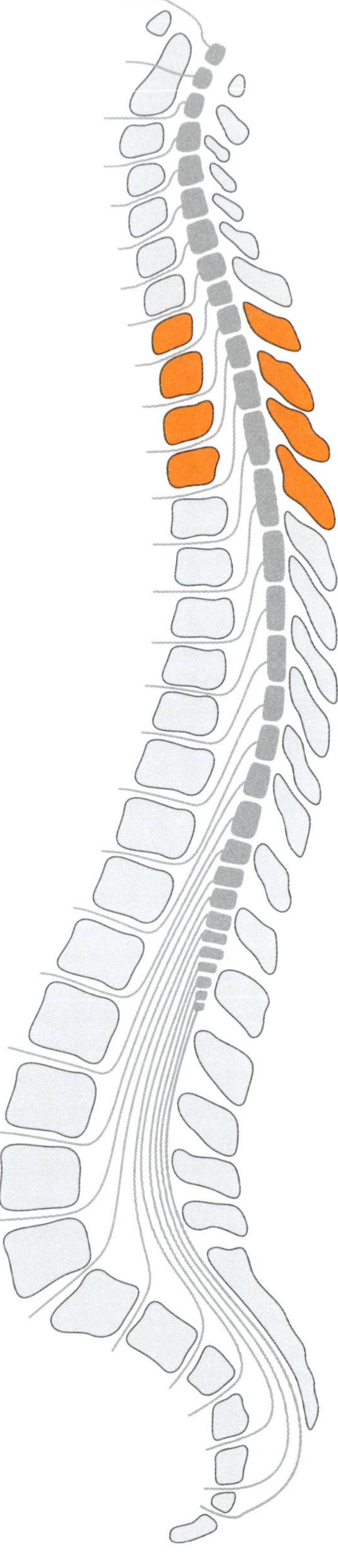

Untersuchung

Patient in Bauchlage. Der Untersucher steht in Beckenhöhe mit Blick zum Patientenkopf und palpiert seitenvergleichend daumenbreit neben der Dornfortsatzreihe, mit Zeigefingern beider Hände hin zum Patientenkopf gerichtet. Das ermöglicht einen Spannungsvergleich beider Seiten gegeneinander.

Behandlung

Patient in Bauchlage. Beide Arme zum Kopf hin abgelegt. Dabei ruht die Daumen-Zeigefinger-Schwimmhaut in der jeweils gegenseitigen Ellenbeuge und umfasst diese. Die Patientenstirn liegt auf dem obenliegenden Unterarm.

Der Behandler steht auf der Tenderpoint-Gegenseite in Beckenhöhe mit Blick zum Patientenkopf. Ein Finger der fußseitigen Behandlerhand nimmt Kontakt am Tenderpoint. Die kopfseitige Hand unterfährt den Tenderpoint-seitigen Ellenbogen von kranial her und zieht ihn auf den Behandler zu, was eine Kompression bewirkt. Die folgende Positionierung besteht in Anheben des Tenderpoint-seitigen Ellenbogens, was zu einer geringen Aufrichtung des Rumpfes führt. Dadurch werden auch Seitneige und Rotation des zu behandelnden Wirbelsäulenbereichs erreicht.

Die Positionierungszeit umfasst 5–10 Sekunden; die Rückführungszeit dauert ebenso lang. Dabei ist zu beachten, dass während des gesamten Positionierungsvorgangs die Kompression bestehen bleiben muss, also zuletzt Auflösung findet. Die auf den Tenderpoint gerichtete Kraft wird jeweils soweit geführt, bis sich ein Spannungsminimum eingestellt hat.

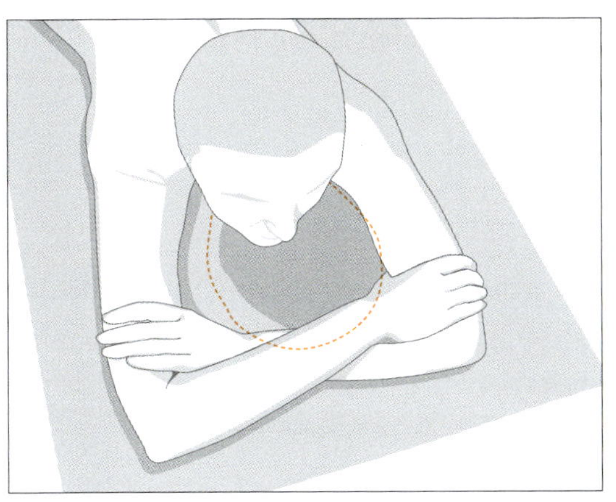

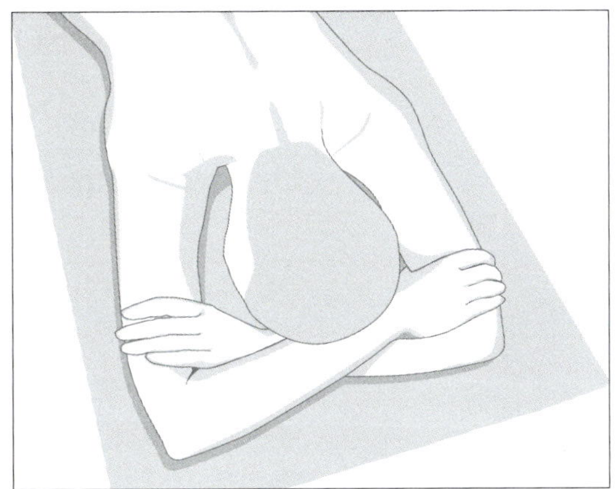

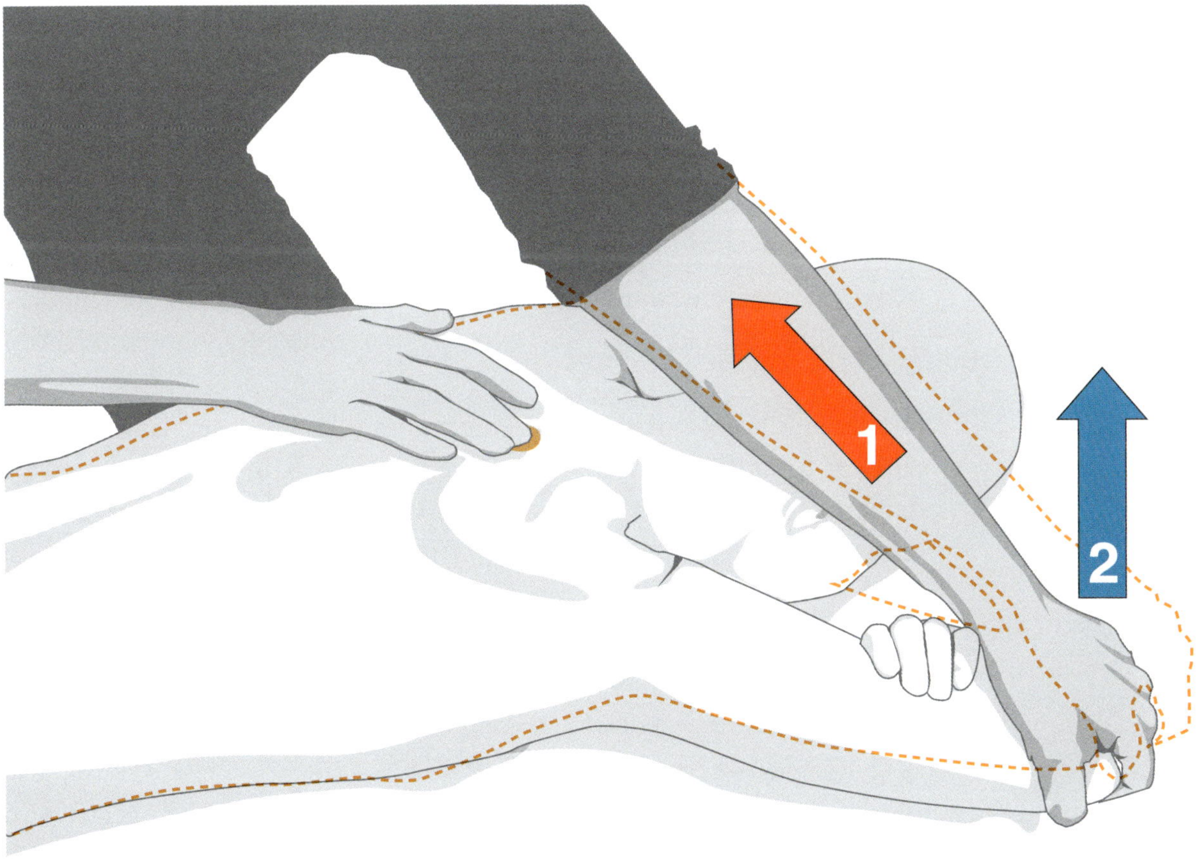

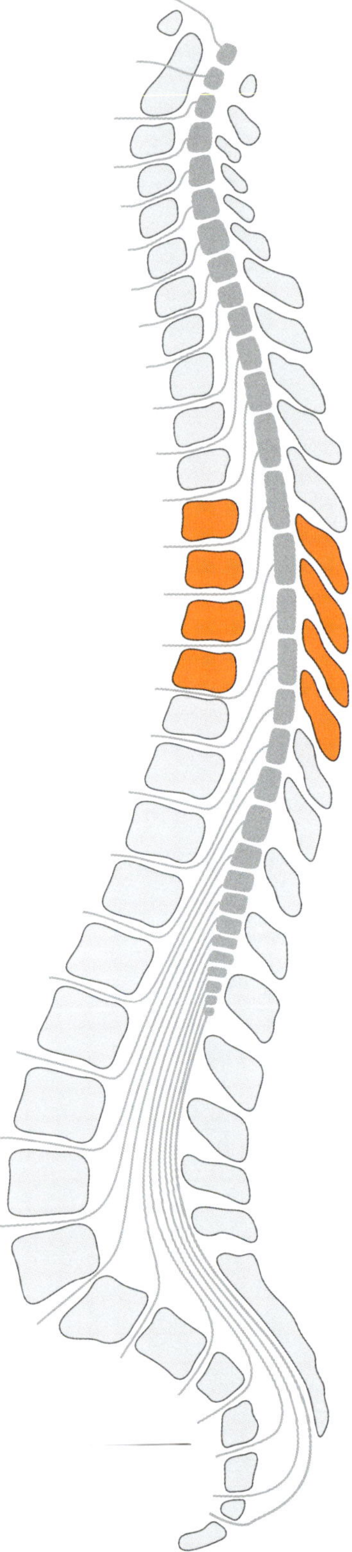

Untersuchung und Behandlung im Bereich Th5–Th8

Untersuchung

Auch hierbei liegt der Patient auf dem Bauch, nunmehr mit selbstgewählter Kopflage. Seine Arme ruhen neben dem Rumpf.

Aufsuchen der möglichen Tenderpoints geschieht wieder mit kopfwärts gerichteten Zeigefingern über den Intervertebralgelenken, also rechts und links neben der Dornfortsatzreihe. Dabei erfolgt seitenvergleichende Einschätzung der Gewebespannung, gegebenenfalls unter Zuhilfenahme der Schmerzangabe des Patienten.

Behandlung

Unverändert Bauchlage des Patienten. Der Behandler steht Tenderpoint-gegenseitig in Oberschenkelhöhe mit Blick zum Patientenkopf. Mit einem Finger der kopfseitigen Behandlerhand erfolgt Tenderpoint-Kontakt. Die fußseitige Behandlerhand greift zwischen Tenderpoint-seitigem Patientenarm und Rumpf hindurch von ventral auf die Tenderpoint-seitige Schulter.

Die Behandlungseinleitung geschieht durch Zug an der Tenderpoint-seitigen Schulter auf den Behandler zu, was Kompression bewirkt. Anheben der Schulter als Positionierungsbewegung erzeugt geringe Extension, Seitneigung und Rotation, wobei der Positionierungsvorgang durch Spannungsabfall am Tenderpoint beurteilt wird.

Positionierungszeit 5–10 Sekunden. Rückführzeit ebenso lange. Kompression als letzte Behandlungskomponente aufgeben.

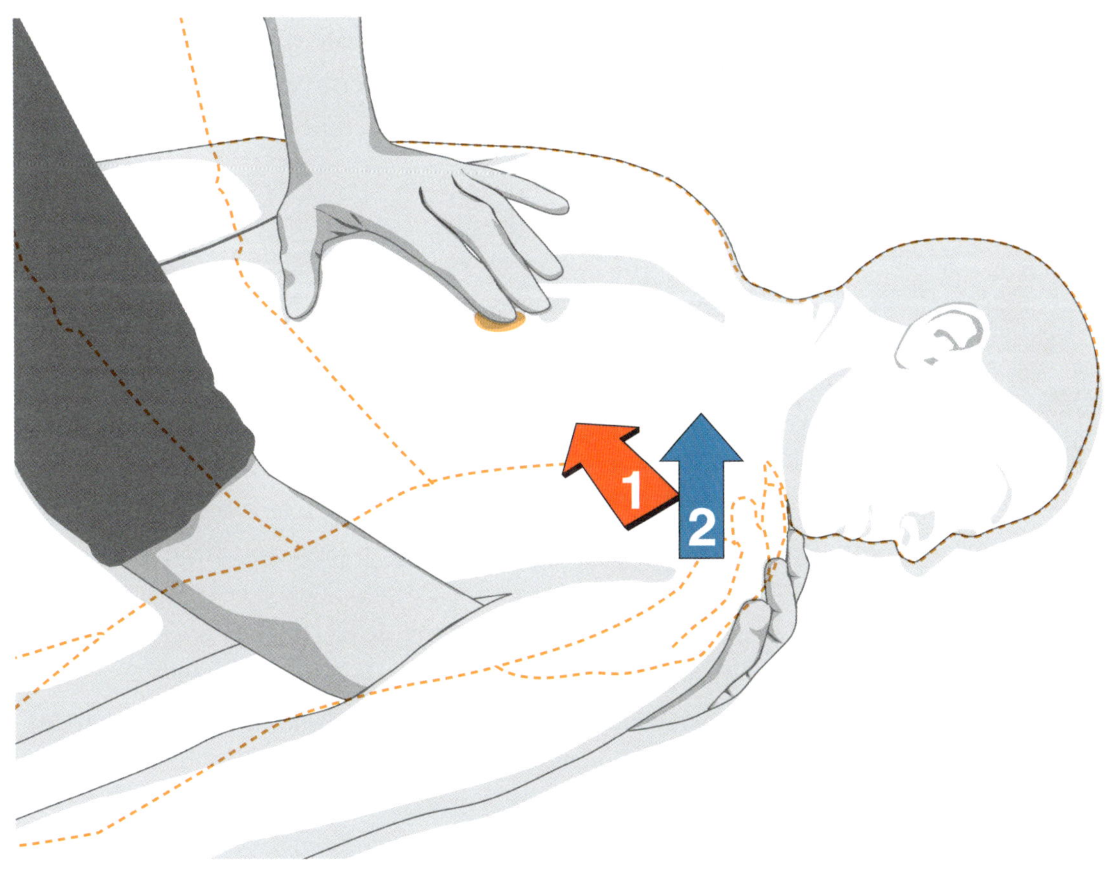
1
2

Untersuchung und Behandlung im Bereich Th9–Th12

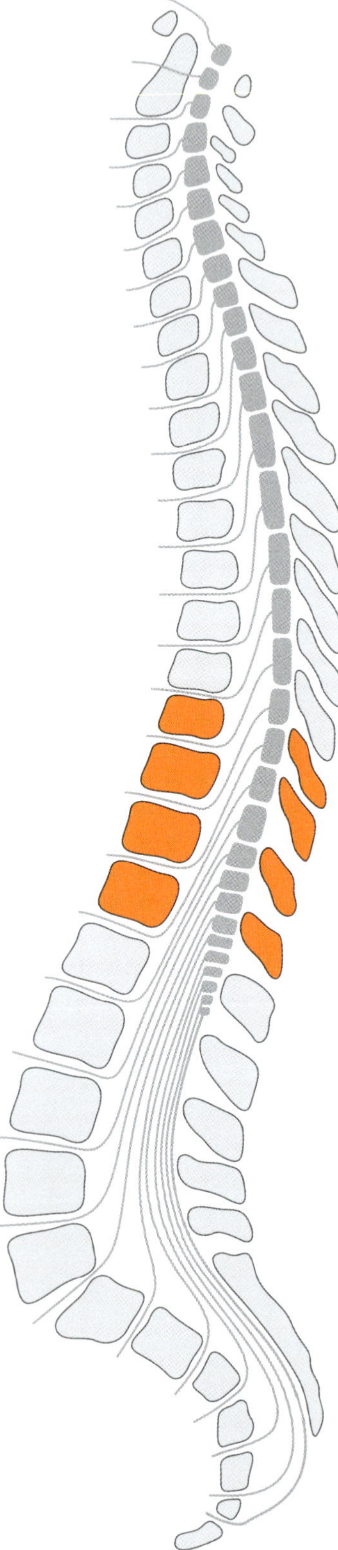

Untersuchung

Der Patient liegt auf dem Bauch, der Kopf ist beliebig zur Seite gedreht. Der Untersucher steht zunächst in Beckenhöhe mit Blick zum Kopf des Patienten. Wiederum erfolgt seitenvergleichend die Überprüfung der Spannungssituation in Höhe der Interventralgelenke.

Behandlung

Der Patient liegt wiederum auf dem Bauch, allerdings mit einer Änderung: Beide Beine werden zur Tenderpoint-Seite verschoben, sodass eine Konkavität zwischen Patientenbeinen und Rumpf zum Tenderpunkt hin entsteht („Banane").

Der Behandler steht Tenderpoint-gegenseitig in Schulterhöhe, jetzt mit Blick zu den Patientenfüßen.
Tenderpoint-Kontakt geschieht mit einem Finger der kopfseitigen Hand. Mit der fußseitigen Hand umfasst der Behandler die Tenderpoint-seitige Beckenschaufel des Patienten. Zur Kompression wird die Beckenschaufel nach kranial auf den Behandler zu gezogen. Anschließendes leichtes Anheben der Beckenschaufel führt zu geringer Extension, Rotation und Akzentuierung der bei der Lagerung eingestellten Seitneige.

Positionierungszeit 5–10 Sekunden. Rückführzeit ebenso lang. Die Rückführung geschieht über Absenken des Patientenbeckens. Der Kompressionszug auf den Behandler zu wird als letztes Behandlungselement aufgelöst.

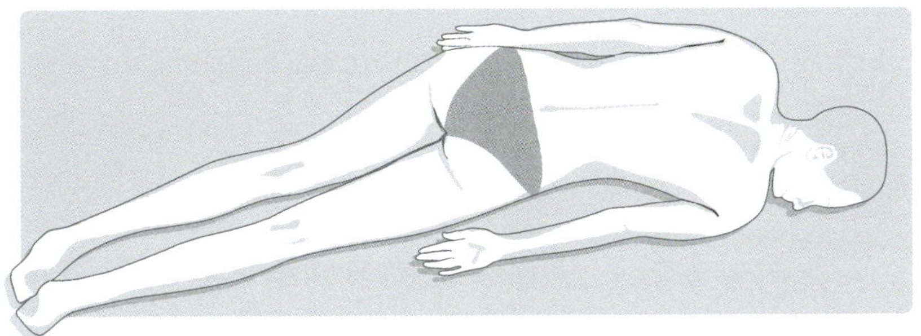

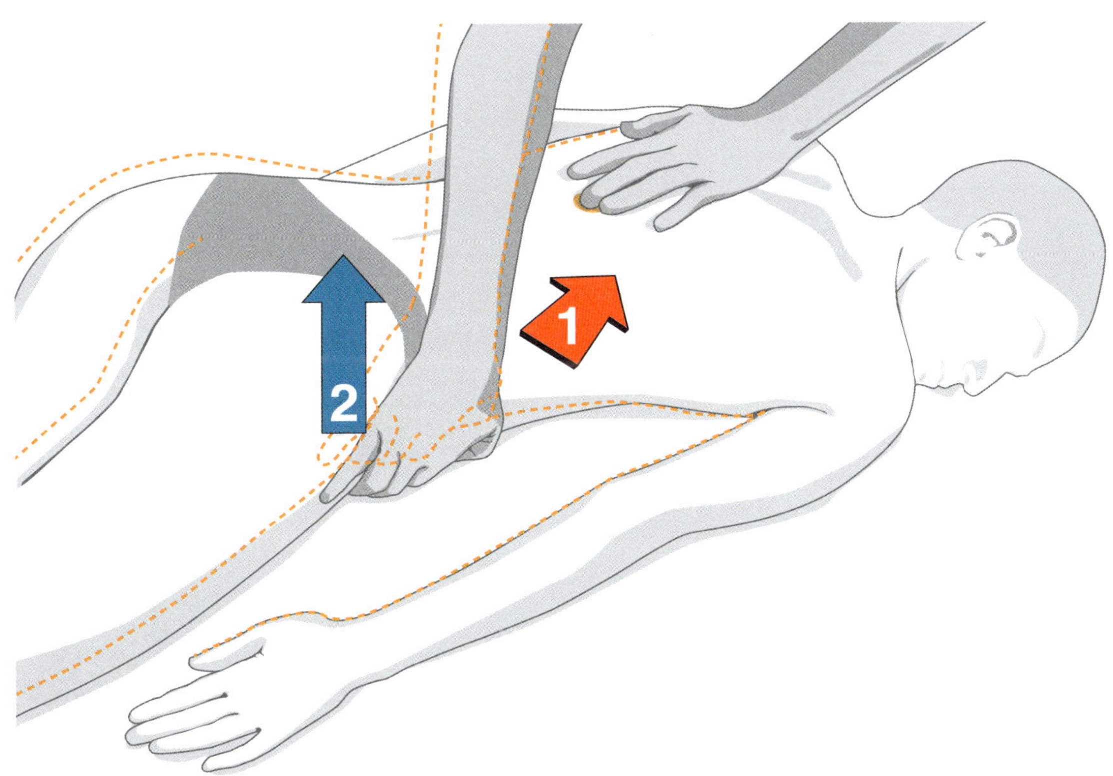
1
2

Auf einen Blick!

Behandlung posteriorer Tenderpoints bei Rückbeugestörungen der BWS

Tenderpoint-Lokalisation für alle Thorakalsegmente über den Intervertebralgelenken gut daumenbreit neben der Dornfortsatzreihe

Segmente Th1–Th4

- Patient in Bauchlage, Arme verschränkt, Patientenstirn auf oben liegendem Unterarm abgestützt
- Behandler auf Tenderpoint-Gegenseite
- Tenderpoint-Kontakt mit fußseitiger Hand, kopfseitige Hand komprimiert über Zug am Tenderpoint-seitigen Ellenbogen
- Positionierung durch geringes Anheben des Armes am Ellenbogen
- Gesamtpositionierungszeit 5–10 Sekunden, Rückführungszeit ebenso lange
- Kompression als letzten Behandlungsanteil auflösen

Segmente Th5–Th8

- Patient in Bauchlage, Arme längs neben dem Körper
- Behandler auf Tenderpoint-Gegenseite
- Tenderpoint-Kontakt mit kopfseitiger Hand, fußseitige Hand erreicht von ventral Tenderpoint-seitige Schulter
- Kompression über Schulter auf Tenderpunkt zu
- Positionierung durch leichtes Anheben der Schulter
- Gesamtpositionierungszeit 5–10 Sekunden, Rückführungszeit ebenso lange
- Kompression als letzten Behandlungsanteil auflösen

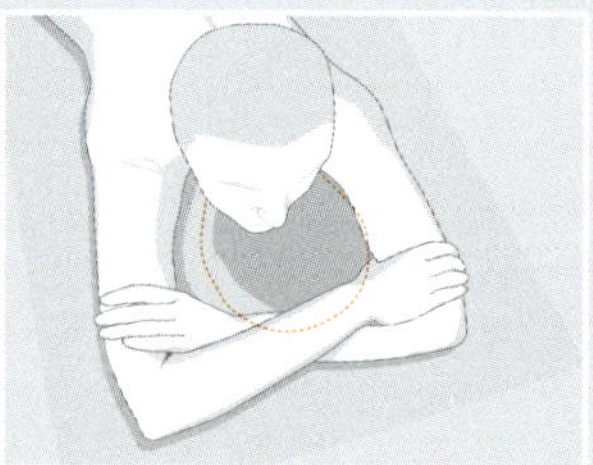

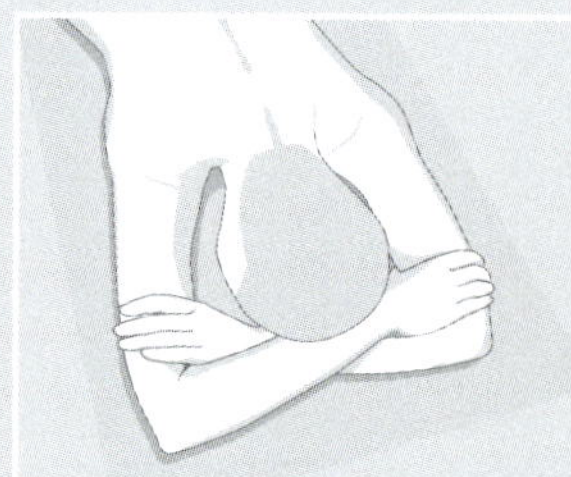

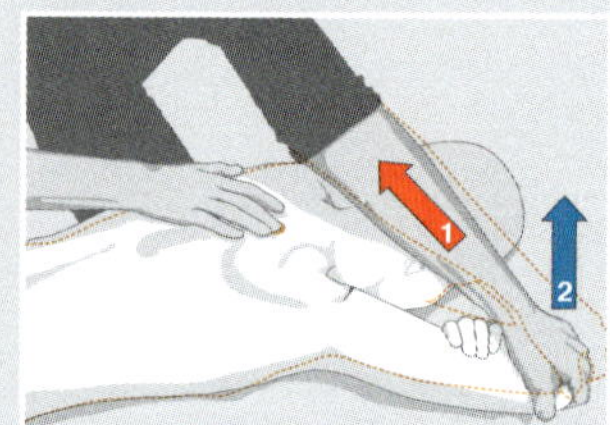

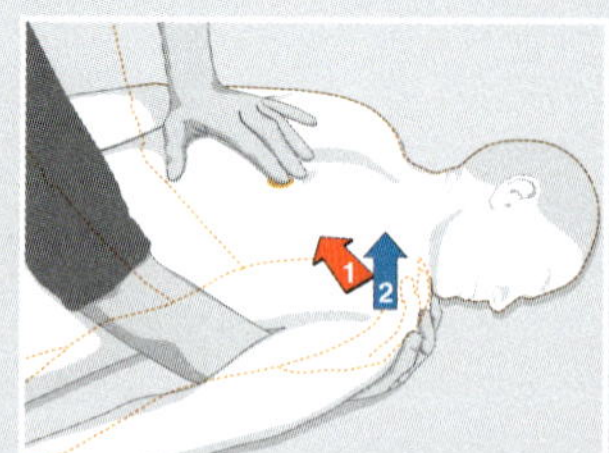

Segmente Th9–Th12

- Patient in Bauchlage mit Konkavität zum Tenderpoint hin
- Behandler auf Tenderpoint-Gegenseite in Schulterhöhe mit Blick fußwärts
- Tenderpoint-Kontakt mit kopfseitiger Hand, fußseitige Hand umfasst Tenderpoint-seitige Beckenschaufel und komprimiert durch Zug auf Tenderpoint zu
- Positionierung durch zusätzliches Anheben der Beckenschaufel
- Gesamtpositionierungszeit 5–10 Sekunden, Rückführungszeit ebenso lange
- Kompression als letzten Behandlungsanteil auflösen

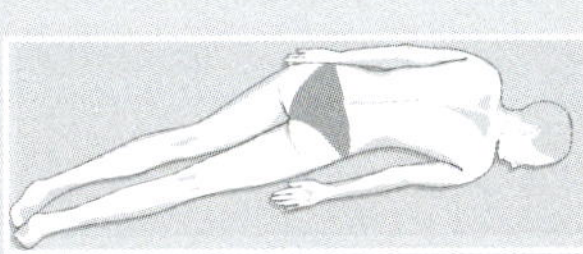

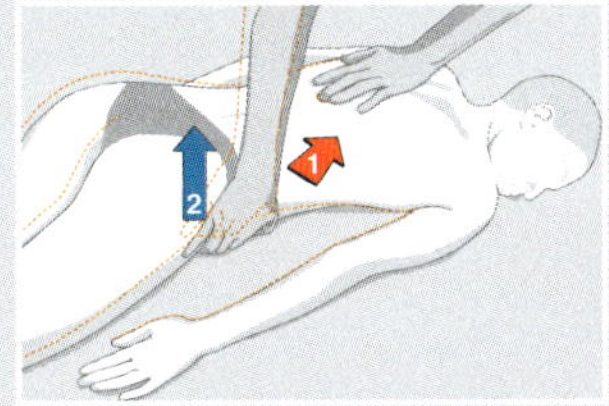

Untersuchung und Behandlung der Brustwirbelsäule bei Vorbeugestörungen

Untersuchung anteriorer Tenderpoints von Th1–Th6

Die Einschätzung von segmentalen Beugebewegungen ist manualmedizinisch durchaus möglich, allerdings schwierig. Die Tenderpoint-Orientierung bietet Vorteile, da sie einfacher ausführbar ist:

› Die Tenderpoints für segmentale Beugestörungen liegen bis zur Höhe von Th6 mittig auf dem Sternum. Damit ist ein Seitenbezug weder für Diagnostik noch für Therapie möglich.
› Gleiches gilt für die Segmente Th7–Th9. Diese Tenderpoints liegen auf der Verbindungslinie zwischen dem Schwertfortsatz des Brustbeins und Nabel auf der *Linea alba*. Dabei ergibt sich die Lage von Th9 daumenbreit kranial vom Nabel, die von Th8 daumenbreit darüber und die von Th7 wiederum daumenbreit über Th8.

Die Segmente Th10–Th12 erlauben wieder Seitenbezug:

› Der anteriore Tenderpoint für Th11 liegt auf der Verbindungslinie zwischen vorderem Darmbeinstachel und Nabel; er halbiert diese Linie.
› Auf der Hälfte zwischen Th11 und Nabel liegt der anteriore Tenderpoint für Th10.
› Der Tenderpoint schließlich für Th12 findet sich für Beugestörungen auf dem höchsten Punkt der Beckenschaufel, also in der mittleren Axillarlinie.

EXKURS

Linea alba heißt übersetzt weiße Linie. Diese Bezeichnung resultiert aus der weißen Farbe dieser bindegewebigen Sehnenplatte, welche zwischen *Xiphoid* und *Symphysis pubica* durch die Vereinigung der faszialen Hüllen der Bauchmuskulatur beider Seiten gebildet wird.

Aus dem Seitenbezug der Tenderpoints unterhalb von Th9 ergeben sich gelegentlich diagnostische, auf jeden Fall aber therapeutische Schlussfolgerungen. Die Tenderpointbeurteilung erfolgt wiederum palpatorisch. Hierbei kommt der Schmerzangabe des Patienten oft eine entscheidende Rolle zu.

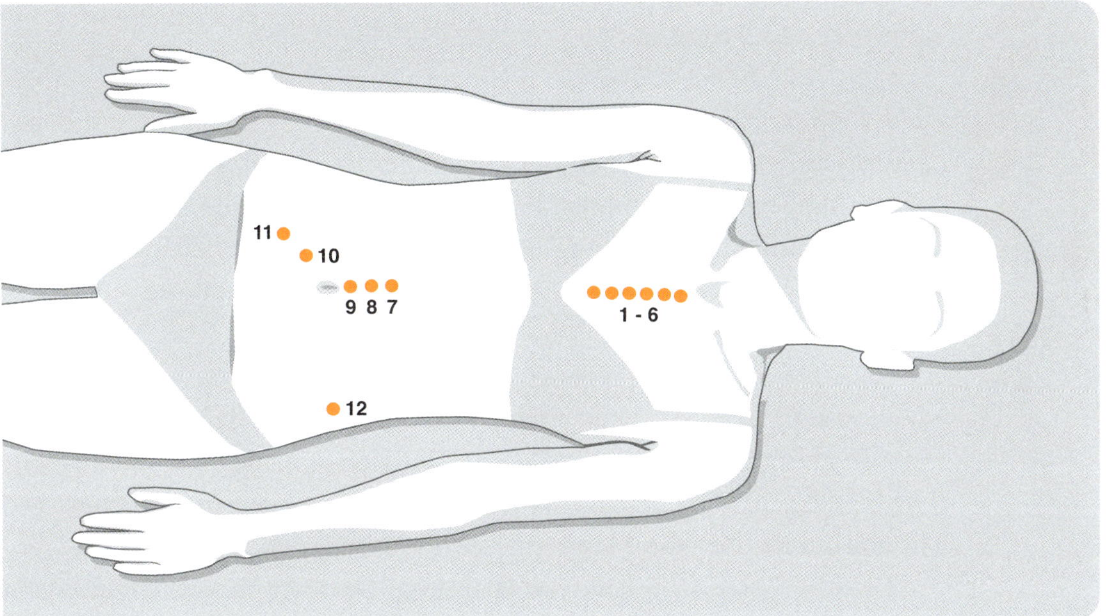

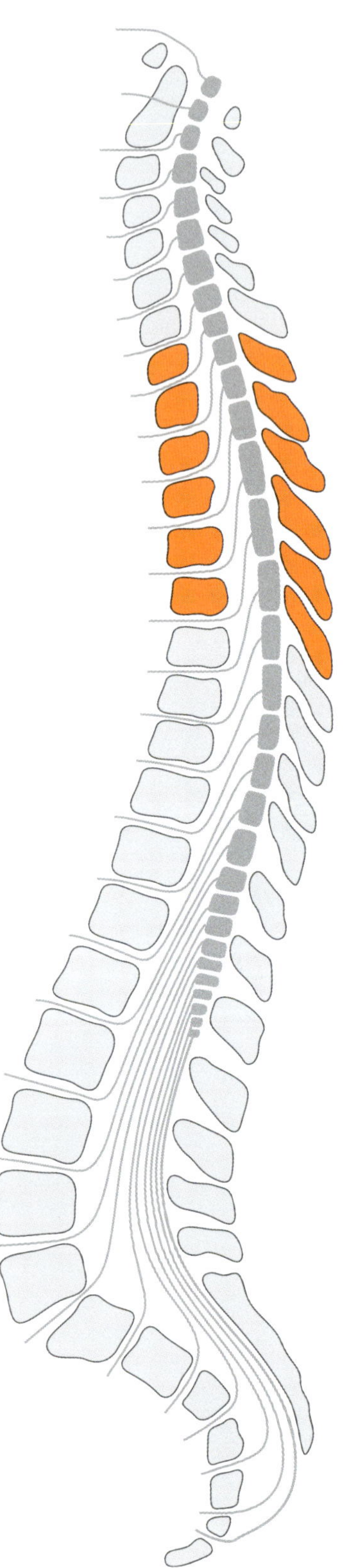

Behandlung anteriorer Tenderpoints von Th1–Th6

Auf Grund des fehlenden Seitenbezuges besteht in diesen Segmenthöhen die Positionierungsbehandlung lediglich aus den Komponenten Kompression und Beugung.

Der Patient befindet sich in Rückenlage. Der Behandler steht auf beliebiger Seite in Höhe des Schultergürtels des Patienten. Er unterfährt mit seiner kopfseitigen Hand den Patientenkopf so, dass die Handwurzel am zervikothorakalen Übergang liegt und die Langfinger nach kaudal zeigen. Der Patientenkopf wird zwischen Behandlerrumpf und -unterarm abgestützt und gesichert.

Mit einem Finger der beinseitigen Hand nimmt der Behandler Kontakt am Tenderpoint. Der kopfseitige Behandlerarm bringt die obere Brustwirbelsäule in Flexion und damit den Patientenkopf in Vorbeuge und komprimiert über die Hand am zervikothorakalen Übergang die obere Brustwirbelsäule in kaudaler Richtung. Nun wird unter Kompression die Flexion der Brustwirbelsäule soweit verstärkt, bis Spannungsabfall am Tenderpoint tastbar wird. Unterstützend für die Lagerung des Patientenrumpfes kann der Behandler seinen kopfseitigen Oberschenkel als Widerlager mit auf die Liege bringen.

Diese Positionierung hat keine Seitenkomponente. Als Positionierungszeit gelten wiederum 5–10 Sekunden, ebenso als Rückführungszeit. Die Kompression wird als letztes Behandlungselement aufgelöst.

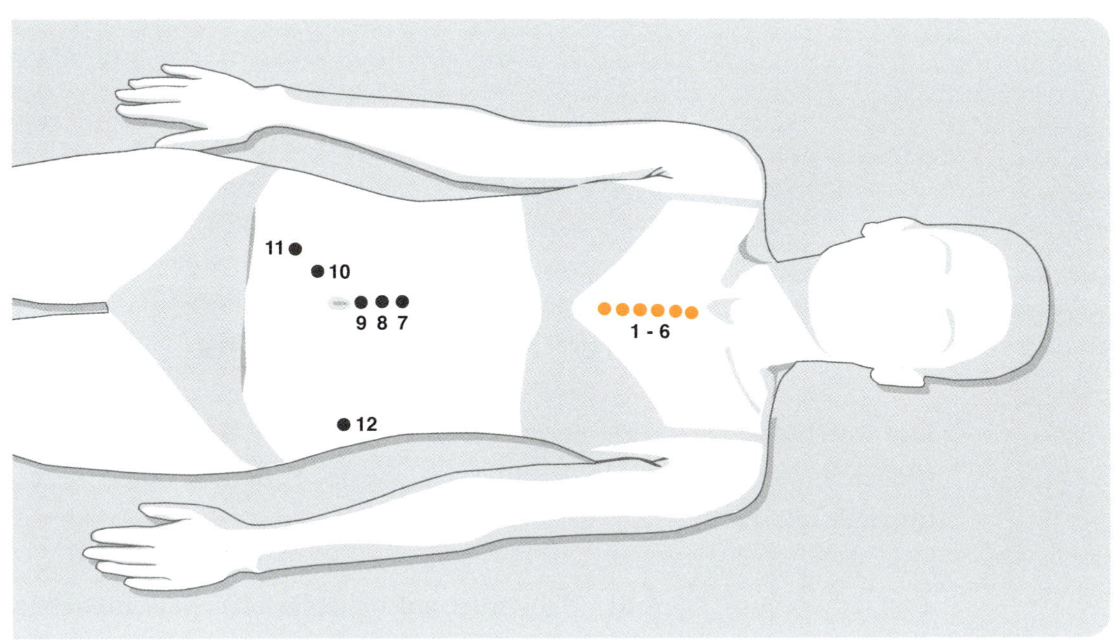
11
10
9 8 7
1 - 6
12

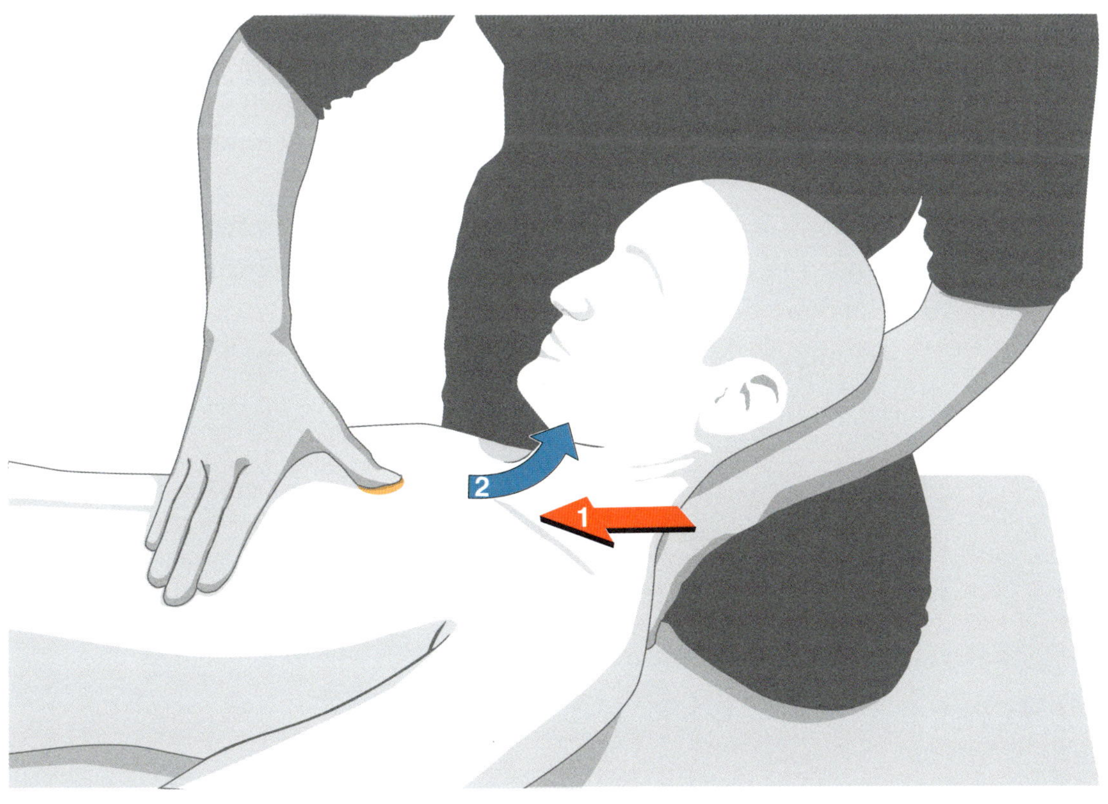
2
1

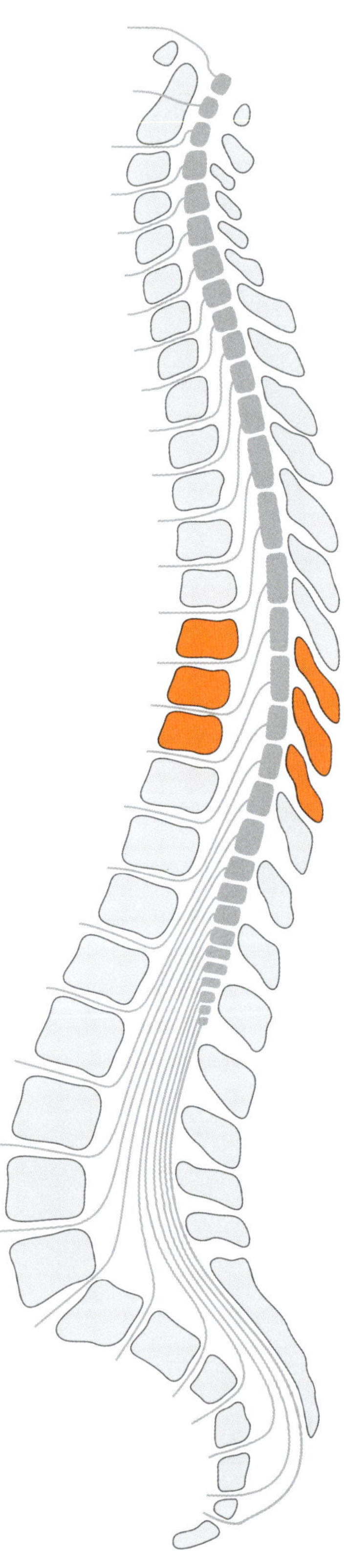

Behandlung anteriorer Tenderpoints Th7–Th9

Das Auffinden von Tenderpoints geschieht wiederum mit palpierendem Finger, wobei auch hier die Schmerzangabe des Patienten diagnostisch hilfreich sein kann.

Zur Behandlung steht der Behandler auf beliebiger Körperseite neben dem Patienten in Rückenlage. Er nimmt Tenderpoint-Kontakt mit einem Finger der kopfseitigen Hand auf. Der beinseitige Behandlerarm bringt beide Patientenbeine in Hüft- und Kniegelenken in starke Beugung und stützt sie am Behandlerkörper ab. Kompressionsdruck in Oberschenkellängsachse wird über beinseitigen Behandlerarm und Rumpf erzeugt. Weitere Beugung von beiden Hüftgelenken führt zu Spannungsabfall, welcher durch die Palpationshand am Tenderpoint kontrolliert wird.

Nach erreichtem Spannungsminimum wird der Patientenkörper für 5–10 Sekunden in dieser Position gehalten. Die Rückführung erfolgt über Rücknahme der Beinbeugung und ab etwa 90° Hüftgelenksbeugung Auflösung der Kompression. Rückführungszeit 5–10 Sekunden.

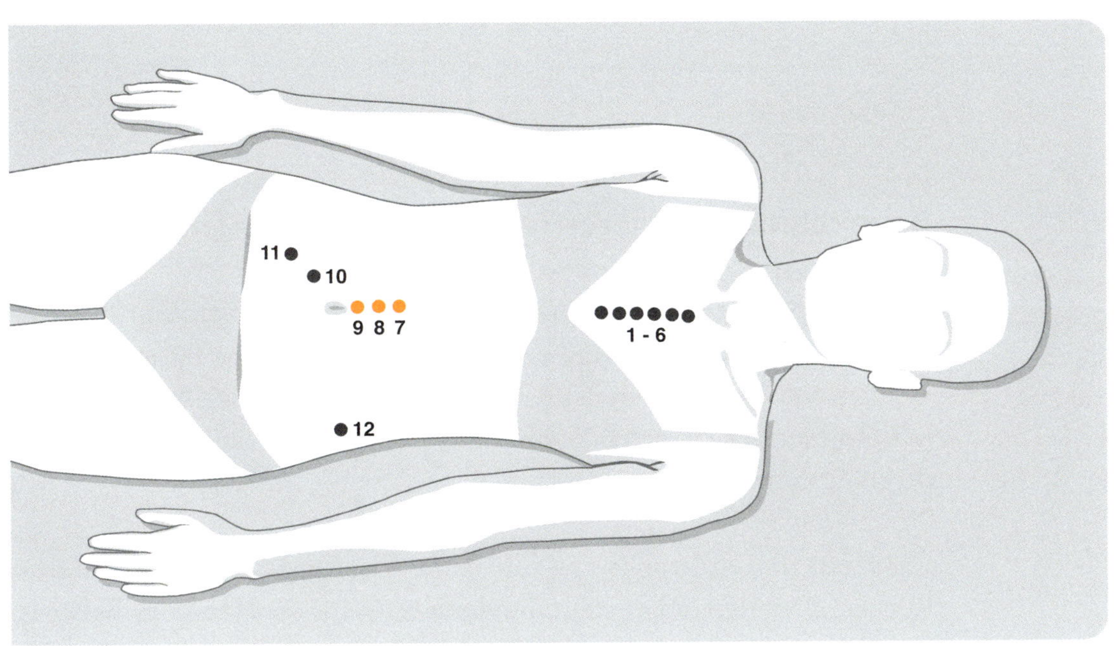
11
10
9 8 7
1 - 6
12

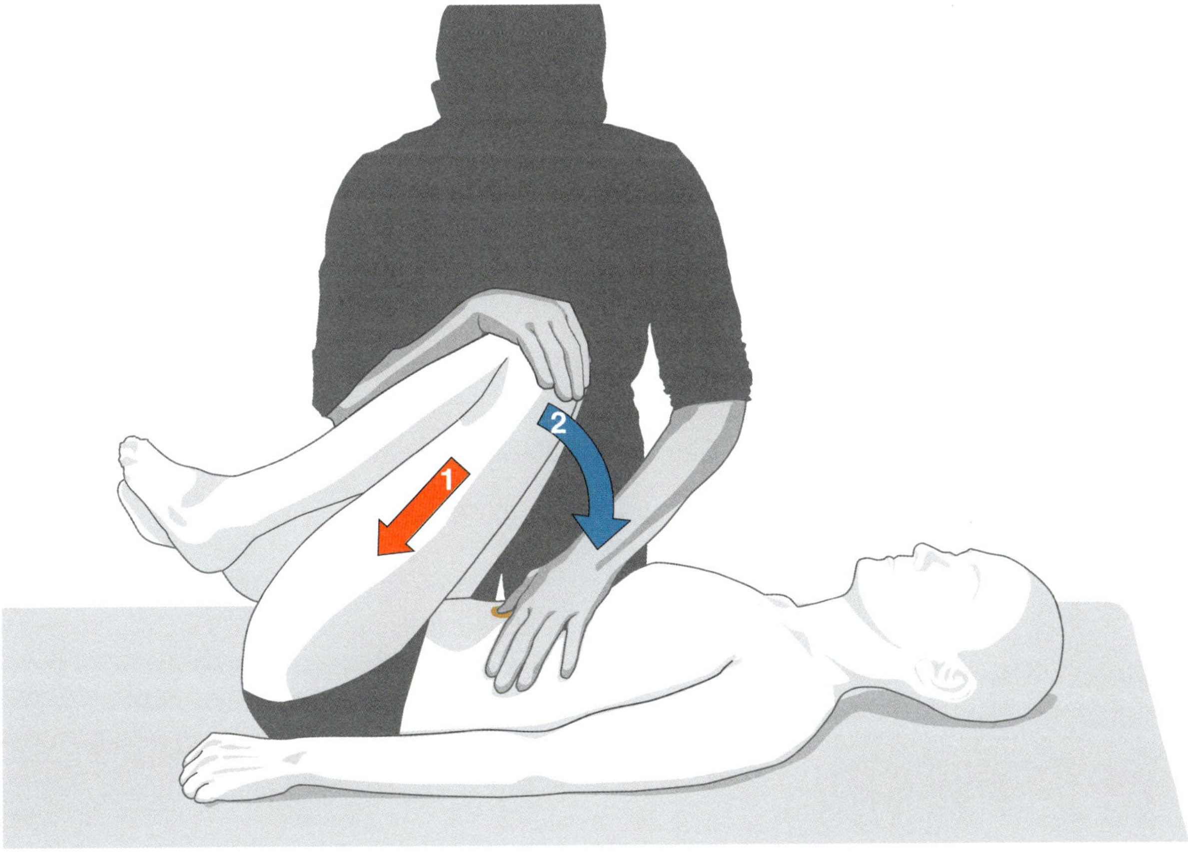

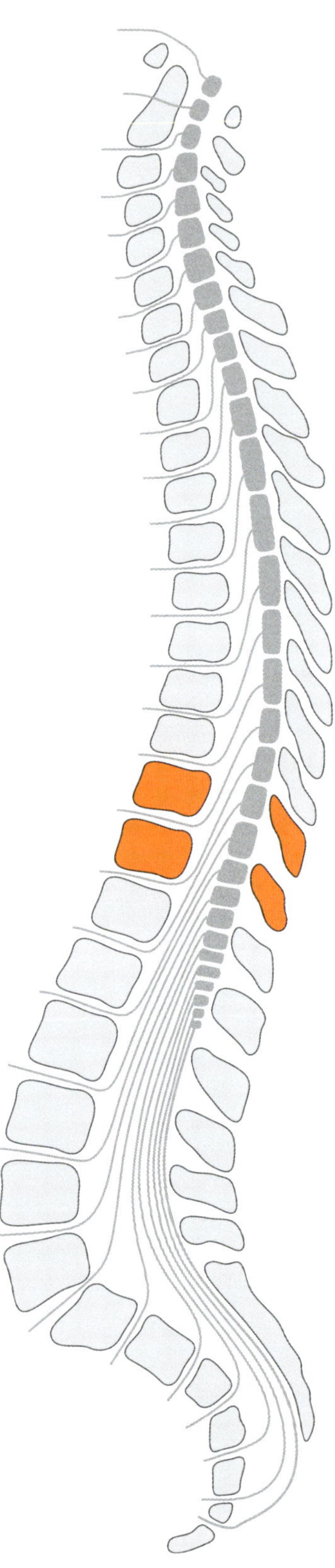

Behandlung anteriorer Tenderpoints Th10–Th11

In diesen Segmenthöhen ist wieder Seitenbezug gegeben. Für die Segmente Th10 und Th11 ergibt sich die ungewöhnliche Situation, dass Tenderpoint-Kontakt durch den Behandler nicht möglich ist. Ersatzweise kann hier der Patient in Spannungs- und Schmerzkontrolle am Tenderpoint unterwiesen werden.

Für anteriore Tenderpoints bei Th10 und Th11 liegt der Patient auf dem Rücken. Der Behandler steht Tenderpoint-seitig in Höhe des Beckens. Die Patientenbeine sind in Hüft- und Kniegelenken gebeugt. Der Behandler umfasst die gebeugten Beine mit der kopfseitigen Hand und führt die beinseitige Hand über die Patientenunterschenkel hinweg, um flächigen Kreuzbeinkontakt zu erreichen. Die auf den Patientenknien ruhende kopfseitige Hand komprimiert beide Beine in Oberschenkelrichtung, also zu den Hüftgelenken hin.

Positionierung erfolgt nun durch Verstärkung der Hüftbeugung, zur Akzentuierung dieser durch gleichzeitigen Zug am Kreuzbein und Seitwärtsverlagerung der Patientenbeine auf den Behandler zu. Diese Bewegungskombination bewirkt Flexion, leichte Seitneige und Rotation des zu behandelnden Wirbelsäulenabschnitts auf den Tenderpoint zu.

Es gelten auch hier wieder Positionierungs- und Rückführzeiten von 5–10 Sekunden.

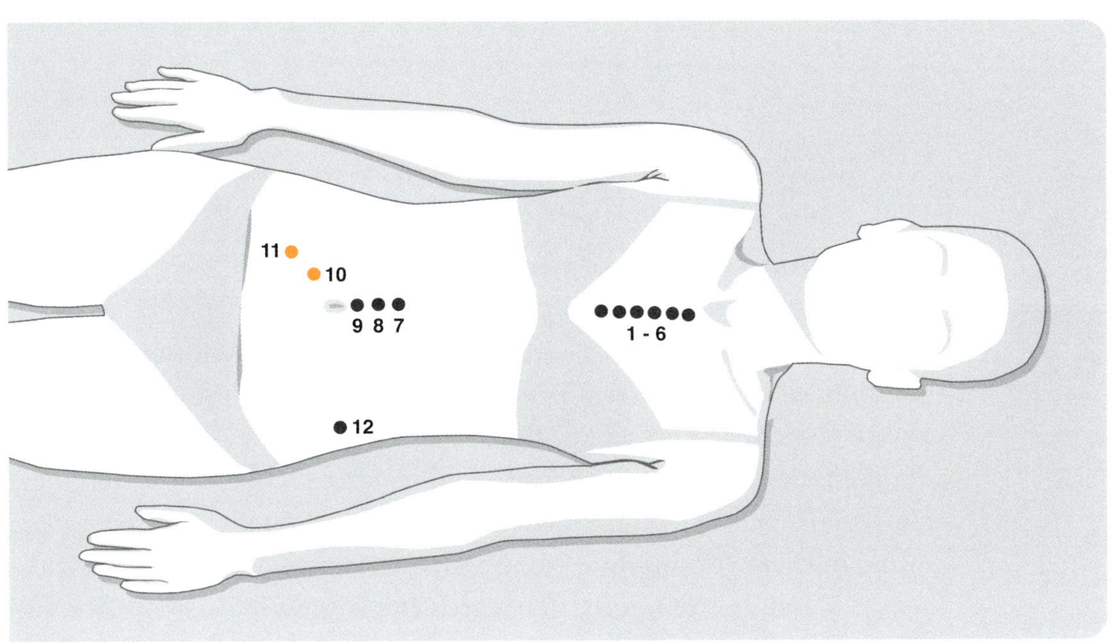
11
10
9 8 7
1 - 6
12

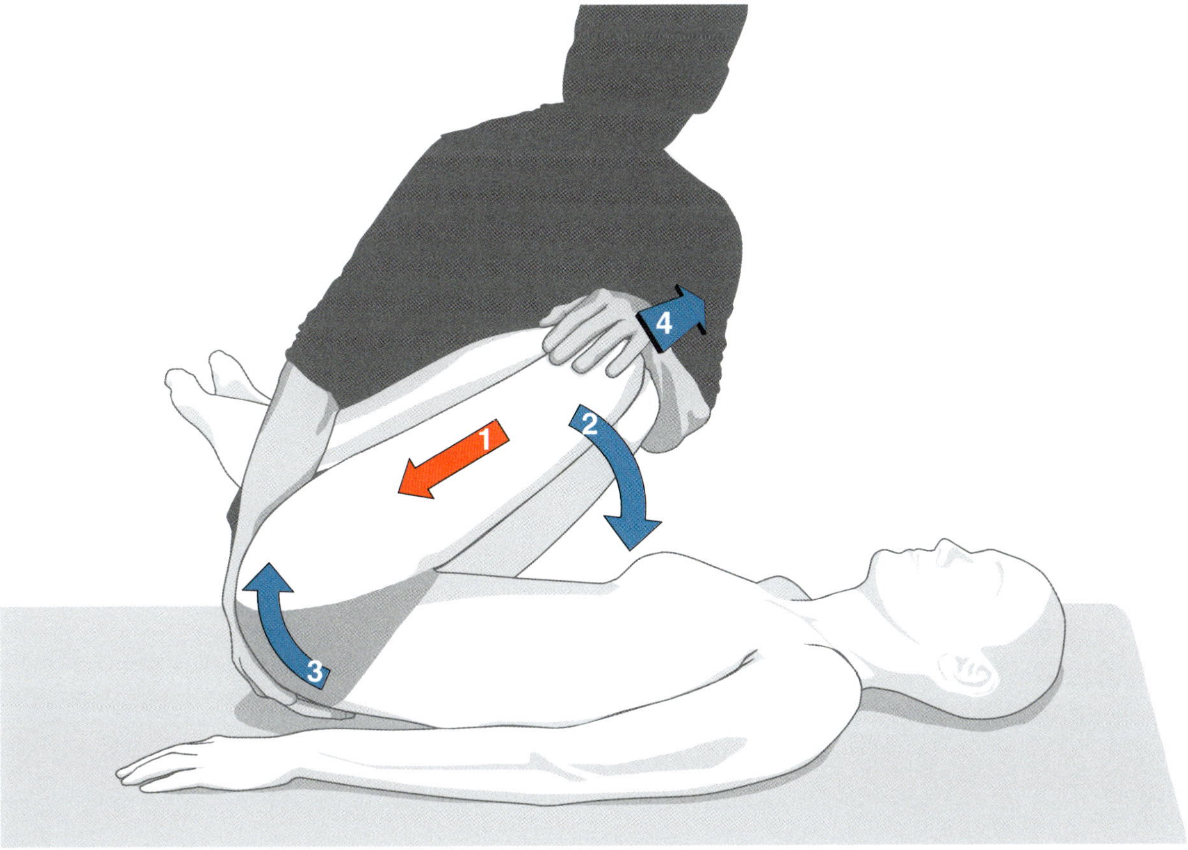

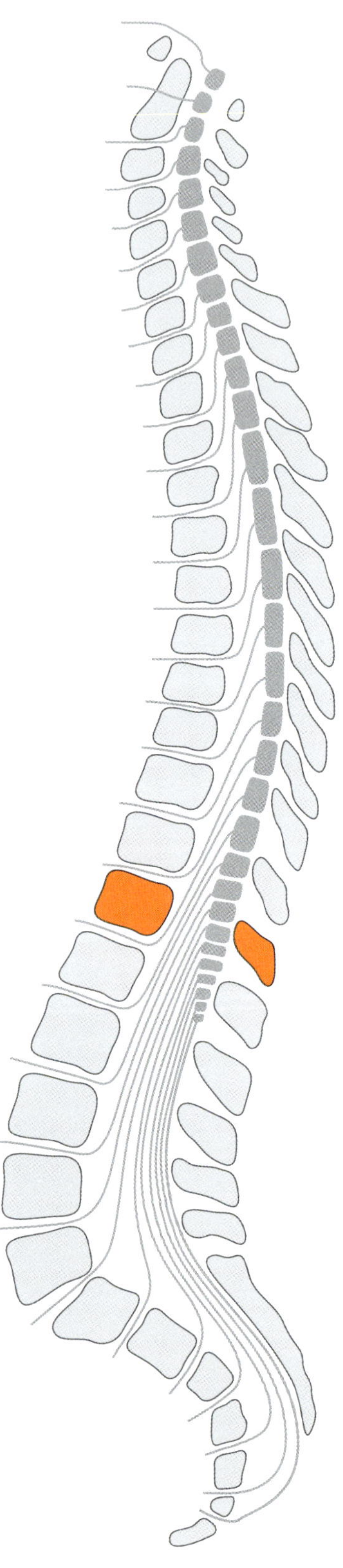

Behandlung anteriorer Tenderpoints Th12

Dafür steht der Behandler Tenderpoint-gegenseitig. Mit der kopfseitigen Behandlerhand werden beide Patientenbeine in Hüft- und Kniegelenken stark gebeugt und am Behandlerrumpf fixiert. Dabei übergreift der kopfseitige Behandlerarm so die Oberschenkel des Patienten, dass ein Langfinger den Tenderpoint an der höchsten Stelle der *Crista iliaca* in der mittleren Axillarlinie zur Spannungskontrolle erreicht. Die fußseitige Hand greift über die gebeugten Beine hinweg und legt sich flächig auf das Kreuzbein.

Nun erfolgt aus kopfseitigem Arm und Behandlerrumpf Kompression der gebeugten Beine in Oberschenkelrichtung. Die weitere Positionierung geschieht über Verstärkung der Beinbeugung, gleichzeitige Akzentuierung dieser Positionierungskomponente durch Zug am Sacrum und deutliche Seitwärtsverlagerung der gebeugten Patientenbeine auf den Behandler zu. Auch hier bewirkt diese Bewegungskombination Flexion, Seitneige und Rotation des zu behandelnden Wirbelsäulenabschnitts, diesmal vom Tenderpoint weg.

Es gelten Positionierungs- und Rückführzeiten von 5–10 Sekunden.

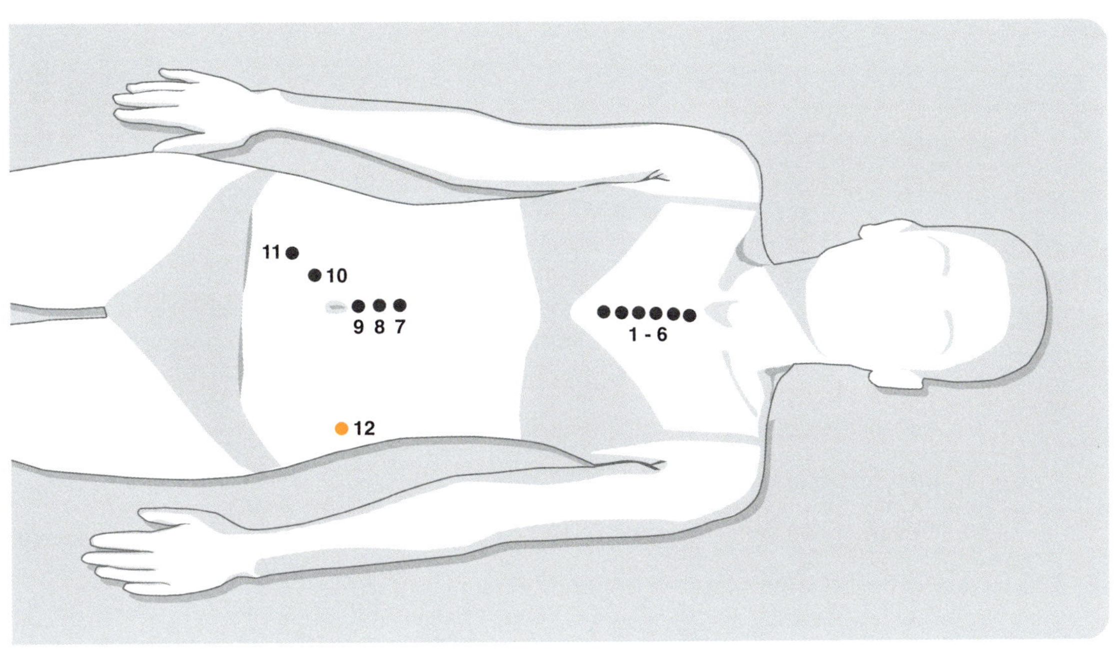
11
10
9 8 7
1 - 6
12

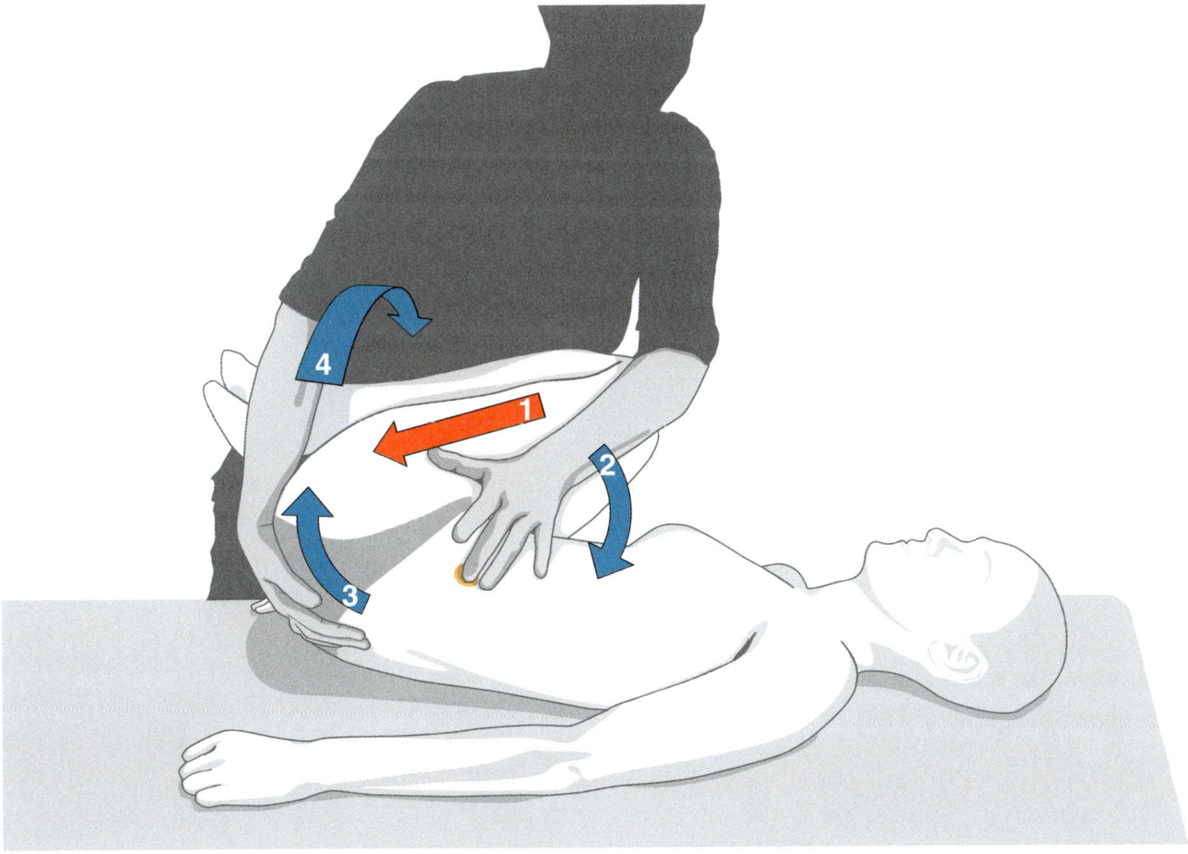

Auf einen Blick!

Behandlung anteriorer Tenderpoints bei Vorbeugestörungen der BWS

Segmente Th1–Th6

- Tenderpoint-Lokalisation mittig auf dem Sternum
- Patient in Rückenlage
- Behandler steht beliebig seitlich in Schultergürtelhöhe
- Tenderpoint-Kontakt mit fußseitiger Hand, kopfseitiger Arm anteflektiert BWS
- Kompression nach kaudal am zervikothorakalen Übergang
- Positionierung über Verstärkung der Anteflexion
- Gesamtpositionierungszeit 5–10 Sekunden, Rückführungszeit ebenso lange
- Kompression als letzten Behandlungsanteil auflösen

Segmente Th7–Th9

- Tenderpoint-Lokalisation oberhalb des Nabels auf der *Linea alba*
- Patient in Rückenlage
- Behandler steht beliebig seitlich in Rumpfhöhe
- Tenderpoint-Kontakt mit kopfseitiger Hand, fußseitige Hand erzeugt Kompression in Oberschenkelrichtung über stark gebeugte Hüftgelenke
- Positionierung durch Verstärkung der Beugung
- Gesamtpositionierungszeit 5–10 Sekunden, Rückführungszeit ebenso lange
- Kompression als letzten Behandlungsanteil auflösen

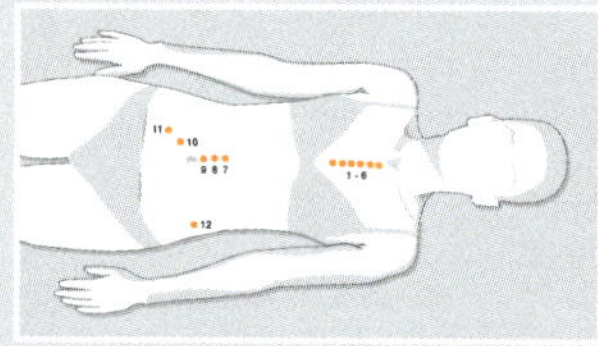

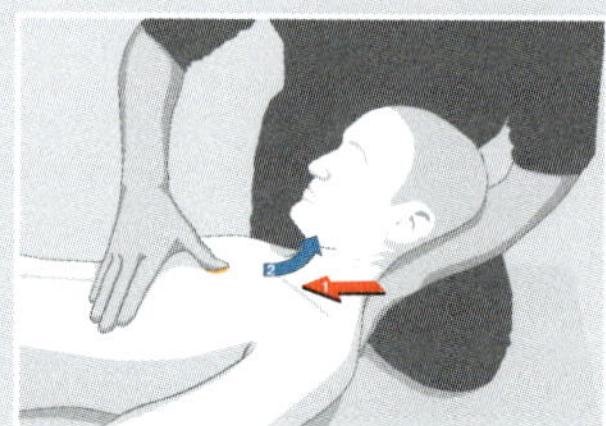

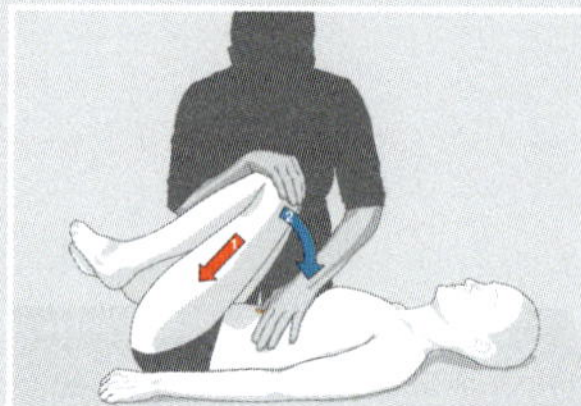

Segmente Th10–Th11

- Tenderpoint-Lokalisation auf der Verbindungslinie zwischen Nabel und *Spina iliaca anterior superior*
- Patient in Rückenlage (evtl. Tenderpoint-Kontrolle durch Patient)
- Behandler steht auf Tenderpoint-Seite
- kopfseitige Hand erzeugt Kompression in Oberschenkelrichtung über stark gebeugte Hüftgelenke
- Positionierung durch Verstärkung der Beugung, gleichzeitigen Sakrumzug und Verlagerung der Beine auf Behandler zu über fußseitige Hand
- Gesamtpositionierungszeit 5–10 Sekunden, Rückführungszeit ebenso lange
- Kompression als letzten Behandlungsanteil auflösen

Segment Th12

- Tenderpoint-Lokalisation am höchsten Punkt der Beckenschaufel in der mittleren Axillarlinie
- Patient in Rückenlage
- Behandler auf Tenderpoint-Gegenseite
- kopfseitige Hand beugt Beine stark in Hüftgelenken und komprimiert unter Tenderpoint-Kontakt in Oberschenkelrichtung
- Positionierung durch weitere Beugung, Zug am Sakrum mit fußseitiger Hand und starke Lateralisierung der Beine auf Behandler zu
- Gesamtpositionierungszeit 5–10 Sekunden, Rückführungszeit ebenso lange
- Kompression als letzten Behandlungsanteil auflösen

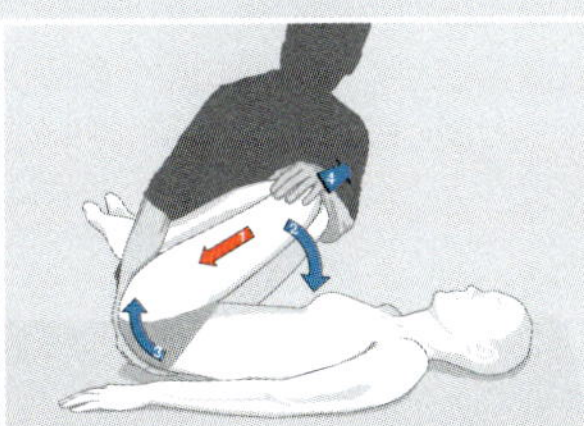

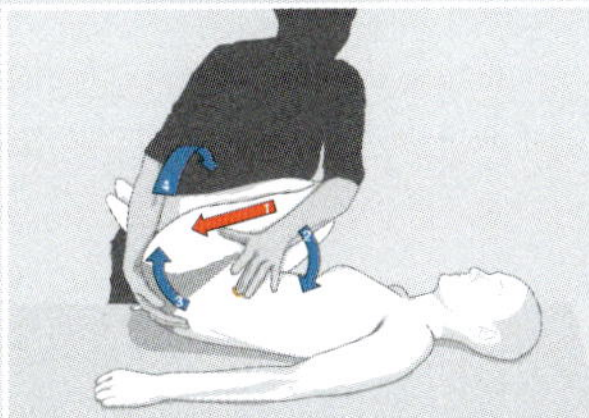

2.3.3 Brustwirbelsäule und vegetatives Nervensystem

Wie schon weiter vorn erwähnt, sind innere Organe des Brust- und Bauchraumes vegetativ-orthosympathisch mit den Segmenten C8–L2 verknüpft. Die Anbindung erfolgt über die Spinalnerven afferent zum Rückenmark hin und efferent vom Rückenmark weg.

Die Wirbelsäulenfunktion als Stütz- und Schutzstruktur für das Rückenmark, von Tilscher als Tresorfunktion bezeichnet, kann davon biomechanisch betroffen werden. Im hier gegebenen Zusammenhang geschieht dies auf afferentem Weg (Tilscher/Graf 2010).

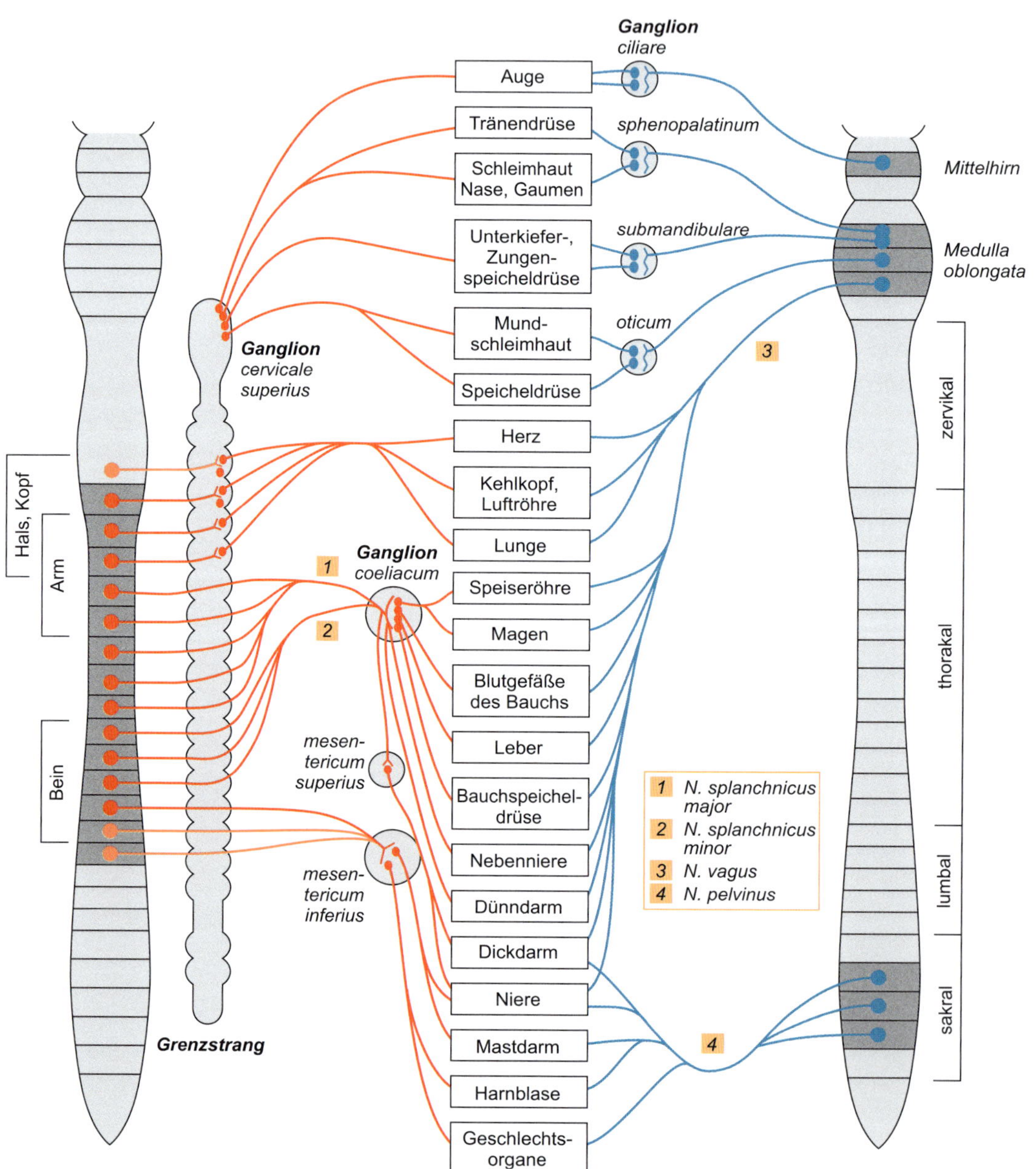

Wirbelgelenkblockierungen durch Organstörungen

Strukturelle Organstörungen, aber auch schon solche funktioneller Art mit beeinträchtigter Beweglichkeit gelten als mögliche viszerale Auslösefaktoren für Wirbelgelenkblockierungen:

Aufgrund unserer segmentalen neurologischen Organisation reagieren bei Irritation einer Struktur alle anderen zum Segment gehörenden Strukturen mit. Ist ein Organ, also das Viszerotom (oder Enterotom) irritiert, kann sich diese Irritation auf Sklerotom, Myotom, Dermatom und Angiotom auswirken, wobei Informationsleitgewebe das Neurotom ist. Man spricht von einer segmentalen **Reaktionskonformität.** Der Untersucher kann dann Wirbelblockierungen, Spannungsvermehrung der Muskulatur, eine Spannungsveränderung von Haut und Subkutangewebe und eine Veränderung der Hautdurchblutung finden, was sich mittels Kibler-Falte und Dermografismus festgestellen lässt. Da alle Organe über mehrere Segmente sympathisch innerviert werden finden sich diese Veränderungen in mehreren, benachbarten Segmenten, was hinsichtlich der Wirbelblockierung **Gruppenläsion** genannt wird. Die Reaktionen aller zum Segment gehörenden Strukturen bei einer Organstörung bezeichnet man summarisch als **reflektorisch algetische Krankheitszeichen.**

Die Abbildung S. 64 zeigt schematisch die Verbindung der Viszeralorgane mit den Segmenten von Rückenmark und *Medulla oblongata:*

- Sympathisch sind die Organe mit den Rückenmarkssegmenten C8–L2 verbunden,
- parasympathisch mit Ursprungskernen im Hirnstamm über den *N. vagus* und mit den Rückenmarkssegmenten S2–S4.

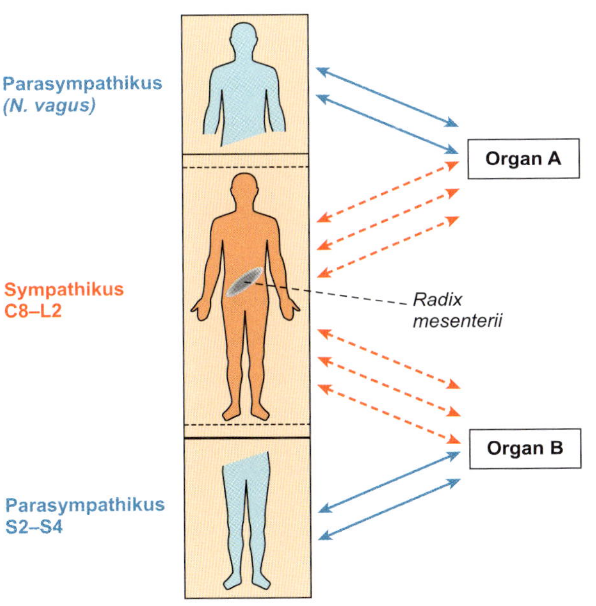

Dabei steht der sympathische Anteil des Nervensystems vor allem im Dienst aktiver **ergotroper** (anregender, auf Leistung ausgerichteter) Funktionen, der parasympathische dient Erholungs- und Aufbauprozessen, ist also **trophotrop** (beruhigend, auf Erhaltung ausgerichtet).

Was das für ein einzelnes Organ bedeutet, zeigt die Abbildung S. 65.

Das mittlere Fenster steht für die Segmente C8–L2 des Sympathikus, das obere und untere Fenster für den Parasympathikus: Die

Trennlinie der parasympathischen Versorgung verläuft vom Übergang zwischen *Duodenum* und *Jejunum* im linken Oberbauch zum Übergang zwischen *Ileum* und *Caecum* im rechten Unterbauch (Ileozoekalklappe). Dies entspricht dem Verlauf der *Radix mesenterii*, der Mesenterialwurzel, an der hinteren Bauchwand.

› Alle Organe oberhalb der *Radix mesenterii* erhalten ihre parasympathische Innervation über den *N. vagus*,
› alle unterhalb liegenden Organe aus dem Beckenparasympathikus von S2–S4.

Die Grenze der parasympathischen Versorgung im Bereich des Dickdarms liegt zwischen dem mittleren und linken Drittel des *Colon transversum*, anatomisch als **Cannon-Böhm-Punkt** bekannt.

› Konkret bedeutet das für ein Organ A, beispielsweise den Magen, dass sympathische Innervation aus den Segmenten Th5–Th8 erfolgt, parasympathische Innervation über den *N. vagus*.
› Für ein Organ B, exemplarisch sei das unterhalb der *Radix mesenterii* liegende *Colon sigmoideum* benannt, erfolgt die sympathische Innervation über die Segmente L1 und L2. Parasympathisch wird dieses Organ über den Beckenparasympathikus aus S2–S4 versorgt.

Nach der Seitenregel von Hansen und Schliack wird die autonome Versorgung dieser beiden beispielhaft genannten Organe über Sympathikus und Parasympathikus aus der linken Körperhälfte realisiert.

Biomechanische Zusammenhänge

Weiterhin sind biomechanische Zusammenhänge bemerkenswert. Der *N. vagus* verlässt den Schädel zusammen mit anderen Strukturen durch das *Foramen jugulare*.

› Bei Irritationen eines über den *N. vagus* parasympathisch innervierten Organs oberhalb der *Radix mesenterii* können daraus biomechanisch Blockierungen in Höhe der Kopfgelenke (O-C1) resultieren. Außerdem entstehen über den Sympathikus mit Regelmäßigkeit – je nach Organlage – Blockierungen in den zugehörigen Segmenten der Brustwirbelsäule.
› Bei einer Organstörung unterhalb der *Radix mesenterii* sind über den Beckenparasympathikus bei S2–S4 häufig Blockierungen der Iliosakralgelenke auffindbar und auch hier über die sympathische Innervation Blockierungen der Brustwirbelsäule.

Bei Kenntnis dieser Zusammenhänge lassen sich aus dem klinischen Befund diagnostische Schlüsse über die Lokalisation einer Funktions-, oder sogar einer Strukturstörung eines Organs ableiten.

Sympathische und parasympathische Organanbindung

Unter Zugrundelegung mehrerer anatomischer und neurologischer Standardwerke benutzen die Autoren nachfolgendes Schema der **sympathisch-autonomen Organanbindung.** Dabei findet die Seitenregel nach Hansen und Schliack Beachtung, die besagt, dass Organe neben einer konstanten Segmentbeziehung in Abhängigkeit von ihrer anatomischen Lage auch Seitenbezug haben.

Kopf- und Halsstrukturen	C8–Th2	beidseits	
Herz und Lunge	Th1–Th4	beidseits	
Magen	Th6–Th8	links	
Duodenum	Th7–Th9		rechts
Pankreas	Th7–Th8	links	
Leber und Gallenblase	Th8–Th10		rechts
Ileum und Jejunum	Th10–Th12	beidseits	
Caecum und *Colon ascendens*	Th11–Th12		rechts
Colon transversum	Th11–Th12	beidseits	
Colon descendens und *Colon sigmoideum*	L1–L2	links	
Niere*	Th9–L2	seitentsprechend	
Harnableitendes System	Th11–L2	beidseits	
Genitalien und Prostata	Th10–L2	beidseits	

* Die Niere hat in der autonomen Innervation eine Sonderstellung inne, die aus ihrer embryologischen Entwicklung resultiert. Sie liegt weit kranial im Rumpf und reicht in ihrer Ausdehnung bis zur 11. Rippe, befindet sich aber im Retroperitonealraum. Wohl deshalb erfolgt die sympathische Innervation sowohl aus Segmenten für den Oberbauch als auch für die Beckenregion. Auch parasympathisch wird die Niere aus beiden Kerngebieten, *N. vagus* und Beckenparasympathikus, versorgt.

Schlussfolgerung: Kommt es in bestimmten Segmenten rezivierend zu Blockierungen der Brustwirbelsäule, sollten sympathisch zugehörige Organe in die diagnostischen Überlegungen einbezogen werden. Das klinische Bild zeigt dabei aufgrund der mehrsegmentalen Anbindung an den Sympathikus immer eine Blockierung mehrerer benachbarter Segmenthöhen, im osteopathischen Sprachgebrauch als **Gruppenläsion** bezeichnet.

Andererseits wird auch diskutiert, dass Organstörungen funktioneller, vielleicht auch solche struktureller Art, über Lösen von Blockierungen auf zugehöriger Segmenthöhe positiv beeinflusst werden können. Übrigens scheinen beide Verknüpfungswege für Aufrichtebewegungen, also für Konvergenzstörungen mit posterioren Tenderpoints eine klinisch größere Bedeutung zu besitzen.

Auch die **parasympathische Anbindung der Viszeralorgane** über *N. vagus* und Beckenparasympathikus aus den Segmenten S2–S4 scheint in der Lage zu sein, Funktionsstörungen im Bewegungssystem hervorzurufen oder zu unterhalten. Die biomechanische Störung liegt dabei in Höhe der Kopfgelenke, nämlich auf der Ebene Okziput-Atlas und im Bereich von Kreuzbein und Iliosakralgelenken.

Die hier dargestellten Zusammenhänge des autonomen Nervensystems entsprechen der gegenwärtigen und über mehr als ein Jahrhundert akzeptierten Lehrmeinung (s.a. Abb. Seite 64). Allerdings zweifelt eine 2016 in *Science* erschienene Arbeit von Espinosa-Medina et al. die Existenz parasympathischer Fasern im Sakralmark an und bezieht sich dabei auf bei Mäusen durchgeführte molekulargenetische Untersuchungen (Espinosa-Medina et al. 2016). Sollten diese Vermutungen durch weiterführende Untersuchungen gestützt werden, wäre unter Umständen eine Neuorientierung sowohl in der Lehre, als auch in der praktischen Umsetzung dieser Erkenntnisse bei Behandlung von Patienten erforderlich (Luchau 2017).

Zwerchfelldysbalance

Eine zweite Verknüpfungsmöglichkeit zur Brustwirbelsäule liegt im biomechanischen Synergismus von Brustraum und Zwerchfell. Ist letzteres dysbalanciert, was auf unterschiedlichem Wege zustande kommen kann, behindert das die Rumpfbewegungen. Die wahrscheinlichste Ursache einer Zwerchfelldysbalance liegt in einer viszero-faszialen Spannungserhöhung, die sich auch als Bewegungsstörung der Brustwirbelsäule bemerkbar machen kann.

Das Zwerchfell ist neben seiner Bedeutung für die Atmung in weit mehr körperliche Funktionsabläufe eingebunden. Wir brauchen es zum Singen und Seufzen, es spielt eine Rolle für unsere Verdauung, ist wichtig für die Austreibungsphase bei der Geburt, ist Teil unserer muskulären Rumpfstabilisation und reagiert mit Spannungsänderung bei positiver und negativer emotionaler Beanspruchung.

EXKURS

Einer der osteopathischen Lehrer der Autoren charakterisierte die Bedeutung des Zwerchfells so: Mit mir lebst du, ohne mich stirbst du.

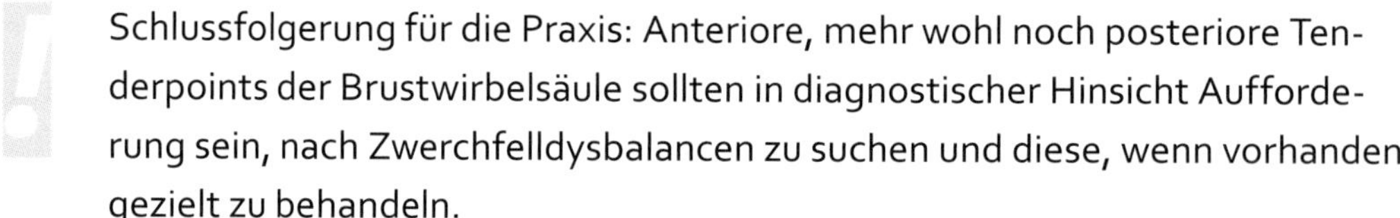

Schlussfolgerung für die Praxis: Anteriore, mehr wohl noch posteriore Tenderpoints der Brustwirbelsäule sollten in diagnostischer Hinsicht Aufforderung sein, nach Zwerchfelldysbalancen zu suchen und diese, wenn vorhanden, gezielt zu behandeln.

Die Rippen

2.4.1 Anatomische und funktionelle Besonderheiten der Rippen

Es handelt sich dabei um zwölf paarig angeordnete Knochen, die scheinbar entgegengesetzt wirkende Aufgaben zu erfüllen haben. Die erste Aufgabe realisieren sie dadurch, dass sie dem Brustraum, zum Teil auch dem Bauchraum, eine sichere Form geben. Diese Form ist als äußere Hülle vor allem für die Lunge von funktionssichernder Bedeutung.

Eine solche **Formungsleistung** kombinieren sie mit einer – allerdings eng begrenzten – Bewegungsfähigkeit. Diese findet über gelenkige, nach unten auch halbgelenkige Verbindungen zu Brustwirbelsäule, Brustbein und untereinander statt. Gewährleistet wird die Bewegungsaufgabe durch jeweils zwei Gelenke mit Brustwirbeln, nämlich dem Kostovertebralgelenk und, weiter außen liegend, dem Kostotransversalgelenk, also einem Gelenk mit dem Wirbelquerfortsatz. Ventral haben je 6 Rippen gelenkigen Kontakt zum Brustbein. Die 7. bis 10. Rippe sind beidseits knorpelig miteinander verwachsen und bilden mit dem kaudalen Rippenbogen die untere Thoraxapertur. Die 11. und 12. Rippe kommen von den entsprechenden Brustwirbeln und enden nach ventral hin in myofaszialer Verankerung in den Weichteilen.

Bewegungsleistung erbringen die Rippen durch eine Art Roll-Dreh-Bewegung, die im Wesentlichen von den Kostotransversalgelenken ausgeführt wird. Bewegungsrealisator ist die Zwischenrippenmuskulatur. Hintere und vordere Fixpunkte dafür sind die Kostovertebralgelenke, die Sternokostalgelenke und weiter kaudal die knorpeligen Verbindungsstrukturen der unteren Thoraxapertur. Die für die Atmung benötigte Rippenbewegung ist nur klein und äußert sich als Heben und Senken der Einzelrippen.

Von pathophysiologisch großer Bedeutung ist die Tatsache, dass Rippen dorsal in den Kostovertebralgelenken Verbindung zu je zwei übereinanderliegenden Wirbeln haben. Diese gestaltet sich zwischen segmentalem Bewegungswirbel und kranial darüberliegendem Nachbarwirbel. Ausgenommen davon sind die 1. Rippe sowie 11. und 12. Rippe, welche kostovertebral nur mit dem namengebenden Brustwirbel verbunden sind.

Die Rippenmobilität besteht aus einem Hochrollen oder Hochtreten der Rippen bei Einatmung und in einem Herunterrollen oder Heruntertreten bei Ausatmung. Auf diese Weise wird der Brustraum in der Einatmung erweitert und in der Ausatmung verengt. Obwohl diese Tätigkeit in voller Leistungsrealisierung durch das Zwerchfell gesteuert wird, ist die damit gekoppelte Rippentätigkeit funktionell gleichberechtigt. Biomechanisch interpretiert heben sich also die Rippen in Einatmung und senken sich in Ausatmung.

Pathophysiologisch ergibt sich daraus die Möglichkeit, dass Rippen auf einer Körperseite in Einatmungsposition verharren, also für Ausatmung blockiert sind. Gleiches gilt auch für ein Verbleiben in Ausatmungsposition. Aus dieser Beeinträchtigung der Bewegung resultiert biomechanisch ein Störungspotenzial, welches sich über das Kostovertebralgelenk den zwei mit der gestörten Rippe verbundenen Brustwirbeln mitteilen kann. Auch dort können sich pathophysiologische Konsequenzen im Sinne einer Funktionsstörung entwickeln.

In welchem der drei jeweils zu einer Rippe gehörenden Gelenken sich der funktionspathologische Blockierungsvorgang hauptsächlich abspielt, ist nicht eindeutig geklärt.

Auch hier gilt wieder, dass mit manualmedizinischen Techniken durch subtile Palpationsleistung blockierte Rippen identifiziert werden können. Der diagnostische Weg im Sinne von JONES ist einfacher. Er ist an Palpation und zu prüfender Schmerzhaftigkeit von Tenderpoints orientiert. Danach weisen

› anteriore Tenderpoints auf in Exspiration stehend blockierte Rippen und
› posteriore Tenderpoints auf in Inspiration stehend blockierte Rippen hin.

Die jeweiligen **Tenderpoint-Linien** waren von JONES anterior an den Knorpel-Knochen-Grenzen und posterior an den *Anguli costarum* ausgerichtet. Auf Grund eigener Erfahrungen und inauguriert von anderen Anwendern der JONES-Vorstellungen benutzen die Autoren dieses Buches für anteriore Tenderpoints die vordere Axillarlinie (bei in Exspiration stehenden blockierten Rippen) und für posteriore die hintere Axillarlinie (bei in Inspiration stehenden blockierten Rippen).

Die Tenderpoints für die Rippen 11 und 12 liegen auf deren Endpunkten, somit ohne sicheren Ein- oder Ausatmungsbezug, oftmals auch in der hinteren Axillarlinie.

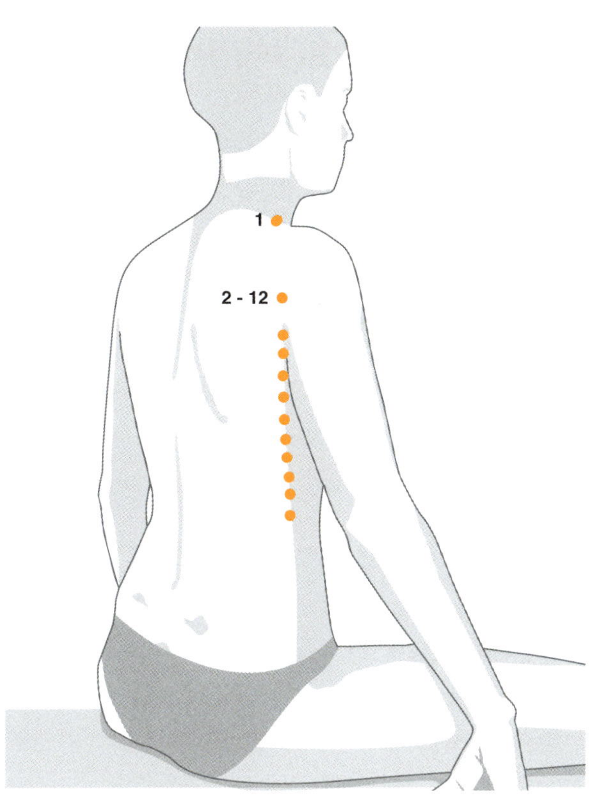
1
2 - 12

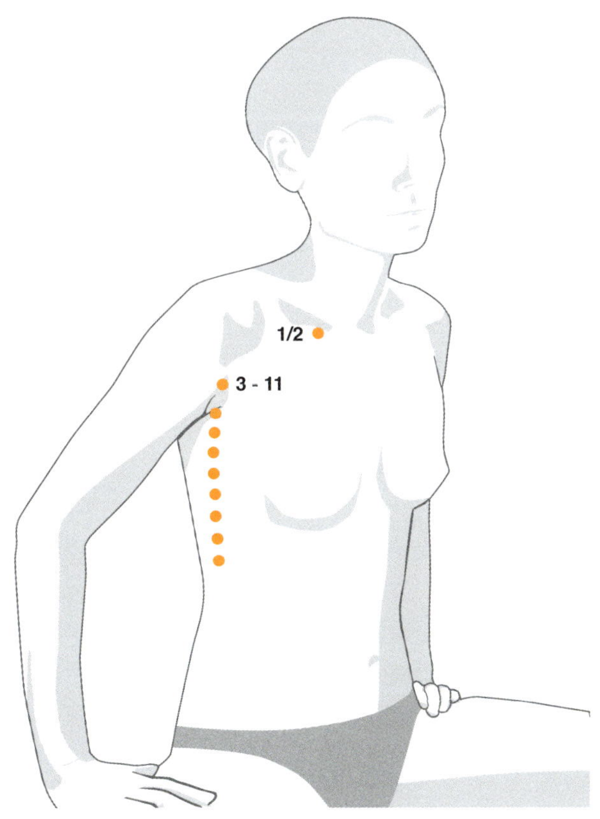
1/2
3 - 11

2.4.2 Untersuchung und Behandlung der Rippen

Untersuchung und Behandlung der Rippen unterhalb der 1. und 2. Rippe

Untersuchung und Behandlung bei posterioren Tenderpoints

Es erfolgt zunächst die Beschreibung des Vorgehens bei Störungen mit posterioren Tenderpoints bei Fixierung der Rippen in Inspirationsstellung, also bei Exspirationshemmung.

Da die Untersuchung nahtlos in die Behandlung überleitet, ist die Untersuchungshaltung des Patienten identisch mit der Behandlungshaltung: Sie besteht im aufrechten Sitz des Patienten, wenn möglich, im Reitsitz am Ende der Untersuchungsbank. Der Behandler steht unter Körperkontakt seitlich hinter dem Patienten und fasst mit seiner Tenderpoint-gegenseitigen Hand von vorn auf die Tenderpoint-seitige Patientenschulter. Dabei bringt er seine Achselhöhle auf die Tenderpoint-gegenseitige Schulter des Patienten und platziert sie dort möglichst dicht neben der Halswirbelsäule. Die Gegenhand nimmt Kontakt am Tenderpoint in der hinteren Axillarlinie auf, welcher Ausdruck einer in Inspiration fixierten Rippe ist.

› Der **erste Behandlungsschritt** besteht in einer leichten Rumpfvorbeuge des Patienten. Die einleitende Kompression in Körperlängsachse erreicht der Behandler über möglichst kräftigen kaudalen Druck seiner auf der Patientenschulter ruhenden Achselhöhle.
› Die **nachfolgende Positionierung** besteht in einer Rumpfneigung vom Tenderpoint weg, wobei der Scheitelpunkt der Seitneige in Höhe des Tenderpoints liegt.
› **Bei der anschließenden Rotationsbewegung** wird der Rumpf über die Tenderpoint-seitige Schulter auf den Tenderpoint zu gedreht, also nach hinten.

In gewohnter Weise wird die jeweilige Spannungsminderung am Tenderpoint mit einem Finger der Kontakthand beurteilt. Behandlungszeit und Rückführzeit sind mit 5–10 Sekunden gleichlang. Rückgeführt werden nacheinander Rumpfdrehung und Rumpfseitneigung. Die Kompressionskomponente erfährt als Letzte Auflösung.

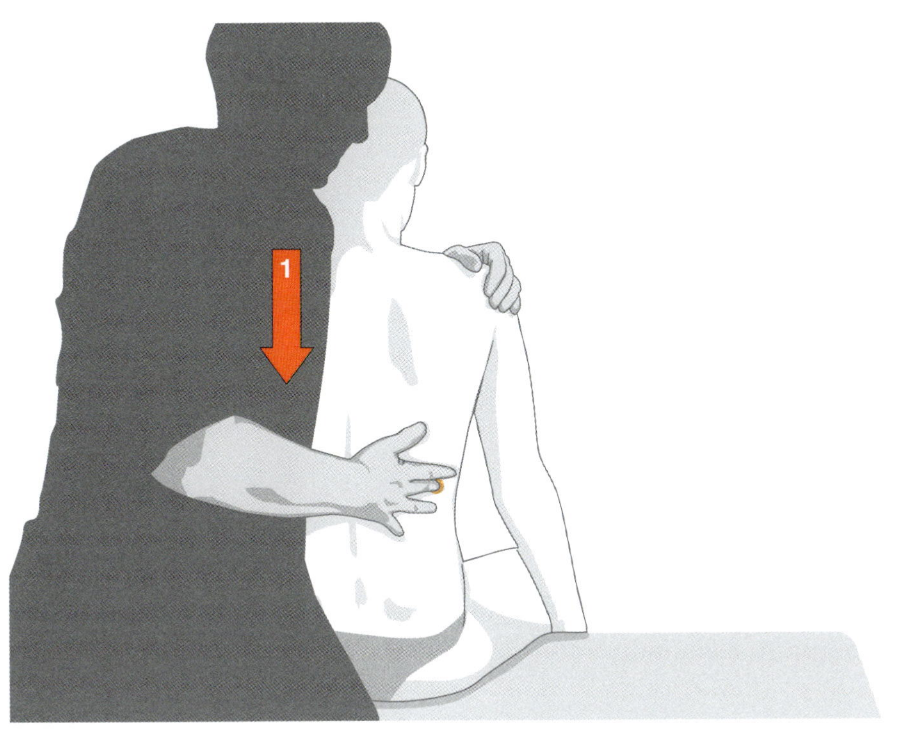
1

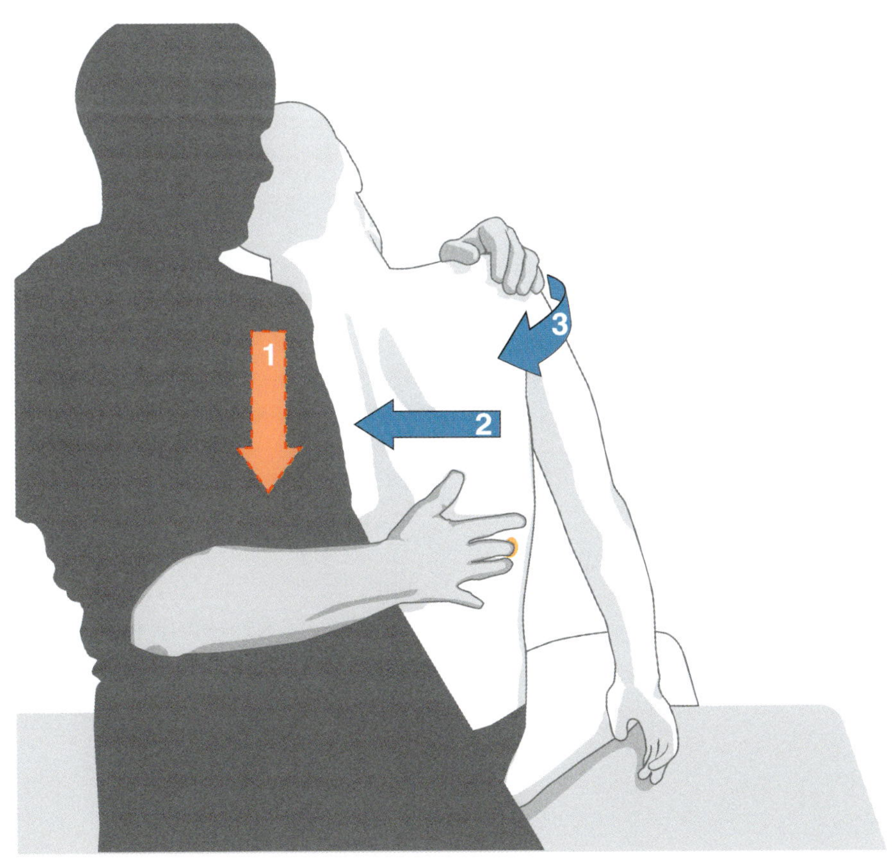
1
2
3

Untersuchung und Behandlung bei anterioren Tenderpoints

Untersuchung und Behandlung anteriorer Tenderpoints erfolgen in analoger Weise. Patienten- und Behandlerposition bleiben gleich. Die Tenderpoints stehen für in Exspiration fixierte Rippen und finden sich in der vorderen Axillarlinie, sodass der Behandler zum Tenderpoint-Kontakt unter dem Oberarm des Patienten hindurch fasst.

Zur Behandlung scheinen die Positionierungsschritte zunächst gleich:
› Kompression über die Achselhöhle auf die Tenderpoint-Gegenschulter,
› anschließend Seitneige des Rumpfes vom Tenderpoint weg.

Rumpfrotation auf den Tenderpoint zu bedeutet hier allerdings, dass die Tenderpoint-seitige Schulter nach vorn geführt wird.

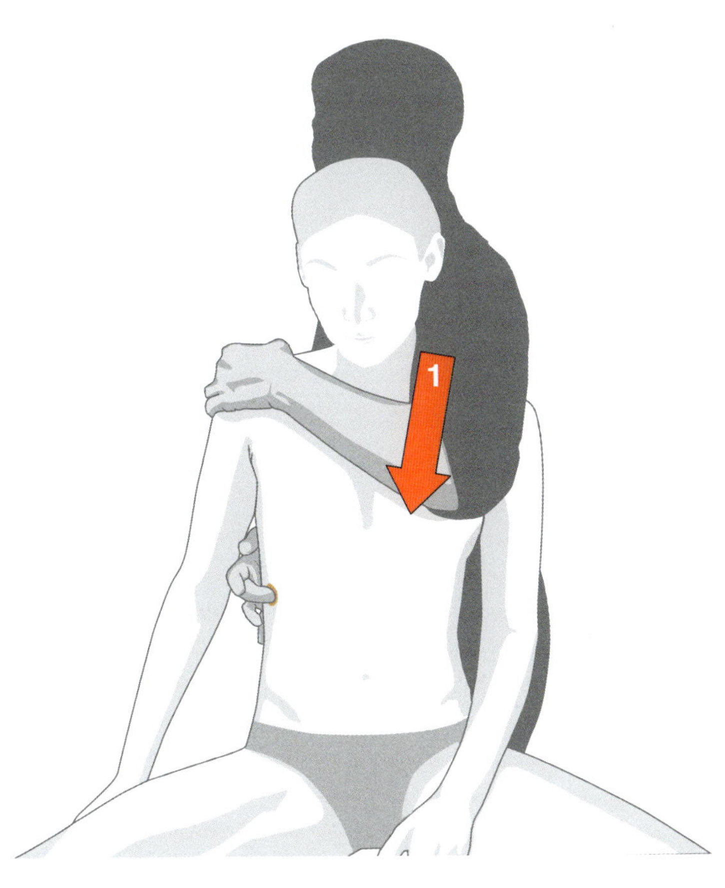
1

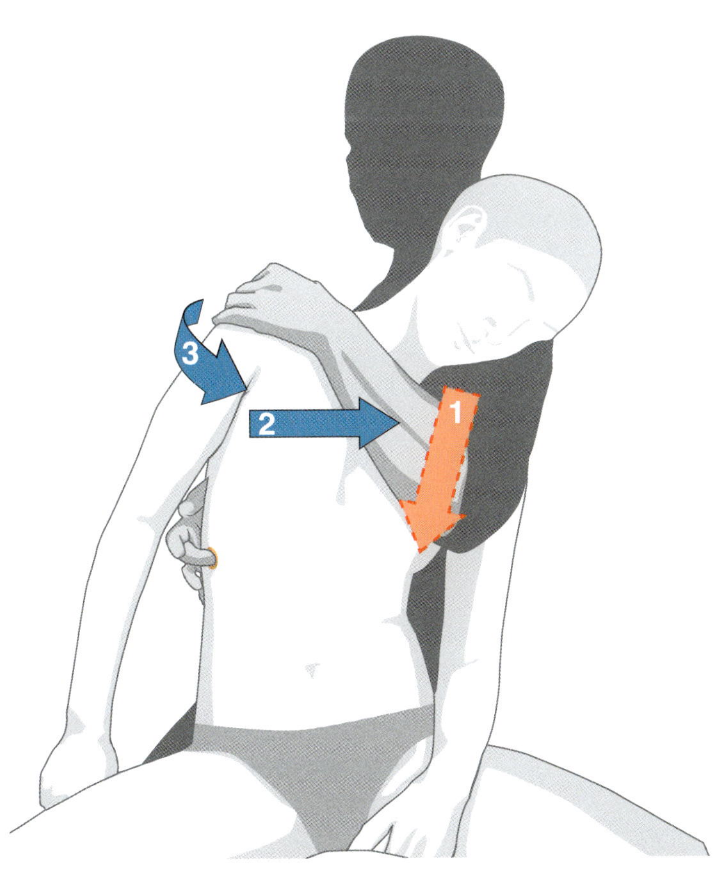
3
2
1

Untersuchung und Behandlung der 1. und 2. Rippe

Tenderpoint-Lokalisation

Für die Störungsdiagnostik der oberen beiden Rippen gelten besondere Bedingungen. Die Abbildungen zeigen die Lokalisation der Tenderpoints bei Blockierung in Inspirations- (links) und in Expirationstellung (rechts).

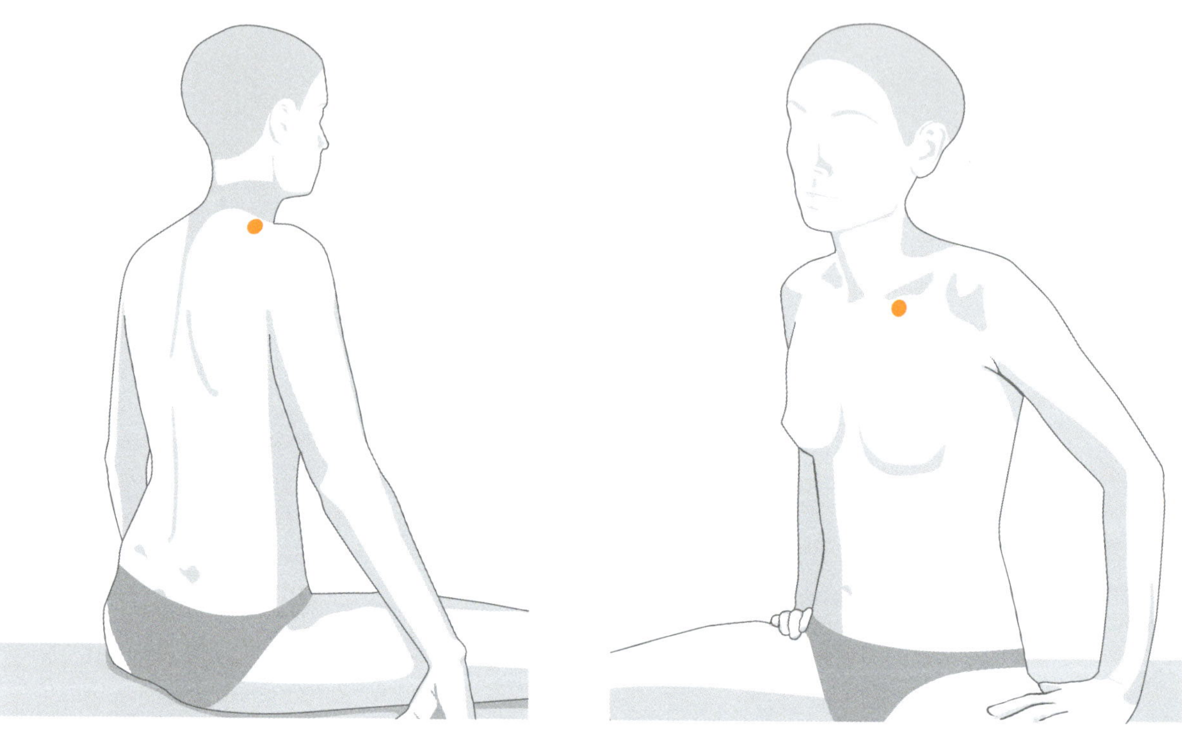

Untersuchung der Rippen 1 und 2

Der Tenderpoint für eine Blockierung der ersten Rippe in **Inspirationsstellung** liegt über dem Kostotransversalgelenk. Er wird erreicht mit dem Daumen der seitengleichen Untersucherhand. Der Patient befindet sich in Rückenlage der Untersucher sitzt kopfseitig. Er schiebt seine Untersuchungshand so unter die Patientenschulter, dass der Daumen im Winkel zwischen *Clavicula* und *Pars descendens* des *M. trapezius* und die Langfinger in Richtung Skapula liegen. Zur Tenderpoint-Palpation schiebt sich der Daumen schräg nach kaudal in Richtung gegenseitiges Hüftgelenk und findet Tenderpoint-Kontakt am Kostotransversalgelenk der ersten Rippe.

Übrigens kann dieser unangenehm schmerzhaft auf Palpation reagieren, ist also mit Vorsicht aufzusuchen.

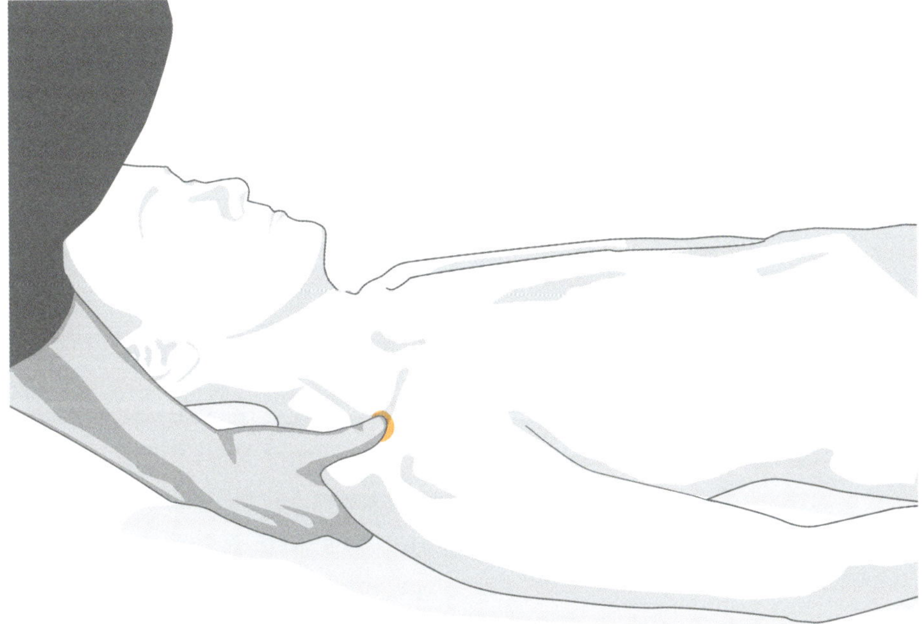

Wohl überdurchschnittlich häufig findet sich auf der Gegenseite ein Tenderpoint für eine Rippenblockierung in **Exspirationsstellung**. Er liegt unmittelbar unter dem Sternoklavikulargelenk.

Der tastende Finger erreicht ihn in Richtung auf das Sternum zu. Auch dieser Tenderpoint ist oft schmerzhaft, wenngleich weniger ausgeprägt als bei Blockierung in Inspirationsstellung. Er gilt als Ausdruck einer in Exspirationsstellung blockierten 1. und 2. Rippe.

Behandlung bei in Inspirationsstellung blockierter 1. Rippe

Patient in Rückenlage. Behandler steht kopfseitig und hält mit dem gleichseitigen Daumen Tenderpoint-Kontakt. Er unterfährt den Patientenkopf mit der freien Hand, hebt ihn in 30° Vorbeuge und stützt ihn in dieser Stellung an seinem Rumpf ab.

Kompression erfolgt nun über den Behandlerrumpf in kaudaler Richtung. Zur Positionierung erfolgt zunächst unter Kompression eine weitestmögliche Seitneige vom Tenderpoint weg, also zur Gegenseite, anschließend eine geringe Rotation von etwa 5–10° auf den Tenderpoint zu.

Wieder wird das Ausmaß der jeweiligen Positionierungsschritte am Spannungsabfall des Tenderpoints beurteilt.

Positionierungs- und Rückführungszeit wie üblich 5–10 Sekunden, auf Rücknahme der Seitneige konzentriert. Bei unter Rückführung nicht mehr erforderlichem Tenderpoint-Kontakt kann die freiwerdende Hand unterstützend zur Ablage des Kopfes benutzt werden. Kompression wird erst nach Ablage des Kopfes auf der Bank aufgeben.

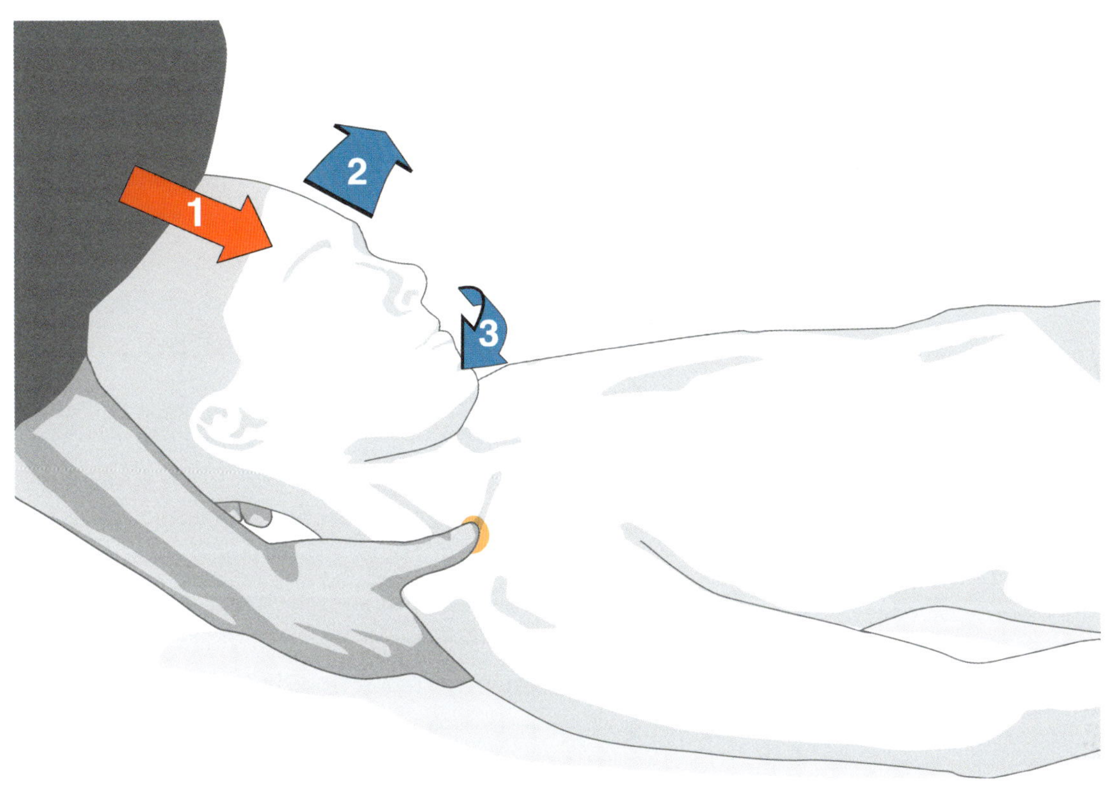

1
2
3

Behandlung der Rippen 1 und 2 in Exspirationsstellung

Auch diese Behandlung erfolgt aus der Untersuchungssituation. Der Patient ist in Rückenlage, der Behandler kopfseitig stehend. Tenderpoint-Kontakt unmittelbar unterhalb des Sternoklavikulargelenks erfolgt mit Daumen oder einem Langfinger der Tenderpoint-seitigen Hand. Die Gegenhand unterfährt den Patientenkopf, hebt ihn in 30° Beugung und fixiert ihn am Behandlerrumpf.

Kompression erfolgt wiederum aus dem Behandlerrumpf in kaudaler Richtung. Zur Positionierung wird der Patientenkopf unter gehaltener Kompression in geringe Seitneige und anschließend geringe Rotation mit einem Ausmaß von jeweils etwa 5–10° auf den Tenderpoint zu bewegt. Das Ausmaß der einzelnen Positionierungsschritte orientiert sich wiederum am Spannungsabfall am Tenderpoint.

Positionierungs- und Rückführungszeit wie üblich 5–10 Sekunden. Bei unter Rückführung nicht mehr erforderlichem Tenderpoint-Kontakt kann die freiwerdende Hand unterstützend zur Ablage des Kopfes benutzt werden. Kompression wird erst nach Ablage des Kopfes auf der Bank aufgeben.

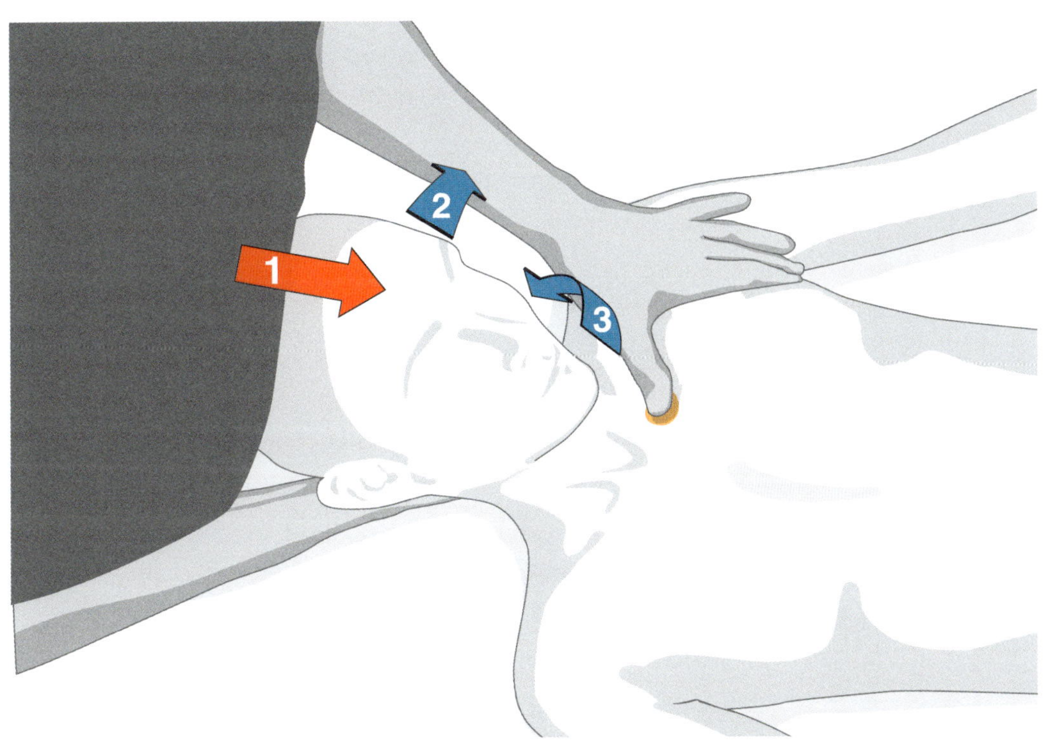
1
2
3

Auf einen Blick!

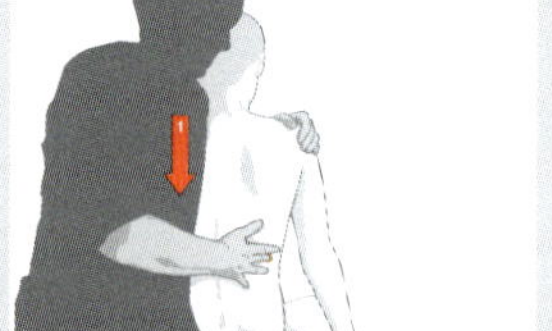

Behandlung posteriorer und anteriorer Tenderpoints der Rippen 2–12

- Tenderpoint-Lokalisation posterior in der hinteren Axillarlinie, anterior in der vorderen Axillarlinie
- Patient im Reitsitz auf der Untersuchungsliege
- Behandler seitlich hinter Patienten stehend
- Tenderpoint-Kontakt mit Tenderpoint-seitiger Hand, Tenderpoint-gegenseitige Hand liegt von ventral auf Tenderpoint-seitiger Patientenschulter, dabei erreicht Achselhöhle des Behandlers Tenderpoint-gegenseitige Schulter
- kaudale Kompression über kräftigen Achselhöhlendruck auf Tenderpoint-gegenseitige Schulter
- Positionierung durch Rumpfseitneige vom Tenderpoint weg und Rumpfdrehung über Tenderpoint-seitige Schulter auf Tenderpoint zu
- Gesamtpositionierungszeit 5–10 Sekunden, Rückführungszeit ebenso lange
- Kompression als letzten Behandlungsanteil auflösen

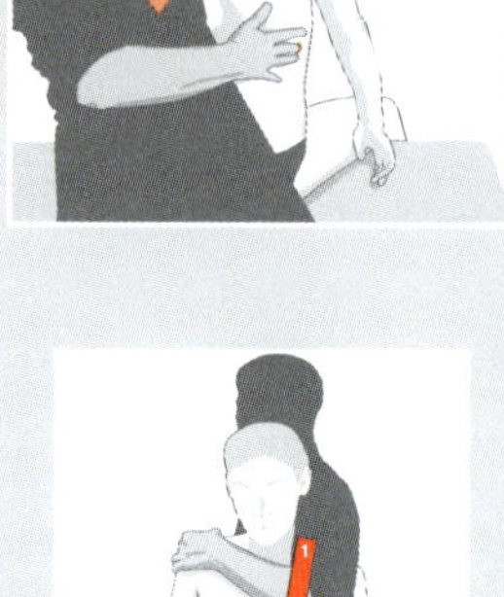

Blockierte 1. Rippe in Inspirationsposition

- Tenderpoint-Lokalisation über dem Kostotransversalgelenk 1
- Patient in Rückenlage
- Behandler kopfseitig stehend
- Patientenkopf in 30° Vorbeuge am Behandlerrumpf fixiert
- Tenderpoint-Kontakt mit Tenderpoint-seitigem Daumen
- Kompression aus Behandlerrumpf
- weitestmögliche Kopfseitneige vom Tenderpoint weg, Rotation auf Tenderpoint zu
- Gesamtpositionierungszeit 5–10 Sekunden, Rückführungszeit ebenso lange
- Kompression als letzten Behandlungsanteil auflösen

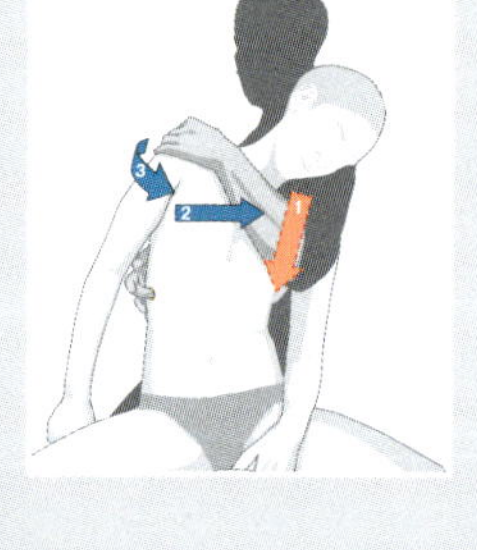

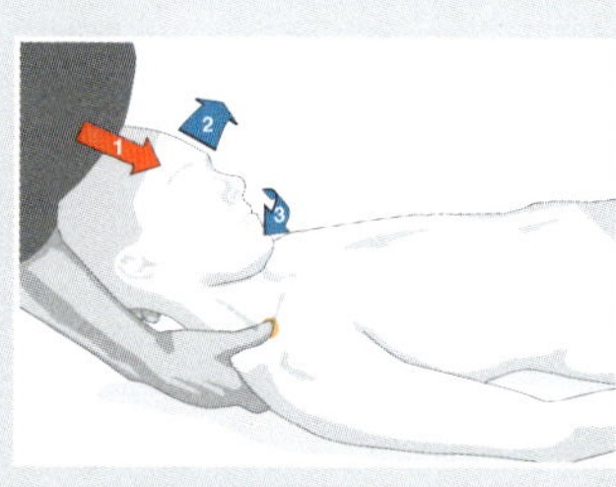

Blockierte 1. und 2. Rippe in Exspirationsposition

- Tenderpoint-Lokalisation unmittelbar unter dem Sternoklavikulargelenk
- Patient in Rückenlage
- Behandler kopfseitig stehend
- Patientenkopf in 30° Vorbeuge am Behandlerrumpf fixiert
- Tenderpoint-Kontakt mit Tenderpoint-seitigem Finger
- Kompression aus Behandlerrumpf
- geringe Seitneige auf Tenderpoint zu, geringe Rotation auf Tenderpoint zu
- Gesamtpositionierungszeit 5–10 Sekunden, Rückführungszeit ebenso lange
- Kompression als letzten Behandlungsanteil auflösen

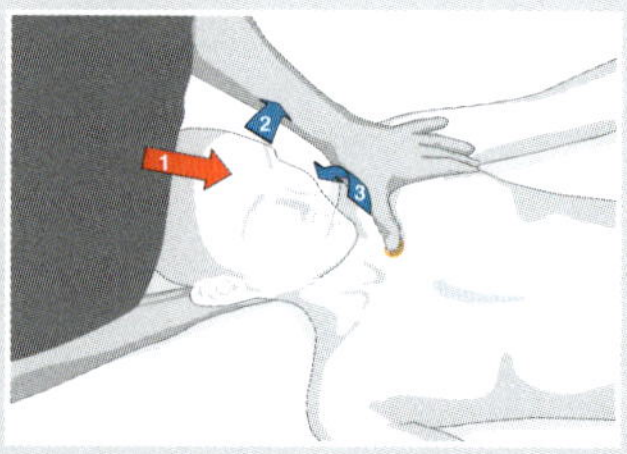

2.4.3 Klinische Bemerkungen zu Funktionsstörungen der Rippen

Die Autoren dieses Buches haben den Eindruck, dass **anteriore** Tenderpoints als Ausdruck von Exspirationsblockierungen im oberen Rumpfabschnitt häufiger anzutreffen sind als im unteren. Dagegen könnten **posteriore** Tenderpoints als Hinweis auf Inspirationsblockierungen im unteren Rumpfanteil zahlreicher sein als im oberen. Ob sich dahinter eine Regelhaftigkeit verbirgt, sollte durch weitere Untersuchungen geprüft werden.

Im Übrigen wirkt sich die neurovegetative Verbindung zum Sympathikus über Spannungsvermehrung der *Mm. levatores costarum* auch auf die Funktion der Rippen aus und dies in gleicher Weise wie bei der Brustwirbelsäule bereits beschrieben. Eine mehrsegmentale Rippenblockierung in Inspiration lässt auf mögliche funktionelle oder strukturelle Organstörung schließen und sollte zumindest bei Rezidiven Anlass zu weiterführender Diagnostik sein.

Die klinische Relevanz von Rippenblockierungen hinsichtlich Schmerz und subjektiv spürbarer Bewegungsminderung scheint individuell stark zu variieren.

Die beiden oberen Rippen sind für Form und Funktion einer wichtigen Körperregion von entscheidender Bedeutung. Sie stellen einen wesentlichen Baustein für die Ringform der **oberen Thoraxapertur.** Diese obere Brustkorböffnung wird gebildet ventral vom Brustbein, seitlich rechts und links von 1. und 2. Rippe und hinten von der oberen Brustwirbelsäule. Insgesamt sechs Gelenke verbinden diese Ringkonstruktion miteinander, welche ein Tor bildet für den Informationsfluss aus dem Rumpf in den Arm und zurück aus dem Arm in den Rumpf. Zu nennen sind dabei

› vom Rumpf in den Arm Arterien und efferente Nervenleistung und
› rückläufig vom Arm in den Rumpf venöser Rückstrom, afferente Nervenleistung und zusätzlich der Lymphstrom.

Ergänzt und funktionell vervollständigt wird diese Ringstruktur durch *Clavicula* und *Scapula* sowie ein leistungsfähiges myofasziales System. Abstimmungsstörungen haben vielfältige Ausgangspunkte: Im hier betrachteten Zusammenhang stehen gelenkabhängige Beeinträchtigungen, also Blockierungen, im Vordergrund. Sie lassen sich aus Tenderpoints ableiten und über diese zweckmäßig behandeln.

Klinische Folgen bei eingeschränkter Funktion des Ringsystems der oberen Thoraxapertur lassen sich aus Beeinträchtigung der durchziehenden Informationsträger ableiten. Dabei ist der Lymphrückstrom aufgrund seines geringen Gefäßwiderstandes am stärksten störbar, was klinische Symptomatik im Bereich der oberen Extremität zur Folge haben kann. Man rechnet die **Epikondylopathie,** die Entwicklung eines **Karpaltunnelsyndroms** und auch **Störungen im Bereich der Rotatorenmanschette** zu möglichen Folgen einer funktionell gestörten oberen Thoraxapertur.

Um die umfängliche Problematik der oberen Thoraxapertur richtig einschätzen zu können, müssen Muskelspannungsverhältnisse einschließlich Triggerpunktverteilung, sowie Spannungsvermehrung der diese Region wesentlich formenden Faszien in diagnostische und therapeutische Erwägungen einbezogen werden.

Übrigens scheint nach klinischer Erfahrung die 1. Rippe der dominanten Handseite, also meist rechts, häufiger in Inspiration stehend, die der anderen Seite gleichzeitig in Exspiration stehend, gestört zu sein.

Bemerkungen zur Händigkeit

Der Grund für die Entwicklung einer dominanten Hand, der sogenannten Händigkeit, liegt vermutlich in menschlicher Lateralität.

Unter Händigkeit versteht man die bevorzugte Benutzung einer Hand für anspruchsvolle feinmotorische Tätigkeiten, ein Zeichen für die Lateralität des Menschen. In der Literatur wurde bisher der Anteil der Linkshänder in Mitteleuropa mit 10–15 % angegeben. Neuere Erhebungen zeigen, dass Linkshändigkeit einen prozentualen Anteil von etwa 50 % einzunehmen scheint (Sattler).

EXKURS

Händigkeit ist ein Ausdruck menschlicher Lateralität. Sie betrifft auch die unteren Extremitäten, wobei Händigkeit und Füßigkeit nicht identisch sein müssen. Auch Sinnesorgane haben Lateralität, wir sind „äugig", „ohrig" und „nasig". Die Bilateralität unserer Sinnesorgane erlaubt uns übrigens zu orten. Das bedeutet, dass wir bei optischen und akustischen, eingeschränkt auch bei olfaktorischen Reizen die Richtung bestimmen können, aus welcher sie uns erreichen.

Die Lendenwirbelsäule 2.5

2.5.1 Anatomische und funktionelle Besonderheiten der Lendenwirbelsäule

Dieser Wirbelsäulenabschnitt ist der kürzeste. Die Mächtigkeit der fünf Wirbelkörper legt den Schluss nahe, dass diesem Wirbelsäulenteil eine ausgeprägte statische Aufgabe der **Rumpfsicherung** zukommt. Er gilt folgerichtig als statodynamische Basis für alle Rumpf- und Extremitätenbewegungen.

Als Einzelbewegungsmöglichkeit steht die **Vorbeuge** im Vordergrund. Unter ungestörten Bedingungen ist diese soweit möglich, dass die Fingerspitzen den Fußboden erreichen können. Realisator dieser Bewegung ist im Wesentlichen die Hüftbeugemuskulatur, der *M. iliopsoas* im Zusammenspiel mit der Bauchmuskulatur. Diese Vorbeuge im Stand erfordert zusätzlich exzentrische Muskelarbeit der dorsalseitigen Muskulatur.

Die natürlichen Begrenzungen der Vorbeugefähigkeit liegen im anatomisch vorgegebenen Bewegungsausmaß der Divergenz von Intervertebralgelenken. Weiterhin sind es die Iliosakralgelenke, die sowohl durch Gelenkrezeptorenleistung als auch durch die Konstruktion ihrer Gelenkflächen Begrenzungs- und damit auch Sicherungscharakter besitzen. Der weiteren Begrenzung dienen die Hüftgelenke mit ihrer ausgeprägten muskulären Führung. Zuletzt sind myofasziale Strukturen zu nennen, die aufgrund ihrer bemessenen Verlängerbarkeit Hemmcharakter haben, nämlich die Ischiokruralmuskulatur, die lange Rückenstreckmuskulatur und die kräftige Lumbalfaszie.

Als zweite Bewegungskomponente kommt der Lendenwirbelsäule eine verhältnismäßig **geringe Seitneigefähigkeit** zu, die als Basis und Ausgangsleistung für alle Rumpfseitneigungen dient. Diese Bewegung hatte im Vierfüßlerstadium für die Orientierung große Bedeutung, da nur so der Blick nach hinten gelang.

Verbleiben die Rückbeuge und die Rotation. Jede **Rumpfrückbeuge** mündet in einen Konvergenzvorgang, der von der möglichen Verlängerbarkeit der vor der Lendenwirbelsäule liegenden myofaszialen Strukturen abhängt. Ausgeführt wird dieser Vorgang von der Rückenstreckmuskulatur.Konvergenzbewegungen werden, ebenso wie die schon geschilderten Divergenzabläufe, in den Intervertebralgelenken realisiert. Dabei ist bemerkenswert, dass deren Gelenkflächen lediglich das Ausmaß eines Zeigefingernagels besitzen, also trotz großer Druckübertragungsnotwendigkeit mit wenig Kontaktfläche zwischen sich bewegenden Wirbeln auskommen müssen.

Die **Rotationsleistung** der Lendenwirbelsäule scheint, evolutionär betrachtet, nur in geringem Maße notwendig zu sein. Sie ist je Einzelsegment um nur jeweils 1° nach jeder Seite möglich. Das bedeutet für die Gesamtlendenwirbelsäule ein Rotationsausmaß von etwa 5° zu jeder Seite.

2.5.2 Untersuchung und Behandlung von Rückbeugestörungen der LWS

Klinisch unbedingt im Vordergrund stehen dorsale Tenderpoints als Ausdruck von Rückbeugeblockierungen. Diese Punkte finden sich in einer kontinuierlichen Reihe über den Intervertebralgelenken der Lendenwirbelsäule, also beidseits gut daumenbreit neben der Dornfortsatzreihe.

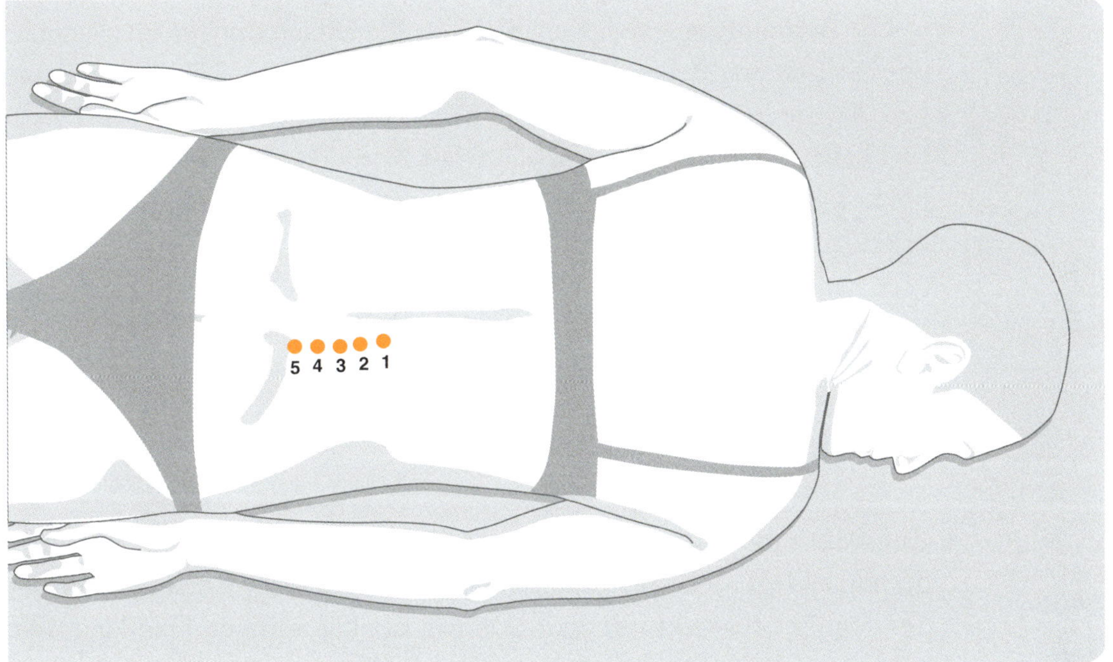

Untersuchung und Behandlung posteriorer Tenderpoints bei L1–L3

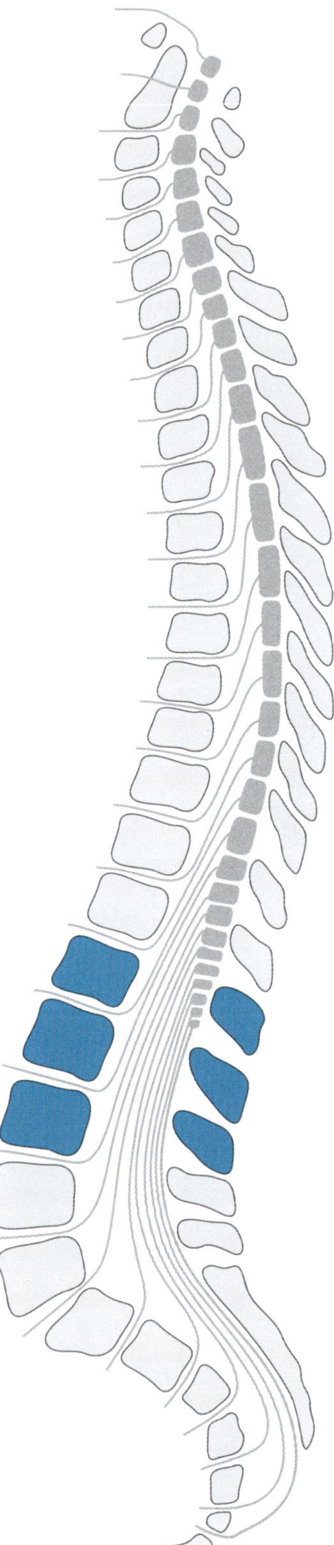

Die **Untersuchung** erfolgt in Bauchlage. Um Mehrspannung des *M. latissimus dorsi* zu vermeiden liegen die Patientenarme neben dem Patientenrumpf. Der Untersucher steht seitlich mit Blickrichtung zum Kopf des Patienten. So ist er in der Lage, mit beiden nach kranial gerichteteten Zeigefingerkuppen seitenvergleichend die Gewebespannung einzuschätzen. Spannungsvermehrung als Ausdruck eines Tenderpoints äußert sich für den Patienten immer auch als Schmerz, sodass man bei Palpationsunsicherheit die Angabe des Patienten diagnostisch nutzen kann.

Die **Behandlung** erfolgt ebenfalls in Bauchlage und ist vergleichbar der Position zur Behandlung posteriorer Tenderpoints für Blockierungen der unteren Brustwirbelsäule bei Extensionsstörungen. Also auch hier bananenförmige Patientenlage mit Körperkonkavität zum Tenderpoint hin. Zusätzlich wird der Tenderpoint-seitige Fuß zur Lageakzentuierung über den Fuß der Gegenseite gelegt.

Zur Positionierung steht der Behandler in Schulterhöhe auf der Tenderpoint-Gegenseite mit Blick zu den Füßen des Patienten. Er nimmt Tenderpoint-Kontakt mit dem Daumen der kopfseitigen Hand auf. Die beinseitige Behandlerhand unterfährt die Tenderpoint-seitige Beckenschaufel und zieht sie zur Kompression schräg nach oben auf den Behandler zu. Zusätzlich leichtes Anheben der Beckenschaufel führt zu Verstärkung der voreingestellten Seitneige und zu einer gleichzeitig geringen Rotationskomponente.

Positionierungszeit 5–10 Sekunden, Rückführung durch Absenken des Patientenbeckens ebenso lange. Der Kompressionszug auf den Behandler zu wird als letztes Behandlungselement aufgelöst.

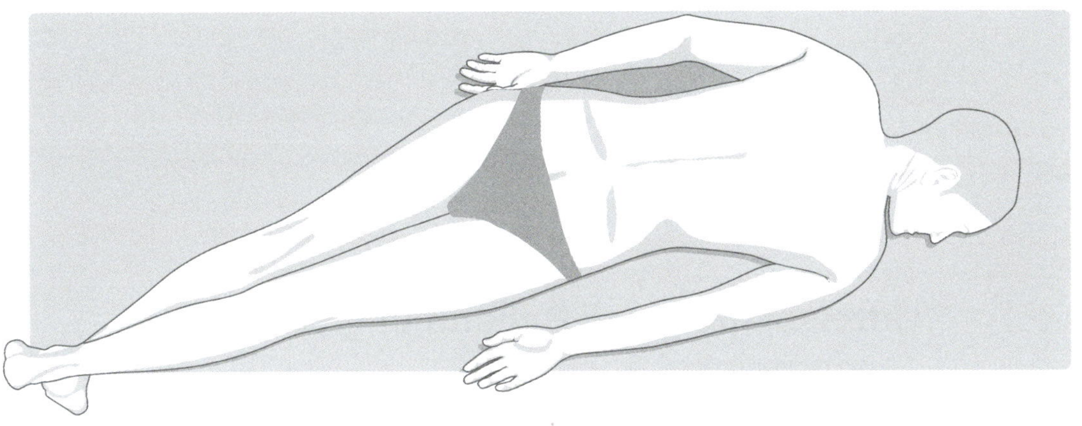

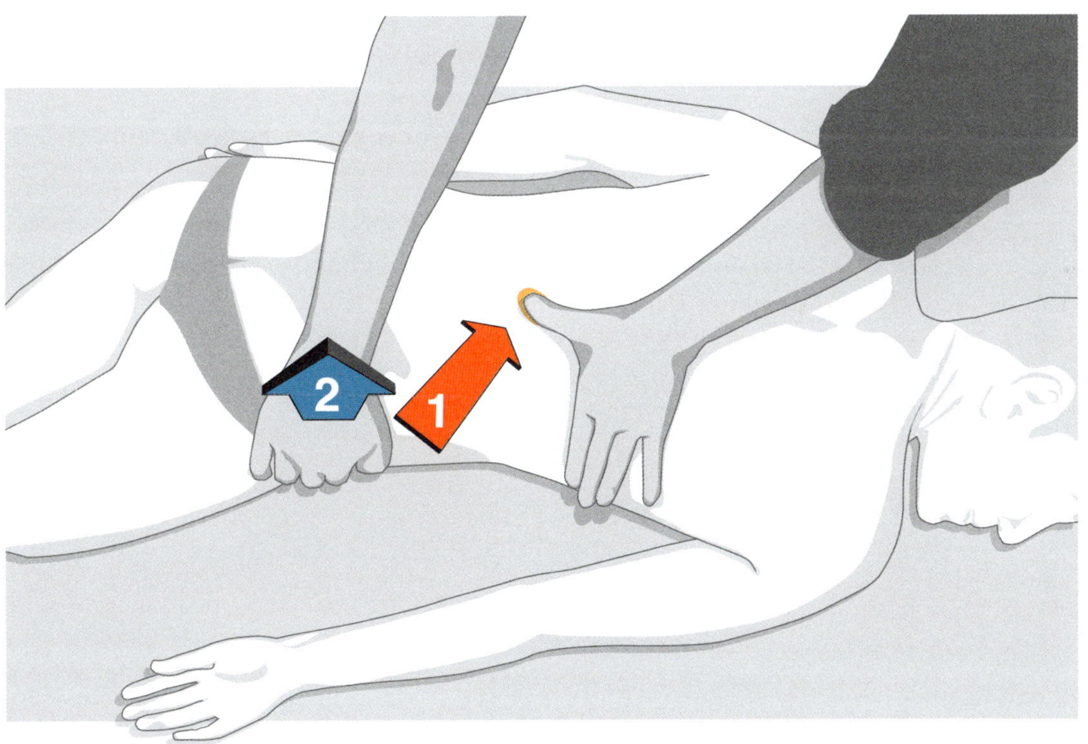
2
1

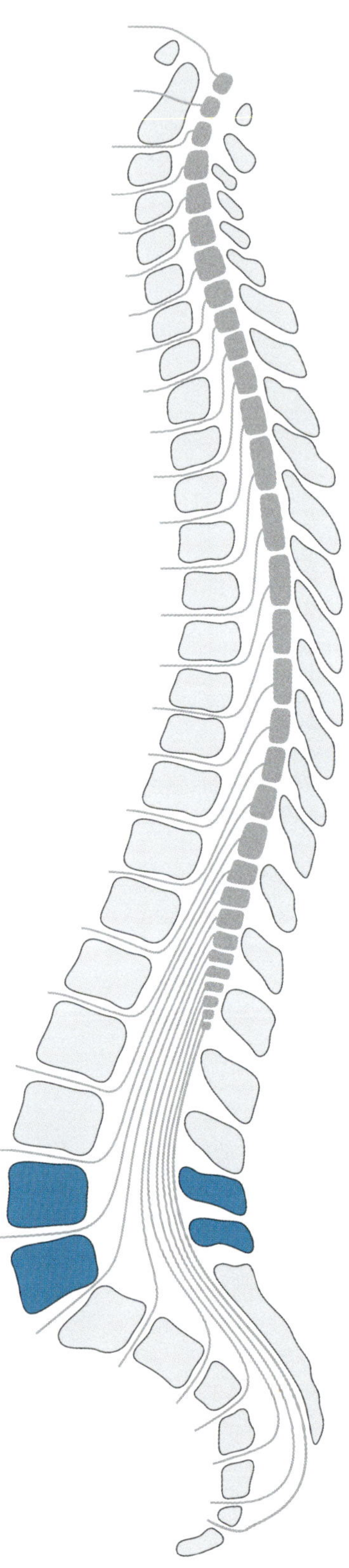

Untersuchung und Behandlung posteriorer Tenderpoints L4 und L5

Der Patient befindet sich in Bauchlage. Tenderpoint-Lokalisation und Untersuchungsgang sind vergleichbar dem Vorgehen an den oberen Lumbalsegmenten.

Zur **Behandlung** steht der Behandler auf der Tenderpoint-Gegenseite in Beckenhöhe. Er beugt das Tenderpoint-seitige Kniegelenk und unterfährt es mit der beinseitigen Hand so, dass die Patella in seiner Hand ruht.

Dabei befinden sich Fuß und Unterschenkel des Patienten hinter dem Arm des Behandlers. Nun folgt ein kräftiger Kompressionszug in Oberschenkelrichtung, also auf das Hüftgelenk zu. Dies lässt sich am einfachsten realisieren durch eine Verlagerung des Behandlerkörpers in Richtung Schultergürtel des Patienten.

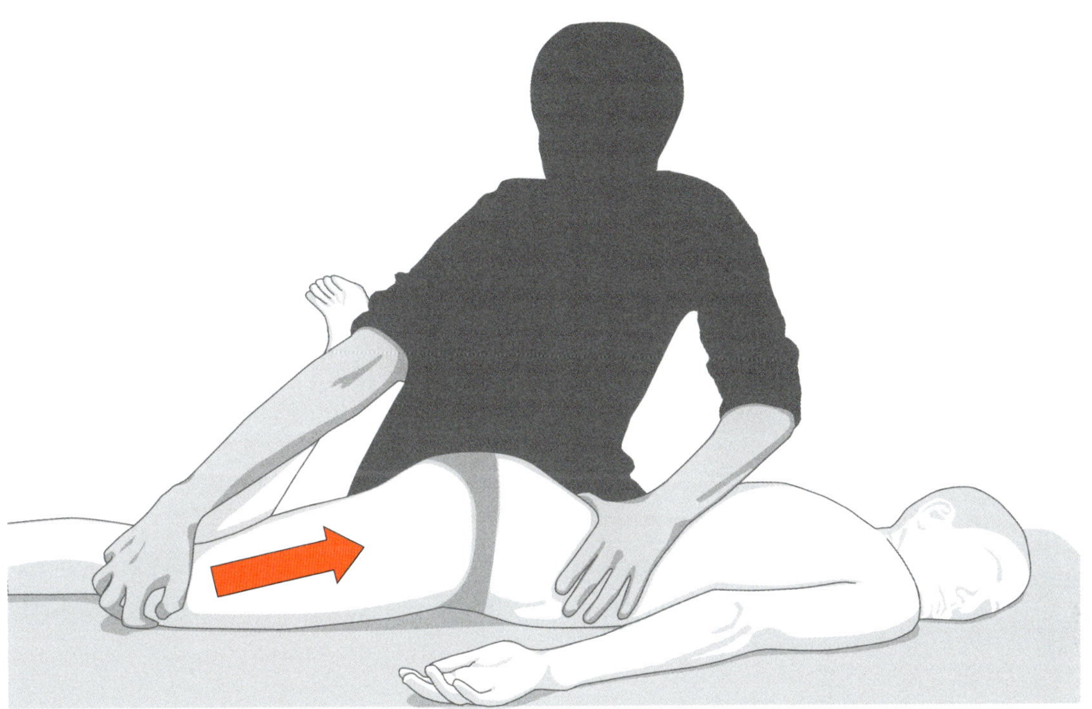

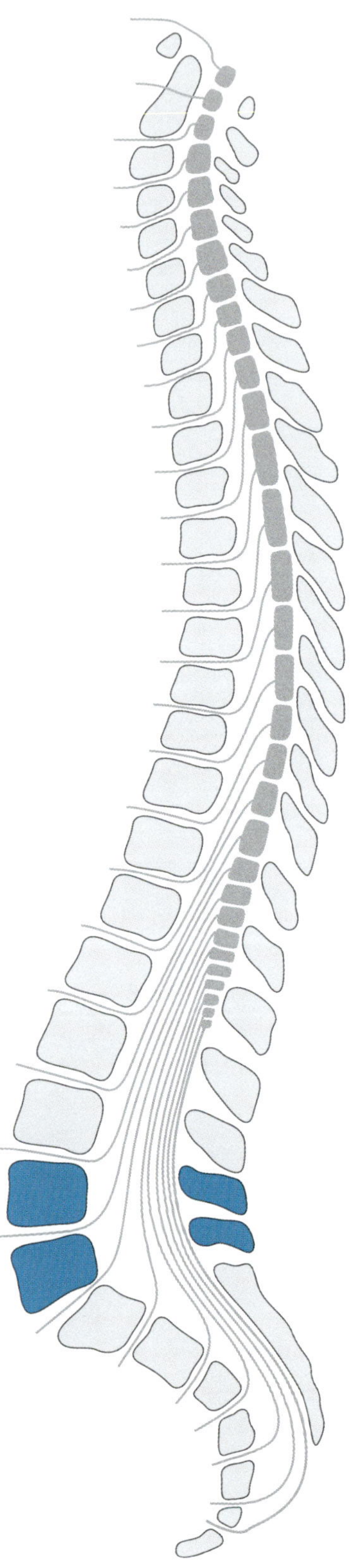

Die weitere Positionierung erfolgt durch geringe Extension, die bereits durch die am Knie liegende Behandlerhand entsteht und als weiteren Schritt über eine Außenrotation im Hüftgelenk. Diese wird erzeugt durch eine Hebelbewegung über den Tenderpoint-seitigen Unterschenkel in Richtung auf das gegenüberliegende Bein. Dadurch hebt sich der Tenderpoint-seitige Beckenabschnitt, was zu **Seitneige und Rotation** geringen Ausmaßes am Behandlungsort führt. Positionierungszeit 5–10 Sekunden, Rückführzeit ebenso lang. Die Kompression wird als letzte Rückführkomponente gelöst.

Die Autoren dieses Buches empfehlen auf Grund ihrer langen Erfahrung bei eingeschränkter Rückbeuge am lumbosakralen Übergang grundsätzlich die Behandlung von zwei Segmenten: zunächst von L5–S1 und anschließend von L4–L5. Diese Abfolge hat sich bewährt. Wahrscheinlich kommt dabei der Segmentebene L5–S1 eine größere pathogenetische Bedeutung zu und damit ein höheres Störpotenzial.

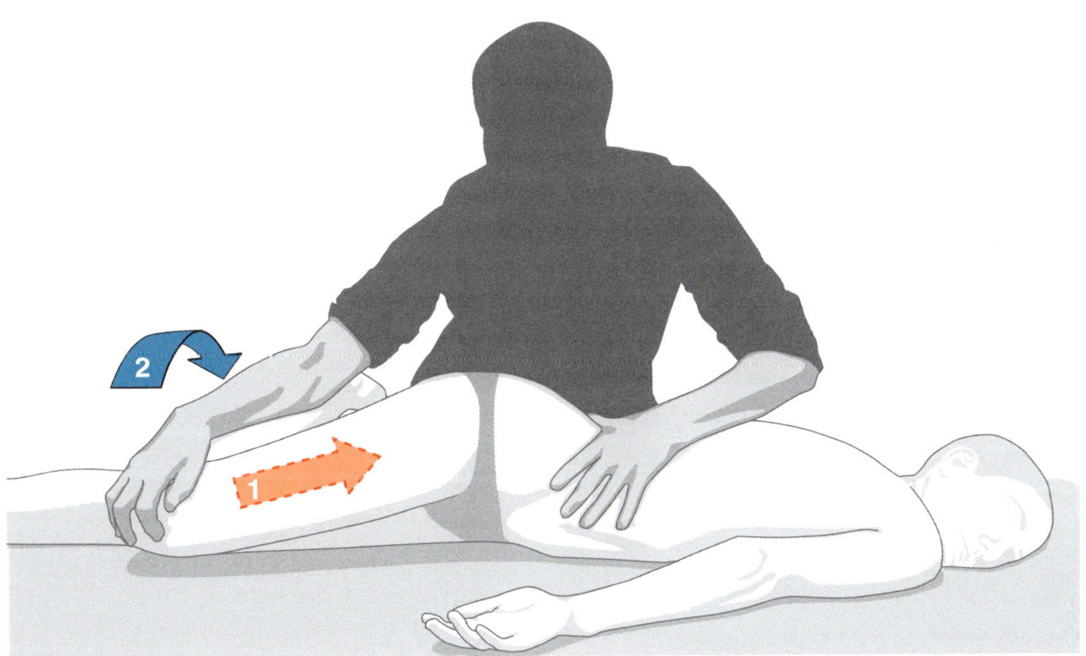
2
1

Auf einen Blick!

Behandlung posteriorer Tenderpoints bei Rückbeugestörungen der LWS

- Tenderpoint-Lokalisation für alle Lumbalsegmente über den Intervertebralgelenken, gut daumenbreit neben der Dornfortsatzreihe

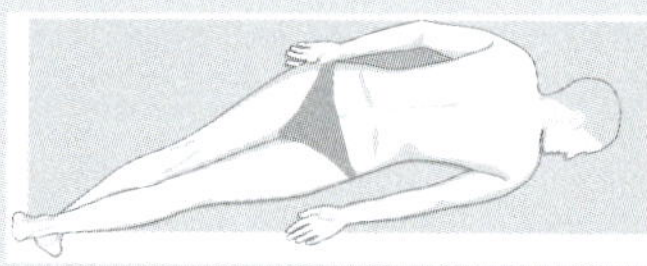

Segmente L1–L3

- Patient in Bauchlage mit Konkavität zum Tenderpoint hin, Tenderpoint-seitiger Fuß auf Gegenseite abgelegt
- Behandler auf Tenderpoint-Gegenseite in Schulterhöhe mit Blick fußwärts
- Tenderpoint-Kontakt mit kopfseitiger Hand, fußseitige Hand umfasst - Tenderpoint-seitige Beckenschaufel und komprimiert durch Zug auf Tenderpoint zu
- Positionierung durch zusätzliches Anheben der Beckenschaufel
- Gesamtpositionierungszeit 5–10 Sekunden, Rückführungszeit ebenso lange
- Kompression zuletzt aufgeben

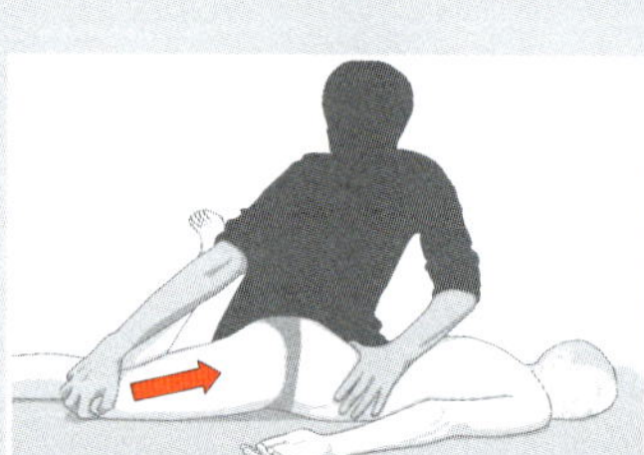

Segmente L4 und L5

- Patient in Bauchlage
- Behandler auf Tenderpoint-Gegenseite in Beckenhöhe
- Tenderpoint-Kontakt mit kopfseitiger Hand, fußseitige Hand komprimiert über gebeugtes Tenderpoint-seitiges Kniegelenk auf Tenderpoint zu
- zur Positionierung wird Tenderpoint-seitiger Unterschenkel zur Gegenseite geführt, bis Becken sich anhebt
- Gesamtpositionierungszeit 5–10 Sekunden, Rückführungszeit ebenso lange
- Kompression zuletzt aufgeben

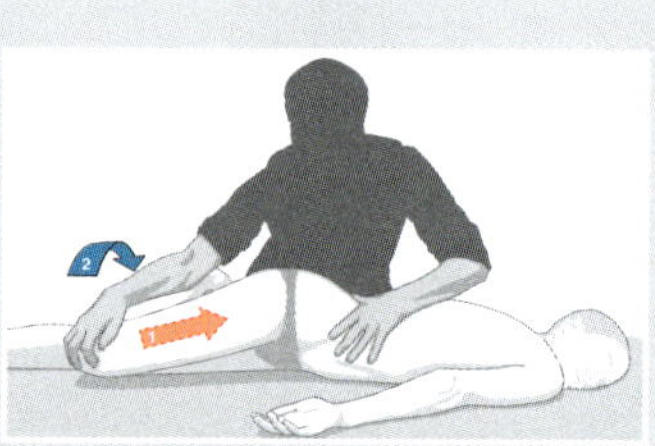

2.5.3 Einige Bemerkungen zu anterioren Tenderpoints der LWS

Anteriore Tenderpoints sind ein Äquivalent für segmentale Vorbeugestörungen der LWS. Die Punkteverteilung liegt im seitenzugehörigen Beckenbereich. Die Untersuchung erfolgt in Rückenlage:

Der anteriore Tenderpoint

- für L1 liegt medial neben dem vorderen Darmbeinstachel,
- für L2 medial und unterhalb des vorderen Darmbeinstachels,
- für L3 auf der Mitte einer gedachten Linie zwischen vorderem Darmbeinstachel und Trochanter major,
- für L4 auf der Mitte einer gedachten Linie zwischen vorderen Darmbeinstachel und Symphyse und
- für L5 unmittelbar lateral der Symphyse.

Den Autoren dieses Buches ist es nicht gelungen, für die genannten Tenderpoints bei Anteflexionsstörungen eine zuverlässige Fazilitationstechnik zu finden.

Trotzdem empfehlen sie, die auf Jones zurückgehende Positionierung für die Behandlung von Anteflexionsstörungen zu nutzen. Dabei sind eine Positionierungszeit von etwa 90 Sekunden und eine Rückführzeit von etwa 60 Sekunden erforderlich.

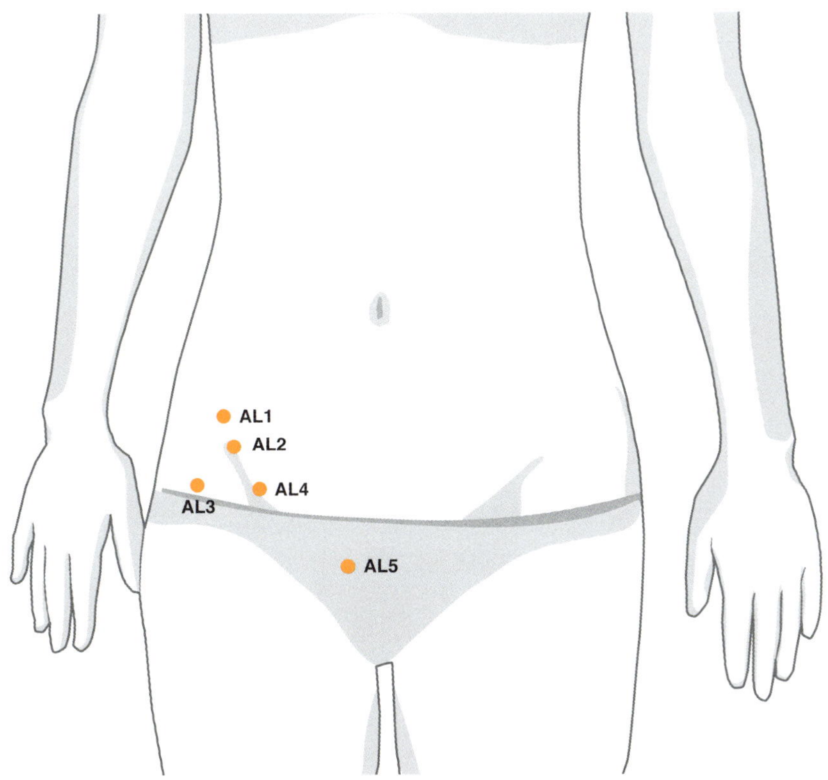

Zur Behandlung befindet sich der Patient in Rückenlage. Der Behandler steht auf der Tenderpointseite in Beckenhöhe. Die in Hüft- und Kniegelenk gebeugten Beine des Patienten werden auf dem aufgestellten fußseitigen Behandlerbein so abgelegt, dass der tenderpointseitige Fuß auf dem gegenseitigen Fuß lagert. Die kopfseitige Hand des Behandlers nimmt Kontakt am Tenderpoint. Seine fußseitige Hand führt hebelnd über die Patientenunterschenkel die Kniegelenke nach lateral und gleichzeitig die Füße nach medial, was eine Seitneige zum Tenderpoint hin und einen geringen gleichsinnigen Rotationsschub der Lendenwirbelsäule zur Folge hat.

Die Einstellung der Positionierung für anteriore Tenderpoints der Lendenwirbelsäule variiert für die einzelnen Lumbalsegmente lediglich im Ausmaß von Seitneige und Rotation und orientiert sich am Spannungsabfall des Tenderpoints.

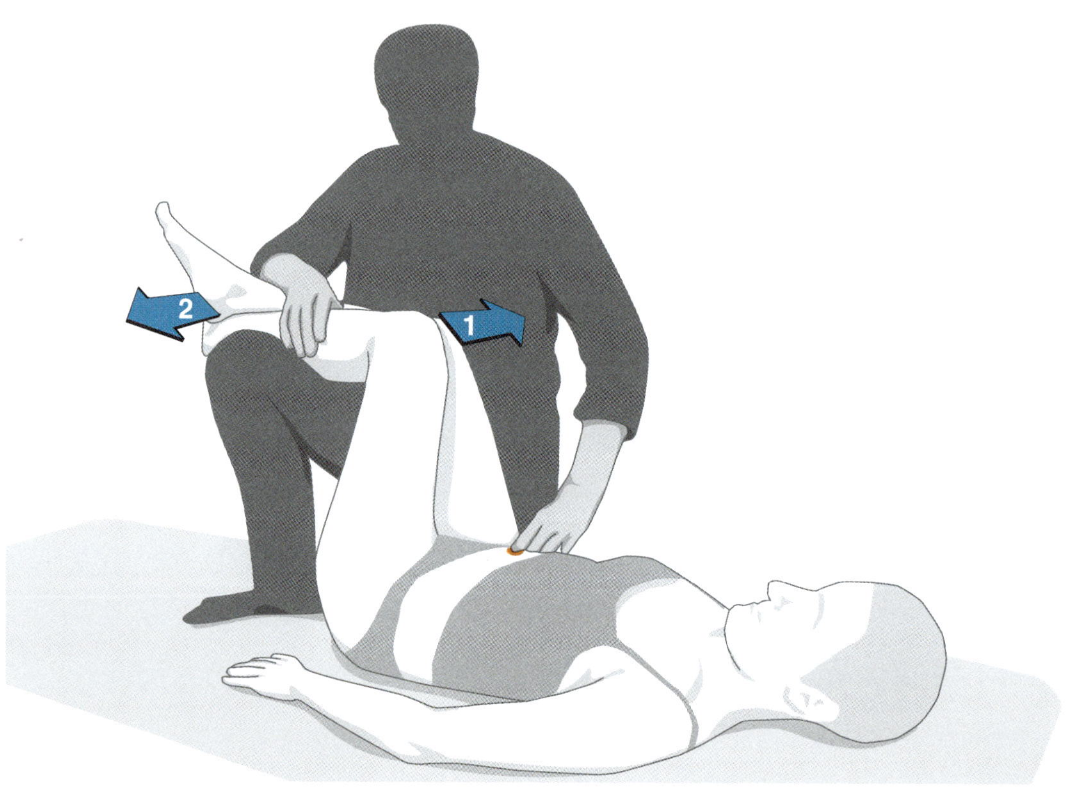

Auf einen Blick!

Behandlung anteriorer Tenderpoint bei Anteflexionsstörungen der LWS

- Tenderpoint-Lokalisation anterior im seitenzugehörigen Beckenbereich
- Patient in Rückenlage, Hüft-und Kniegelenke rechtwinklig gebeugt
- tenderpointseitiger Fuß auf gegenseitigem Fuß abgelegt
- Behandler auf Tenderpointseite in Beckenhöhe, aufgestelltes Behandlerbein trägt Patientenunterschenkel
- Tenderpointkontakt mit kopfseitiger Hand
- Positionierung durch Führung der Kniegelenke nach lateral und der distalen Unterschenkel nach medial
- Positionierungszeit nach Angaben von Jones 90 Sekunden und Rückführzeit 60 Sekunden

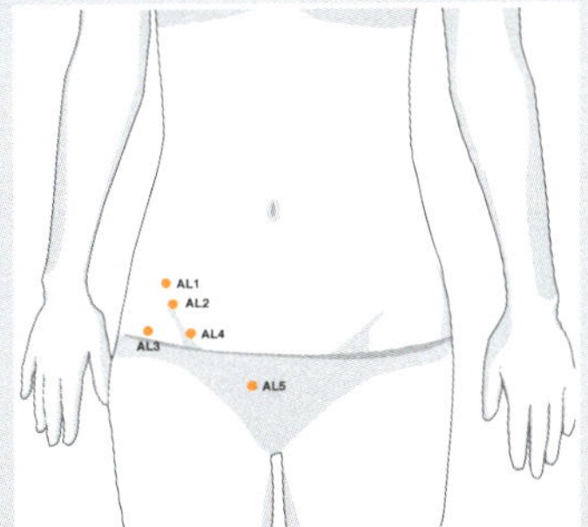

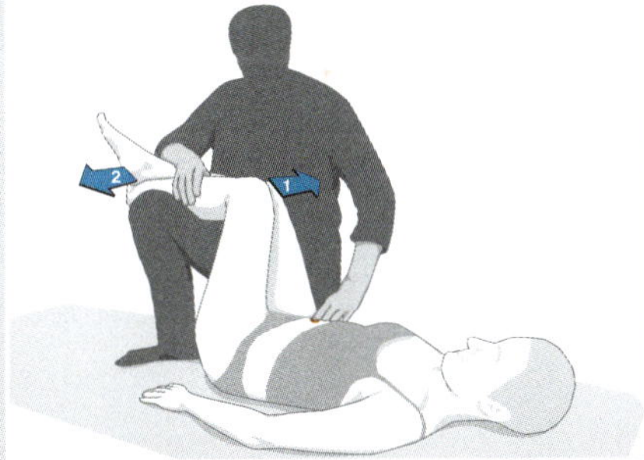

2.5.4 Klinische Besonderheiten der Lendenwirbelsäule

Bei Betrachtung funktioneller Zusammenhänge ist bereits mehrfach auf das Denkmodell von Konvergenz- und Divergenzleistungen segmentaler Wirbelsäulenbewegungsabschnitte verwiesen worden.

Für die Lendenwirbelsäule ist der **Divergenzvorgang** vielfältig gesichert. Die **Konvergenzbewegung,** also Rumpfrückbeuge, weist hingegen nur begrenzte Sicherungsmechanismen auf. Das scheint besonders dann von Bedeutung, wenn in Beugehaltung unter Lastführungsbedingungen vor dem Körper eine zusätzliche Drehung ausgeführt wird. Offensichtlich erreicht dabei die segmentale Konvergenzbelastbarkeit auf der Rotationsseite rasch einen Grenzwert, der bei Überschreitung zu Strukturschäden an Zwischenwirbelgelenken führen könnte.

Der Körper des Menschen schützt sich vor einer solchen Bedrohung durch eine bremsende Kontraktion der kurzen autochthonen Rückenmuskeln, die reflektorisch anspringen und nur wenig großhirngesteuert funktionieren. Dieser Bremsvorgang ist stark schmerzhaft, verweist also auf drohenden Schaden und wird im Volksmund als **Hexenschuss** bezeichnet. Diese schützende Muskelkontraktion wirkt vordergründig einseitig, nämlich auf der Rotationsseite, behindert allerdings die volle sonst mögliche segmentale Retroflexion.

> Ein solcher, als Schaden empfundener Irritationszustand ist eigentlich ein Schutzmechanismus für das durch Rotation unter Last in Bedrohung geratene Wirbelbogengelenk.

Betroffene reagieren durchaus unterschiedlich auf einen solchen einseitigen Blockierungszustand. Meist bilden sich die akuten Beschwerden rasch zurück, gewöhnlich besser unter Bewegung, besonders unter Gehbedingungen.

Allerdings kann dieser muskuläre Schutzmechanismus durch adaptative Verarbeitung weitere Abschnitte des Bewegungssystems in eine vielfältige klinische Symptomatik einbeziehen. Daher erscheint es angezeigt, auf einige charakteristische anamnestische Besonderheiten derartiger Störbilder einzugehen, die von den Betroffenen angegeben werden:

› Patienten schildern tiefsitzende Rückenschmerzen mit gelegentlicher Seitenbetonung.
› Sie haben beim morgendlichen Aufstehen einige Mühe sich voll aufzurichten.
› Oft wird ein Durchbrechgefühl bei längerem Stehen angegeben.
› Längere Autofahrten ertragen sie, empfinden aber Kreuzschmerzen beim Aussteigen aus dem Wagen.
› Nach längerem weitgehend schmerzarmen Sitzen fällt das Aufstehen schwer.
› Längeres Stehen wird, da rasch schmerzhaft, gemieden.

- Zügiges Gehen erleichtert den Rückenschmerz meist merklich.
- Vorbeugebewegungen des Rumpfes gelingen gewöhnlich mühelos, aber der Aufrichtevorgang ist schmerzhaft behindert.

Eine hinweisende Gestik ist Patienten mit diesem Befund nicht bewusst: Sowohl beim Hinsetzen als auch beim Aufstehen aus dem Sitz benutzen sie die Armlehnen eines Stuhls als Handauflage oder stützen sich mit den Händen auf ihren Oberschenkeln ab.

Bei der Untersuchung fällt eine eingeschränkte Rückbeugefähigkeit der Lendenwirbelsäule ins Auge, was als Gesamtbewegung von Schmerz begleitet ist. Bei oft langer Zeit der Adaptation an diesen Störzustand sind Patienten meist so an diesen Schmerz gewöhnt, dass gelegentlich die Frage nach Unbequemlichkeit bei Rückbeuge sinnvoller sein kann als die nach Schmerz.

Es empfiehlt sich, Betroffenen nach Behandlung der Blockierung die Mechanismen der Körperdrehung unter Last in Vorbeuge des Rumpfes zu erklären und sie auf den alten Befehl für lastbewegende Arbeiter hinzuweisen, welcher lautet: „Aus dem Kreuz raus!"

Übrigens entstehen Rückbeugeblockierungen häufig bei Gartenarbeiten, beim Schneeräumen oder bei ungewohnten Schaufelarbeiten. Eine auslösende Bewegung kann auch das Staubsaugen sein.

Nach Erfahrung der Autoren finden sich Rückbeugeblockierungen an der unteren Lendenwirbelsäule auf der rechten Seite deutlich häufiger als auf der linken. Eine seitigkeitsabhängige Hauptrichtung der Rumpfdrehung als Ursache dafür ist möglich, aber nicht eindeutig statistisch belegt. Rückbeugeblockierungen zwingen das Kreuzbein in eine Fehlposition. Diese kann eine seitenasymmetrische Spannungserhöhung in der Rückenstreckmuskulatur und im *M. quadratus lumborum* zur Folge haben, aus der wiederum eine seitenasymmetrische Rezeptorenbeeinflussung in Höhe der Wirbelgelenke resultieren kann.

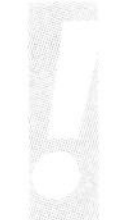

Die Autoren vertreten die Meinung, dass die Rückbeugeproblematik der Lendenwirbelsäule viel zu häufig fehleingeschätzt wird, was im nachfolgenden therapeutischen Spektrum von wirkungsloser Behandlung bis hin zu unangemessenen Operationen reichen kann.

2.6 Die Iliosakralgelenke

2.6.1 Anatomische und funktionelle Besonderheiten der Iliosakralgelenke

Diese anatomisch besonders gestalteten Gelenke regeln die stark begrenzte Beweglichkeit zwischen zwei seitlichen Beckenanteilen und dem mittig stehenden Kreuzbein. Dieses hat angedeutet die Form eines der Lendenwirbelsäule sich kaudal anschließenden Großwirbels.

In kraniokaudaler Richtung sorgen die Iliosakralgelenke für eine Last- und Kraftumsetzung nach rechts und links in horizontaler Richtung. Das gilt für die Lastverteilung vom Rumpf auf die Beine und umfasst also beide Gelenke. In umgekehrter, also kaudo-kranialer Richtung reagieren Iliosakralgelenke vorwiegend einzeln, nämlich auf der jeweiligen Standbeinseite. Sie sorgen dabei für eine Bewegungsantwort des Beckens im Sinne der Abarbeitung von Gravitationskräften. Die Iliosakralgelenke dienen also der Last- und Kraftumsetzung, müssen diese realisieren, dies allerdings nur mit sehr kleinem Bewegungsausmaß. Daher haben diese Gelenke keine Muskulatur, die eine Eigenbewegung ermöglicht.

Weiterhin sind die artikulierenden Gelenkflächen an Kreuzbein und Becken nicht glatt und eben, sondern leicht höckerig gestaltet. Außerdem ist das gelenkumschließende Bandsystem ungewöhnlich stark und kräftig. Bei Myers und Earls findet sich dazu die Aussage: „Bänder können Bewegungen nicht veranlassen, sondern nur einschränken." (2016)

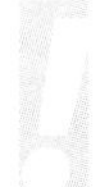

Bewegungsauslöser für die Iliosakralgelenke ist also die Schwerkraft. Lastoptimierung ohne größere Stellungsänderung ist der Bewegungszweck.

Von Interesse in dieser Hinsicht dürfte sein, dass sich die scheinbare Inkongruenz der Gelenkflächen erst stärker verdeutlicht, wenn die ontogenetische Reifung den Menschen in die Vertikale bringt, ihn also aufrichtet. Der Säugling und das Kleinkind in der Horizontalen verfügen über glatt-kongruente Gelenkflächen. Am Becken ist Gravitationsanpasssung in dieser Entwicklungsphase noch nicht notwendig. Diese Tatsache kann für manualmedizinisches Vorgehen bei Kleinkindern von Bedeutung sein.

Näher betrachtet weist ein Iliosakralgelenk zwei Gelenkflächenabschnitte auf, die in einem stumpfen Winkel zueinander stehen, einen oberen und einen unteren Teilabschnitt. Von der Seite her gesehen haben die Gelenkflächen die Form eines Bumerangs, dessen Winkelspitze zur Körperventralseite hin zeigt. Hinsichtlich der Stellung im Raum konvergieren die Gelenkflächen nach ventral und kaudal.

Iliosakral oder sakroiliakal?

Im Sinne semantischer Korrektheit sollte man bei Wirkungsübertragung von kranial nach kaudal von sakroiliakaler Richtung, bei Übertragung von einem Bein auf den Rumpf von iliosakraler Richtung sprechen. Klinische Relevanz hat die absteigende Richtung auch für Störungsübertragung aus Bauchorganen, aufsteigend für statodynamische Irritationen aus den unteren Extremitäten.

EXKURS

In den verschiedenen manualmedizinisch-osteopathischen Schulen ist die Diskussion darüber noch nicht abgeschlossen, ob man Blockierungen überhaupt sicher den Teilgelenken zuordnen kann.

2.6.2 Untersuchung und Behandlung von Tenderpoints im Bereich des Iliosakralgelenks

Tenderpoint-Lokalisation

Nach Ansicht von Jones existieren für beide Gelenkanteile unterschiedliche Tenderpoints. Wenn man seine Meinung vereinfacht, lassen sich die Tenderpoints folgendermaßen finden:

- Der Tenderpoint für den oberen Gelenkanteil liegt am kranialen Ende des Iliosakralgelenks und zwar gering medial des hinteren Darmbeinstachels (oben).
- Der Tenderpoint für den unteren Gelenkabschnitt findet sich an der Innenfläche der Beckenschaufel in Höhe des vorderen Darmbeinstachels (unten).

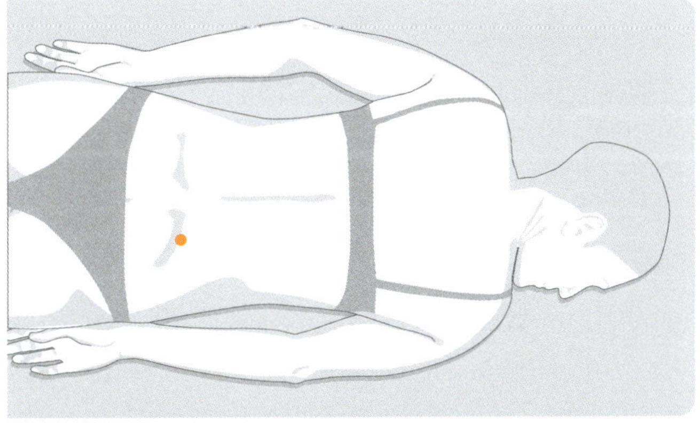

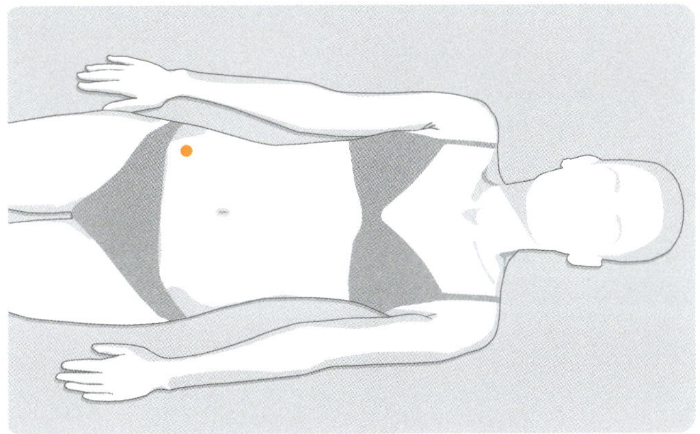

Positionierungsbehandlung der Iliosakralgelenke

Oberer Gelenkabschnitt

Der Patient befindet sich in der Bauchlage. Der Behandler steht auf der Tenderpoint-Seite in Rumpfhöhe und nimmt Tenderpoint-Kontakt mit dem Daumen der kopfseitigen Hand. Das Kniegelenk des Tenderpoint-seitigen Patientenbeins ist rechtwinklig gebeugt. Es wird mit der beinseitigen Behandlerhand so unterfahren, dass die Kniescheibe in der Handfläche ruht. Über diesen Kontakt erfolgt die Kompression in Richtung auf das Hüftgelenk zu.

Die weiteren Positionierungsschritte bestehen in geringer Extension, welche bereits durch das Unterfahren des Kniegelenks erreicht wird und nachfolgend geringer Abduktion des Oberschenkels und Außenrotation im Hüftgelenk.

Das Ausmaß der jeweiligen Positionierungsschritte orientiert sich am Spannungsabfall am Tenderpoint. Positionierungszeit 5–10 Sekunden, Rückführzeit ebenfalls 5–10 Sekunden. Kompression als letztes Behandlungselement auflösen.

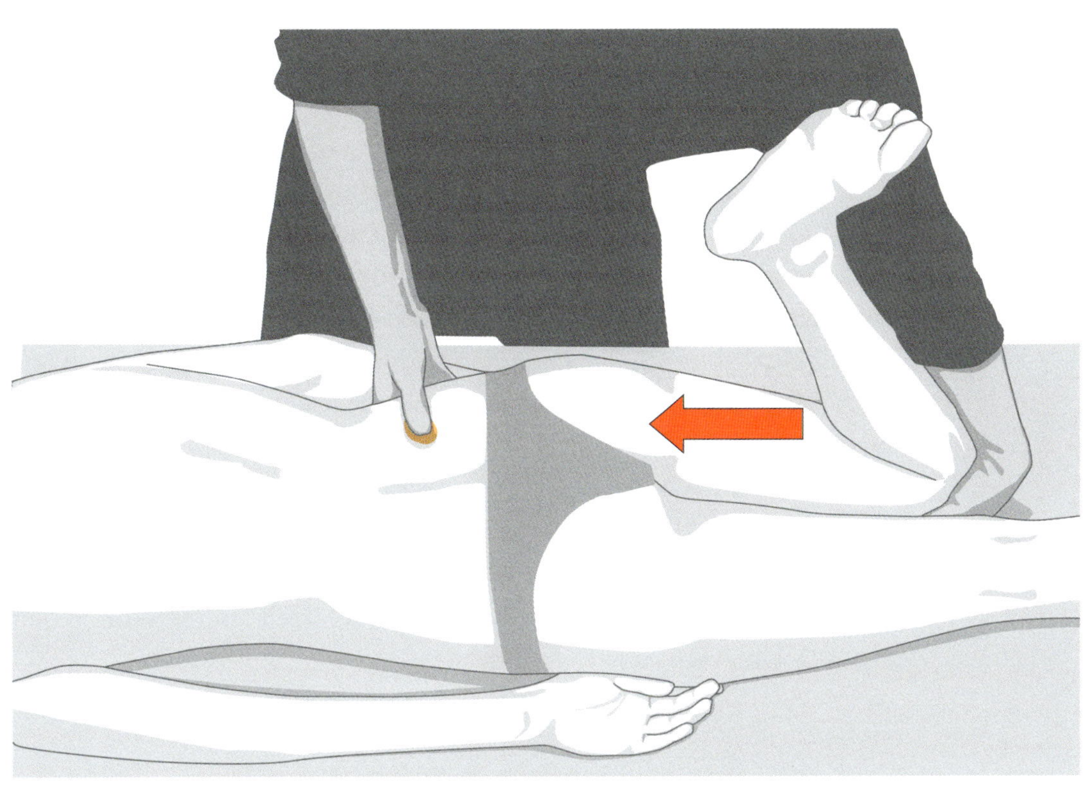

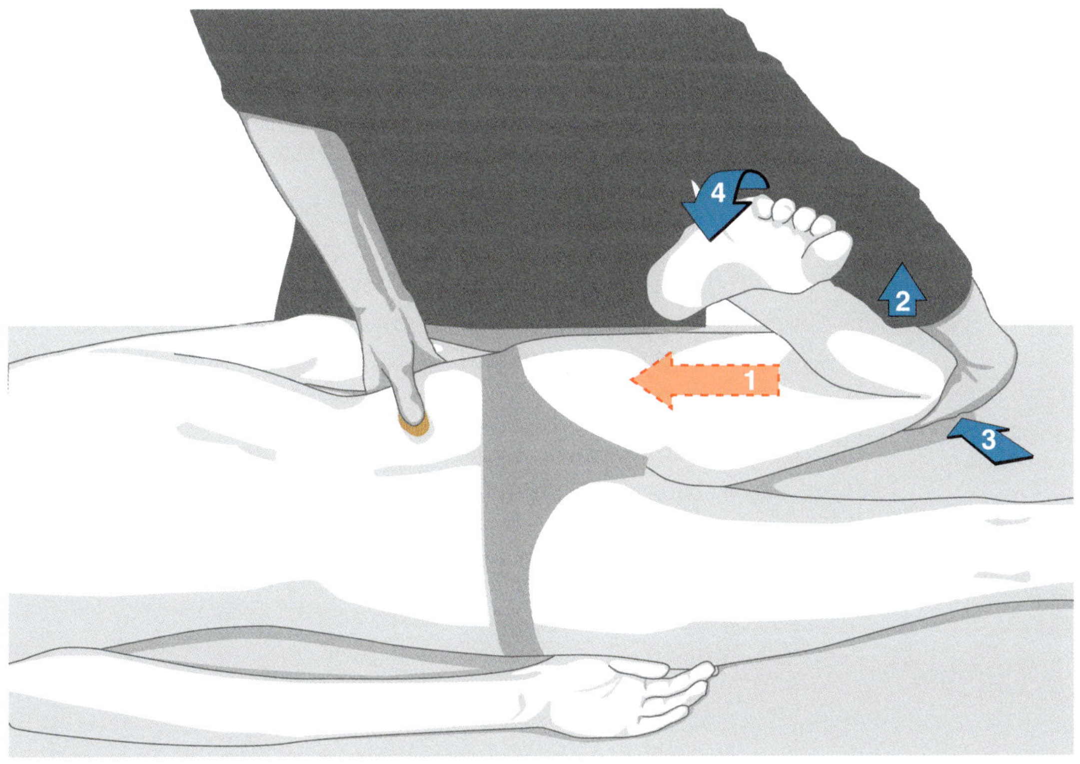
4
2
1
3

Unterer Gelenkabschnitt

Der Patient befindet sich in Rückenlage. Der Behandler steht Tenderpoint-seitig. Tenderpoint-Kontakt erfolgt mit einem Finger der kopfseitigen Behandlerhand, wobei der Mittelfinger am besten geeignet erscheint. Der fußseitige Behandlerarm beugt das Tenderpoint-seitige Hüftgelenk 90°, so dass der Unterschenkel frei hängen kann und legt die Hand auf den Kniegelenksbereich des Patienten. Einleitend wird über diesen Kontakt eine Kompression in Richtung Oberschenkel, also auf das Hüftgelenk zu, ausgeführt.

Als weitere Positionierungsschritte werden geringe Hüftgelenksadduktion und ebenfalls geringe Innenrotation eingestellt, letzteres am einfachsten über Hebelwirkung am Unterschenkel des Patienten durch den fußseitigen Unterarm des Behandlers.

Positionierungskontrolle erfolgt wiederum über Spannungsbeurteilung am Tenderpoint. Positionierungszeit 5–10 Sekunden, Rückführzeit ebenso lang; Kompression als letzte Behandlungskomponente lösen.

Die Autoren sind der Meinung, dass eine sichere Entscheidung darüber, welcher Gelenkanteil die Blockierung am Gesamtgelenk verursacht, nicht immer zuverlässig gelingt. Deshalb empfehlen sie, immer beide Gelenkabschnitte auf Tenderpoints zu untersuchen und bei Auffälligkeit zu behandeln.

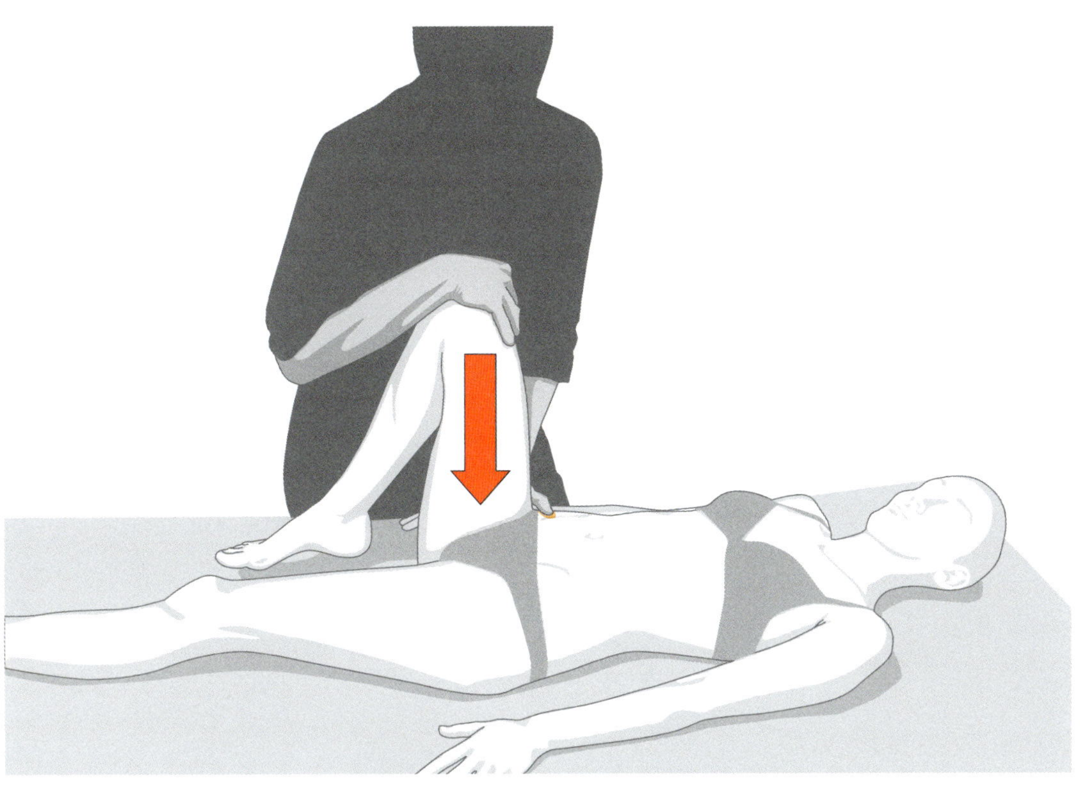

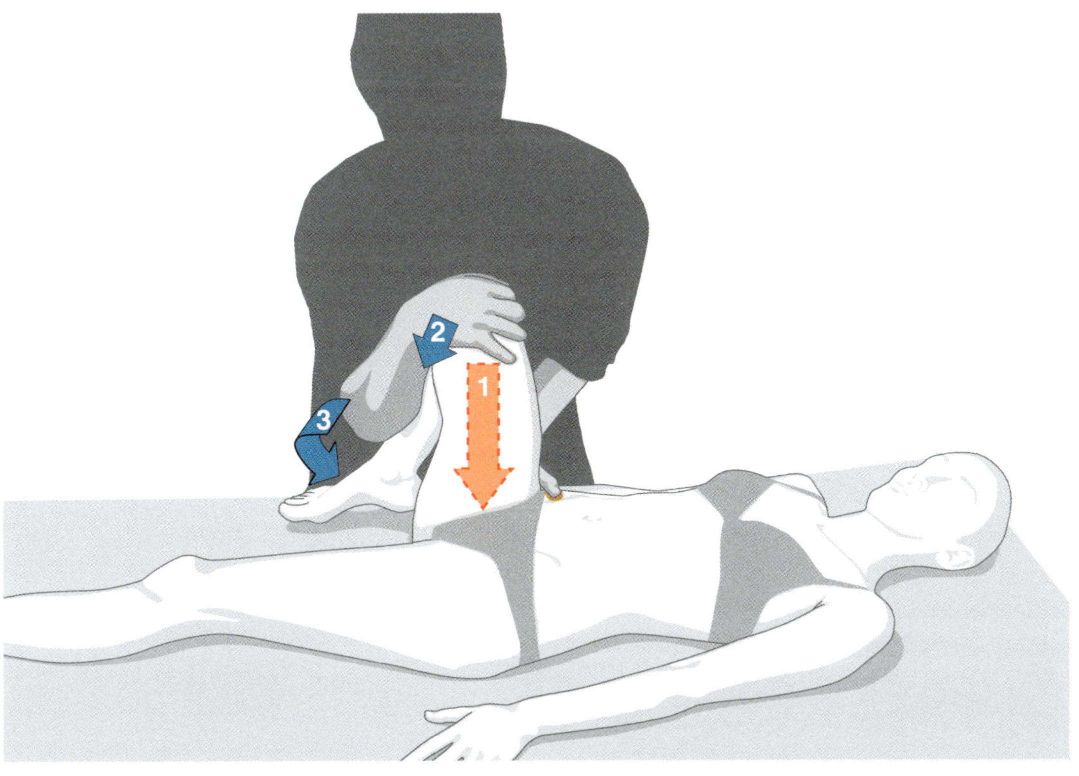
2
1
3

Auf einen Blick!

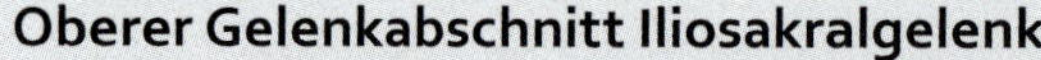

Oberer Gelenkabschnitt Iliosakralgelenk

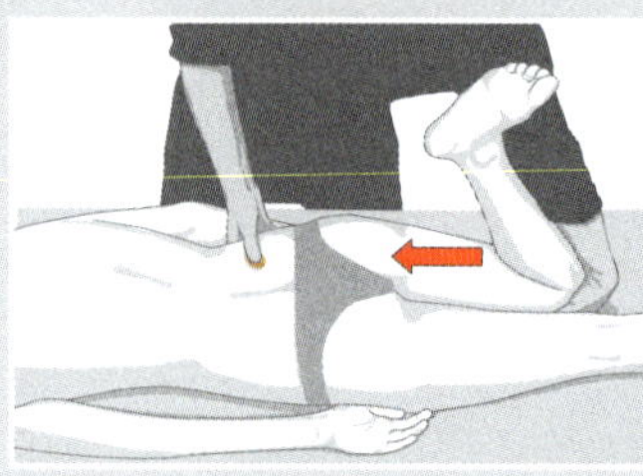

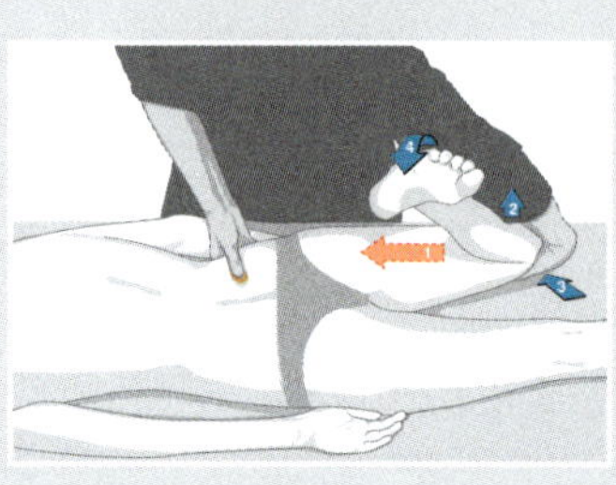

- Tenderpoint-Lokalisation gering medial des hinteren Darmbeinstachels
- Patient in Bauchlage
- Behandler auf Tenderpoint-Seite stehend
- Tenderpoint-Kontakt mit kopfseitiger Hand, beinseitige Hand umfasst gebeugtes Tenderpoint-seitiges Kniegelenk und komprimiert auf Hüftgelenk zu
- Positionierung durch geringe Extension, Abduktion und Außenrotation im Hüftgelenk
- Gesamtpositionierungszeit 5–10 Sekunden, Rückführungszeit ebenso lange
- Kompression als letztes Behandlungselement auflösen

Unterer Gelenkabschnitt Iliosakralgelenk

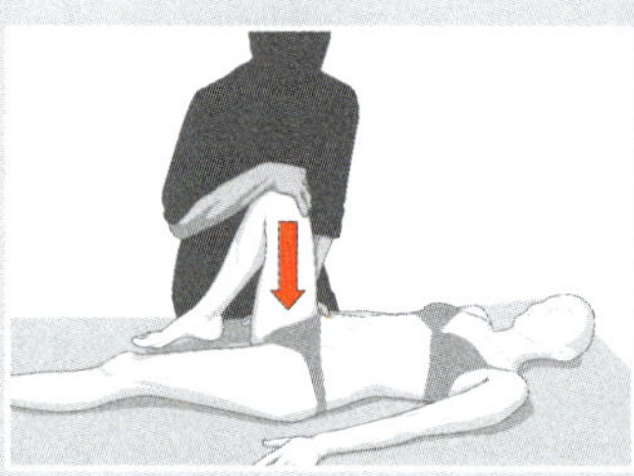

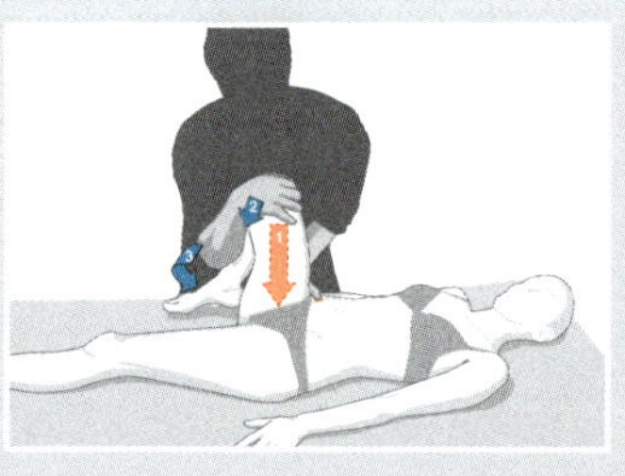

- Tenderpoint-Lokalisation an der Innenfläche des Iliums in Höhe des vorderen Darmbeinstachels
- Patient in Rückenlage
- Behandler auf der Tenderpoint-Seite
- Tenderpoint-Kontakt mit kopfseitiger Hand, fußseitiger Behandlerarm beugt Tenderpoint-seitiges Hüftgelenk 90°
- über Kniegelenkskontakt mit fußseitiger Hand Kompression in Oberschenkelrichtung
- Positionierung durch geringe Adduktion und Innenrotation im Hüftgelenk
- Gesamtpositionierungszeit 5–10 Sekunden, Rückführungszeit ebenso lange
- Kompression als letztes Behandlungselement auflösen

2.6.3 Klinische Bemerkungen zum Iliosakralgelenk

Die geschilderte Bewegung dieser Gelenke kann einseitig sowohl in Richtung Rumpf-Bein als auch in Richtung Bein-Rumpf blockiert sein. Das bedeutet, dass das Iliosakralgelenk dabei jeweils unabdingbares Glied einer solchen auf- oder absteigenden Störkette ist.

Über die Wertigkeit von Iliosakralgelenksblockierungen in einer Störkette herrschen unterschiedliche Ansichten. Bei Behandlungsnotwendigkeit von Störketten, besser Störvernetzungen, sollte das jeweils beteiligte Iliosakralgelenk nicht initial behandelt werden, sondern gegebenenfalls als letztes Glied der Störkette. Der Grund dafür: Oft lösen sich Iliosakralgelenksblockierungen bei Beseitigung der verursachenden Funktionsstörung, beispielsweise in Höhe von Kopfgelenken, Fußgelenken oder tibiofibularer Verbindung, von selbst auf.

Wie bereits beschrieben, verfügen die Iliosakralgelenke nicht über eine eigene bewegende Muskulatur. Allerdings kann die Bewegungsfähigkeit durch muskuläre Strukturen in der Nachbarschaft beeinträchtigt werden.

Zu nennen ist hier **in erster Linie** der *M. piriformis,* welcher von der Vorderfläche des Kreuzbeins schräg nach kaudo-lateral an den *Trochanter major* zieht und als wesentlicher Außenrotator für das Hüftgelenk gilt. Über diesen Muskel ist die Region der Iliosakralgelenke reflektorisch mit dem Beckenparasympathikus verbunden, dessen Kerne in den Segmenten S2, S3 und S4 liegen. Bei Irritationen der Beckenorgane kann deren parasympathische Afferenz zu einer Fazilitation der Segmente S2–S4 mit möglicher Beteiligung des motorischen Vorderhorns führen. Als Folge kann Spannungsvermehrung der aus diesen Segmenten innervierten Muskulatur entstehen. Hauptvertreter dafür ist der *M. piriformis,* wobei die gesamte dorsale Gesäß-, Ober- und Unterschenkelmuskulatur bis hin zum *M. quadratus plantae* an der Fußsohle Innervationsanteile aus diesen Segmenten erhält.

In zweiter Linie kommt dem *M. iliopsoas* Bedeutung zu, der als tonischer Muskel wesentlich an der Rumpfstabilität beteiligt ist und das im Zusammenspiel mit Bauch-

EXKURS

Aufgabe des Iliosakralgelenks ist weniger die Bewegung als vielmehr die Absicherung zwischen Bein und Rumpf unter Standbeinbedingungen. Dem trägt ein mächtiges faszial-ligamentäres System Rechnung. Gleichzeitig erklärt sich daraus das Fehlen spezifischer Muskulatur für das Iliosakralgelenk.

muskulatur, Rückenstreckmuskulatur, Glutealmuskulatur und ischiokruraler Muskulatur.

Über die Möglichkeit einer Schmerzverursachung durch blockierte Iliosakralgelenke finden sich in der Literatur unterschiedliche Ansichten. Eine klare Aussage hierzu wird erst nach weiteren Untersuchungen möglich sein.

3 Muskelgleichgewicht im Bewegungssystem

3.1 Muskulatur und ihre Störzustände

3.1.1 Entwicklungsgeschichtliches

Die Muskulatur des Menschen und ihr Verhalten gegenüber Anforderungen ist nur verständlich, wenn sie entwicklungsgeschichtlich betrachtet wird.

Der einzelne Muskel besteht aus Faserbündeln unterschiedlicher Art. Stark vereinfacht sind diese im Sinne von JANDA als tonisch oder phasisch, mit differentem physiologischen und biochemischen Verhalten aufzufassen.

Die phylogenetisch, also entwicklungsgeschichtlich ungleich älteren wurden zu Dauerleistungen, ursprünglich zum Halten benötigt. Ihre Bezeichnung als **„tonische Fasern"** verweist darauf, dass sie in der Lage sind, eine Dauerspannung aufrechtzuerhalten. Ihre Entwicklung geschah zu Zeiten des Lebens ausschließlich im Wasser. Beim Menschen dienen diese Muskelfaserbündel vorwiegend der Abarbeitung von Gravitationsanforderungen. Ihre Formung geschieht durch umhüllende Bindegewebsfasern. Die Irritation tonischer Faserbündel äußert sich in Minderung der passiven **„Verlängerbarkeit"**.

Diese unübliche Benennung weist nach HEIDRICH darauf hin, dass keine aktive muskuläre Leistung, sondern eine von äußeren Einflüssen erzeugte Änderung vorliegt. HEIDRICH besteht mit Recht auf dieser Wortwahl, weil die gewöhnlich gebrauchte Bezeichnung **„Verlängerungsfähigkeit"** zu Fehlschlüssen Anlass geben kann. Sie suggeriert, dass eine Muskeleigenleistung zur Verlängerung aus sich selbst heraus vorliegt. Mangelnde Verlängerbarkeit zeigt sich als sogenannte **Verspannung,** was unter Einbeziehung der bindegewebigen Hüllstruktur in eine **Verkürzung** mündet.

Phylogenetisch wesentlich jüngere Muskelfasern dienen einer raschen Bewegungsanpassung, werden also nicht für andauernde Halteleistungen herangezogen. Daher stammt die Bezeichnung **„phasische Muskelfaserzüge"**. Deren Irritation äußert sich in Hemmung und möglicher Abschwächung.

Entwicklungsgeschichtlich waren beide Fasertypen ursprünglich in anatomisch determinierten Einzelmuskeln mit gerichtetem Zielcharakter repräsentiert. Im Lauf der Entwicklung wurden beide Fasertypen in jedem Einzelmuskel zusammengefasst. Dabei

EXKURS

Aus der Entwicklungsgeschichte ableitbar hat jeder menschliche Einzelmuskel tonische Faseranteile. Diese sind entwicklungsgeschichtlich wesentlich älter und dominieren das klinische Störbild. Im gegenwärtigen medizinischen Handlungskonzept wird dieser Tatsache meist zu wenig Bedeutung zuerkannt.

blieb aber die Orientierung auf Einzelfaszikel mit entweder tonischer oder phasischer Ausprägung erhalten.

Die Muskeln des Menschen weisen eine individuell gering variierende Gleichverteilung von tonisch oder phasisch organisierten Einzelfaszikeln auf. Die damit verbundene individuelle Variation prägt den jeweiligen Phänotyp des Menschen hinsichtlich seines Bewegungssystems und scheint genetisch bedingt zu sein.

Eine solche Gleichverteilung der unterschiedlichen Muskelfaserbündel gilt für die Mehrzahl der Muskeln des Menschen. Als Ausnahmen gelten Muskeln mit seit langem festliegender Leistungsprofilierung. Muskeln mit Aufgabe der Gravitationsabarbeitung bedürfen, wahrscheinlich genetisch bedingt, einer Mehrzahl an **tonischen Faserzügen. Phasisch konfigurierte Muskeln,** also solche mit rasch wechselnder Leistungsanforderung, sind im Wesentlichen in vier Gruppen zusammenfassbar.

Tonisch geprägte Muskulatur	Phasisch geprägte Muskulatur
M. soleus	Glutealmuskulatur
M. gastrocnemius	Rumpfbeuger, also die Bauchmuskelgruppe
Mm. adductores	sogenannte untere Schulterblattstabilisatoren, also – *M. trapezius mit seiner langgestreckten Pars ascendens,* – *M. serratus anterior* – *Mm. rhomboidei*
M. rectus femoris	
M. tensor fasciae latae	
M. piriformis	
ischiokrurale Muskelgruppe	tiefe Halsbeuger
M. iliopsoas	Als Einzelmuskel für rasche Kniestreckung kommt der *M. vastus medialis* des *M. quadriceps femoris* hinzu.
M. quadratus lumborum	
lange Rückenmuskeln *(M. longissimus, M. iliocostalis)*	
Mm. pectorales	
M. trapezius/pars descendens	
M. levator scapulae	

3.1.2 Myofasziale Dysbalance

Wiederum genetisch determiniert bleiben Muskelfaserbündeln, auch unter aktuell angepassten Verteilungsbedingungen, die ursprünglichen Irritationsantworten erhalten: Dies kann in Muskeln mit höherer Anzahl von tonisch formierten Muskelfaserbündeln, also in haltungsrelevanten Muskeln, zu Verspannungs- oder sogar zu Verkürzungszuständen führen.

Muskeln mit Schnelligkeitscharakter dagegen neigen zu Hemmung und Abschwächung. Allerdings darf man bei derartigen Überlegungen nicht die evolutionäre Priorität der tonischen Muskelanteile außer Acht lassen: Mangelnde Verlängerbarkeit in

Form von Verspannung oder sogar Verkürzung ist immer dominierende Irritationsfolge.

Da bei den meisten Funktionsketten tonisch geprägte Muskeln in antagonistischer Verbindung mit phasisch geprägten zusammenarbeiten, bestimmt das Irritationsverhalten tonischer Muskulatur das Gesamtbild. Folge ist eine dauernde Verlängerungssituation phasisch geprägter Muskuatur, welche dadurch scheinbar reaktionsverzögert agiert und sich letztlich abschwächt, ihr Leistungsoptimum also nicht mehr erreicht. Praktisch therapeutisch bedeutet das:

Erst die Normalisierung von tonisch geprägter Muskulatur ermöglicht antagonistisch verknüpften phasischen Muskeln, zu effektiver Leistung zu gelangen. Der ableitbare Kernsatz für notwendige Behandlung lautet also: Spannungsmindernde Optimierung von tonisch geprägter Muskulatur steht vor der Fazilitations- und Kräftigungnotwendigkeit von phasisch geprägten Bewegungsmuskeln.

3.1.3 Muskuläre Triggerpunkte

EXKURS

Übrigens werden in die Extremitäten ausstrahlende Schmerzen bei Blockierungen häufig fehlgedeutet als Irritation eines Nervs. Viel häufiger jedoch entspricht diese Ausstrahlung Schmerzreferenzzonen von muskulären Triggerpunkten, welche sich aufgrund segmentaler Zusammenhänge nahezu immer als Begleiterscheinung bei Blockierungen entwickeln. Lewit hat dazu treffend formuliert: Nerven sind Informationsleitgewebe und kein Leidegewebe.

Diese Überlegungen gelten auch für intramuskuläre Strukturen. Es wurde bereits erwähnt, dass in jedem Muskel tonische und phasische Faserzüge nebeneinanderliegen. Die **Muskeltriggerpunkte mit ihren Referenzzonen** werden von den Autoren vereinfachend gedeutet als Ausdruck von durch Irritation verspannten tonischen Muskelfaserzügen. Dabei findet sich mit Regelmäßigkeit eine Fernwirkung in Form von Referenzzonen, welche durch Schmerz, Parästhesie, aber auch gelegentlich vegetative Symptomatik gekennzeichnet sind. Der neurophysiologische Zusammenhang zwischen lokaler Span-

EXKURS

An einigen Stellen des Körpers sind Tenderpoints und Triggerpunkte, manchmal auch Akupunkturpunkte identisch. Beeinflussung gelingt dann je nach Erfahrung des Behandlers sowohl über Positionierung, als auch über Triggerpunktrelaxation oder Akupunktur. Es ist noch nicht klar, ob diesem Phänomen ein neurophysiologisches Prinzip zugrunde liegt.

nungsvermehrung von Muskelfaserbündeln und entfernt liegenden Referenzzonen ist allerdings nicht immer nachvollziehbar. Er ist am ehesten erklärbar durch **neuroanatomische Verschiebungen** im Lauf der Entwicklung des Menschen.

Während Triggerpunkte, also Spannungsvermehrung tonischer Muskelfaserzüge, dem geübten Untersucher palpatorisch zugänglich sind, lässt sich die Irritation phasischer Muskelfaserzüge mit Hemmung oder sogar Abschwächung nur als Kraftminderung oder verspätete Kontraktion des Gesamtmuskels identifizieren. JANDA hat für sechs Bewegungsmuster des Menschen Kontraktionsreihenfolgen angegeben, sogenannte **motorische Stereotypien,** die als **ökonomische Abfolgen für das Bewegungssystem** angesehen werden (nachzulesen in seinem Buch zur manuellen Muskelfunktionsdiagnostik):

Hüftabduktion — Hüftextension — Rumpfaufrichtung
— Armabduktion — Kopfvorbeuge — Liegestütz

Abweichungen von diesen idealen Abläufen, sogenannte **Fehlstereotypien,** führen zu unökonomischer Belastung und damit zu Funktionsstörungen von Gelenken und im weitesten Sinne zu myofaszialer Dysbalance.

! Zusammenfassend kann also gesagt werden: Muskulatur erzeugt Bewegung und ist damit wichtiger Teil des Bewegungssystems. Demzufolge bedeutet Abweichung von der normalen Bewegung eines Muskels gleichzeitig Systembeeinträchtigung.

Muskuläre Irritation macht sich auf unterschiedliche Art und Weise bemerkbar. Bei prinzipiell erhaltener Funktionalität erzeugt Irritation Dysbalance.

- Diese besteht in einer Spannungsvermehrung tonischer Muskelanteile. Betrifft diese Mehrspannung faszial umhüllte Einzelfaserbündel eines Muskels, resultieren daraus Triggerpunkte samt ihrer segmental-neurophysiologischen Begleiterscheinungen, also der sogenannten Referenzzonen. Die Autoren sprechen bei Triggerpunkten von **intramuskulärer Dysbalance.**
- Betrifft Spannungsvermehrung tonisch konfigurierte Einzelmuskeln mit Dauerhalteaufgaben, erzeugt dies Dysbalance im Gesamtsystem. Da eine Bewegung nie ausschließlich durch einen Einzelmuskel realisiert wird, sondern immer eine Funk-

EXKURS

In der Diktion nach JANDA (eingeschlossen in das Lehrprogramm der ÄMM) sind Verspannung und Verkürzung sauber zu unterscheiden. Verspannung betrifft die Verlängerbarkeit allein der kontraktilen Elemente, Verkürzung tritt ein, wenn auch die bindegewebigen Hüllstrukturen betroffen sind. Therapeutische Beeinflussung geht immer den gleichen Weg, nämlich Triggerpunktlöschung, postisometrische Relaxation bei Verspannung und, selten, danach Dehnung bei Verkürzung.

tionskette von Muskeln in Gang setzt, resultieren Leistungsstörungen ganzer Bewegungsabläufe. Man spricht von muskulärer, besser allerdings von **myofaszialer Dysbalance.**

3.1.4 Schmerz und Auslöser myofaszialer Dysbalance

Immer bedeutet Dysbalance Spannungsvermehrung bestimmter Muskelanteile oder ganzer Muskeln, ist also mit vermehrter Leistungsanforderung verbunden. Dies bedeutet eine Erhöhung des Sauerstoffbedarfs. Kann dieser nicht ausreichend gedeckt werden, folgt daraus eine Hypoxie. Dies dürfte der Grund für Schmerzen im Bewegungssystem bei allen Dysbalanceformen sein. Klinischer Ausdruck sind neben Schmerz und tastbarer Spannungsvermehrung eine Hemmung oder sogar Abschwächung von phasisch konfigurierter Muskulatur.

Bleibt die Frage nach den möglichen Gründen für myofasziale Dysbalance. Diese lassen sich, häufig kombiniert auftretend, schlagwortartig zusammenfassen:

- Fehlbelastung,
- Ermüdung,
- überfordernder Leistungsanspruch,
- Traumatisierung.

Letzteres kann auch auf die psychisch-emotionale Ebene übertragen und als mögliche Ursache einer muskulären Spannungserhöhung, besonders in Kau- und Nackenmuskulatur (Janda), betrachtet werden.

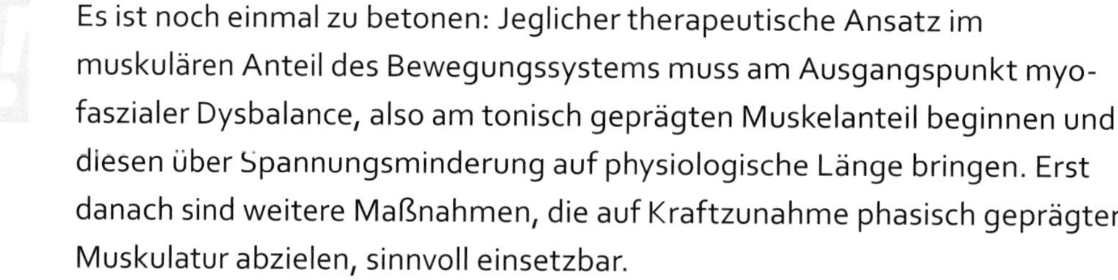

Es ist noch einmal zu betonen: Jeglicher therapeutische Ansatz im muskulären Anteil des Bewegungssystems muss am Ausgangspunkt myofaszialer Dysbalance, also am tonisch geprägten Muskelanteil beginnen und diesen über Spannungsminderung auf physiologische Länge bringen. Erst danach sind weitere Maßnahmen, die auf Kraftzunahme phasisch geprägter Muskulatur abzielen, sinnvoll einsetzbar.

Leider herrscht heutzutage der Trend zur „Muskelkräftigung" bei offensichtlicher myofaszialer Dysbalance, ohne den aufgezeigten Zusammenhängen ausreichend Beachtung zu schenken. Als sich einer der Autoren dieses Buches über die häufige Nichtbeachtung der geschilderten Prioritätsabfolge beklagte, sagte Arens, einer der ärztlichen Urheber für die hier geschilderte Vorgehensweise: „Lass sie doch, sie bewegen sich wenigstens!"

Nachbarstrukturen des Hüftgelenks mit Beziehung zur unteren Extremität

3.2

3.2.1 *M. iliopsoas*

Anatomische und funktionelle Besonderheiten

Dieser Muskel besteht aus zwei völlig getrennten Einzelmuskeln, die lediglich einen gemeinsamen Ansatz am Oberschenkel sowie eine gemeinsame Innervation besitzen:

› Der kompaktere *M. psoas* kommt vom letzten Brustwirbel und von den Lendenwirbeln.
› Der zweite Muskelanteil, der *M. iliacus*, entspringt an der Innenseite der Beckenschaufel und hat dünne, flächige Gestalt.

EXKURS: Übrigens entspricht der *M. psoas* bei warmblütigen Tieren mit Ausnahme von Geflügel dem auf dem Küchenzettel stehenden Filet.

Beide Muskelteile vereinen sich und ziehen unter dem Leistenband hindurch an das Femur, und zwar an dessen *Trochanter minor* genannten Knochenvorsprung an der Innenseite des kräftigen Oberschenkels. Beide Muskelanteile sind tonisch konfiguriert, also auf Dauerspannung eingerichtet. Aufgabe des Gesamtmuskels ist Beugespannung und damit Beugeleistung im Hüftgelenk. Gleichzeitig sorgen die unterschiedlich entspringenden, aber gemeinsam innervierten Muskelteile für einen Anpressdruck der Beckenschaufeln gegen das Kreuzbein, also gegen die Zentralachse des Rumpfes. Damit gewährleistet dieser Doppelmuskel in der Standbeinphase eine Lastübertragung vom Rumpf auf den Boden.

Eine Störung dieses Muskels mit Spannungsvermehrung hat weitreichende Folgen für die Ansprüche des Bewegungssystems. Eine solche Spannungserhöhung verhindert die vollständige Streckung des Hüftgelenkes. Die dadurch erzeugte dauerhafte Hüftbeugung erzwingt eine ebenso unphysiologische dauerhafte geringe Kniebeugung und eine Dorsalextensionstendenz im oberen Sprunggelenk im Sinne einer **absteigenden Verkettung.** Aus allen geschilderten Änderungskomponenten resultiert eine muskuläre Mehrbeanspruchung des betroffenen Beins in der jeweiligen Standbeinphase beim Gehen.

EXKURS: Im Unterricht spotten zwei der Autoren: So lautet die Erfolgskette operierender Fachkollegen.

Von nicht geringerer Bedeutung ist die mit dieser Störung verbundene Fehlbelastung der Wirbelsäule. Die mangelhafte Hüftgelenksextension erzwingt eine ausgleichende Rotation am thorakolumbalen Übergang. Vereinfacht gesagt wird das Hüftgelenk quasi funktionell in Richtung Brustwirbelsäule verschoben. Folge davon ist, dass die thorakale Rückenstreckmuskulatur zur Stabilisierung der Brustwirbelsäule eine höhere Spannung aufbauen muss, was einerseits Ausgangspunkt von Rückenschmerzen, andererseits von aufsteigenden Störketten bis in Höhe der Kopfgelenke sein kann.

!

Tenderpoints bei einem gestörten Spannungszusstand des *M. iliopsoas* finden sich einmal in jeder der zwei Muskelkomponenten und für beide zusammen im gemeinsamen Ansatzbereich, also in der Region des *Trochanter minor* am Femur.

EXKURS

Die Doppelkonstruktion des *M. iliopsoas* kann als Geniestreich der Evolution gelten: Beinbeugespannung ist gekoppelt mit Festigung der Beckenringstruktur. Dadurch werden zweibeiniges Gehen mit Stand- und Schwungbeinphase und zugleich vertikale Rumpfrichtung ermöglicht.

Tenderpoint-Lokalisation und Positionierungsbehandlung des *M. psoas*

Tenderpoint-Lokalisation

Der Tenderpoint für den *M. psoas* liegt im Muskelbauch im Retroperitonealraum. Zum Aufsuchen liegt der Patient auf dem Rücken. Der Untersucher steht seitlich in Rumpfhöhe. Er tastet mit den Langfingern der kopfseitigen Hand auf der Mitte einer Verbindungslinie zwischen Nabel und vorderem Darmbeinstachel.

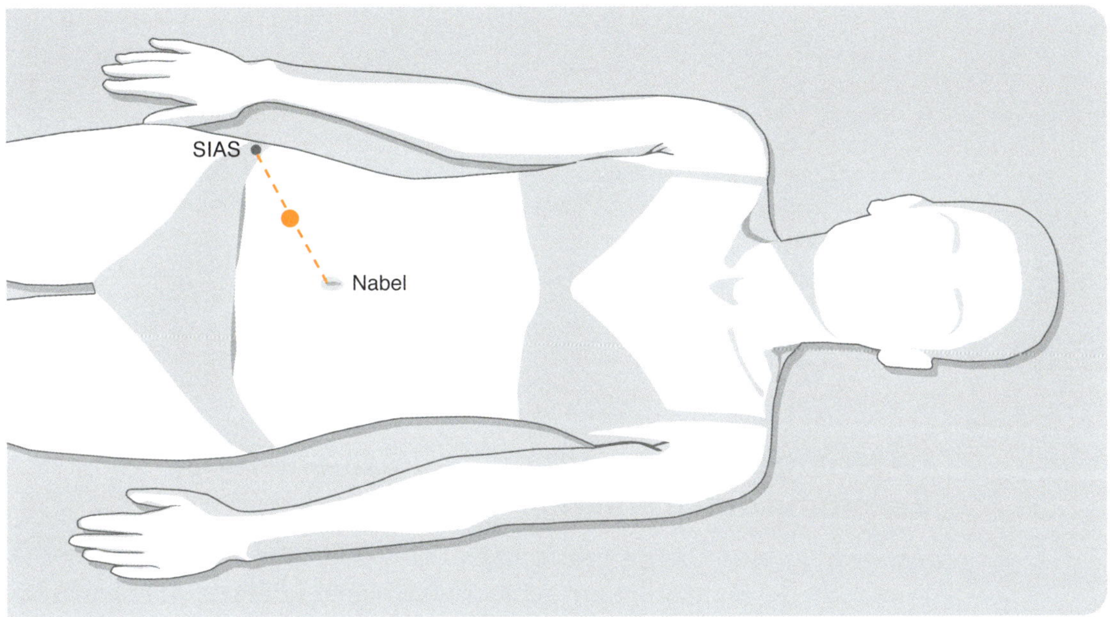

Handanlage für Tenderpoint *M. psoas*

Dazu legt er den Mittelfinger seiner Palpationshand im rechten Winkel zur Körperlängsachse des Patienten auf dessen Bauch und beschwert die Tasthand mit der fußseitigen Hand. Mit beiden Händen zugleich gelingt es ihm, sich in die Tiefe durchzutasten. Er findet den Tenderpoint als Muskelverquellungszone, die meist deutlich druckschmerzhaft ist. Als hilfreich kann sich eine minimale aktive Iliopsoas-Kontraktion erweisen, wie sie durch eine geringe Hüftbeugung erzeugt wird.

Lagerung zur Vorbereitung der Positionierung, Einleitung durch Traktion

Nun zieht der Behandler mit seiner fußseitigen Hand das zu behandelnde Bein in Knie- und Hüftgelenksbeugung und setzt dessen Fuß auf die Liege auf. Dann lagert er das Patientenbein entweder auf dem Oberschenkel des auf der Liege abgestellten Behandlerbeins ab oder hängt sich mit der Ellenbeuge seines Arbeitsarmes so in die Kniekehle des Patientenbeines ein, dass das Bein des Patienten mit der Hand von medial abgestützt werden kann.

Bei beiden Möglichkeiten ist eine rechtwinklige Hüftbeugung die Ausgangssituation für einen deckenwärts gerichteten Zug am Patientenbein, was eine Traktionswirkung auf Hüftgelenk und Becken erzielt.

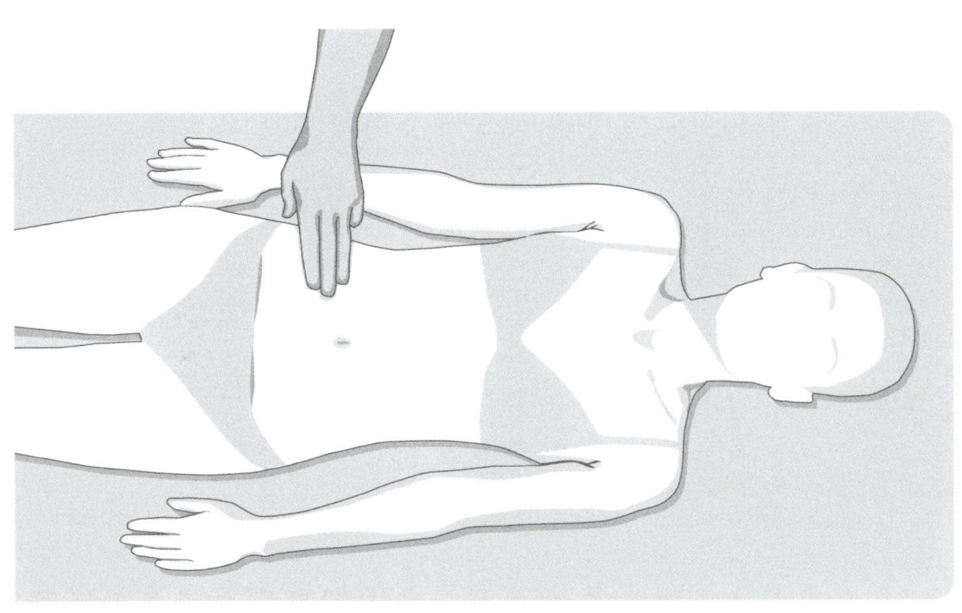

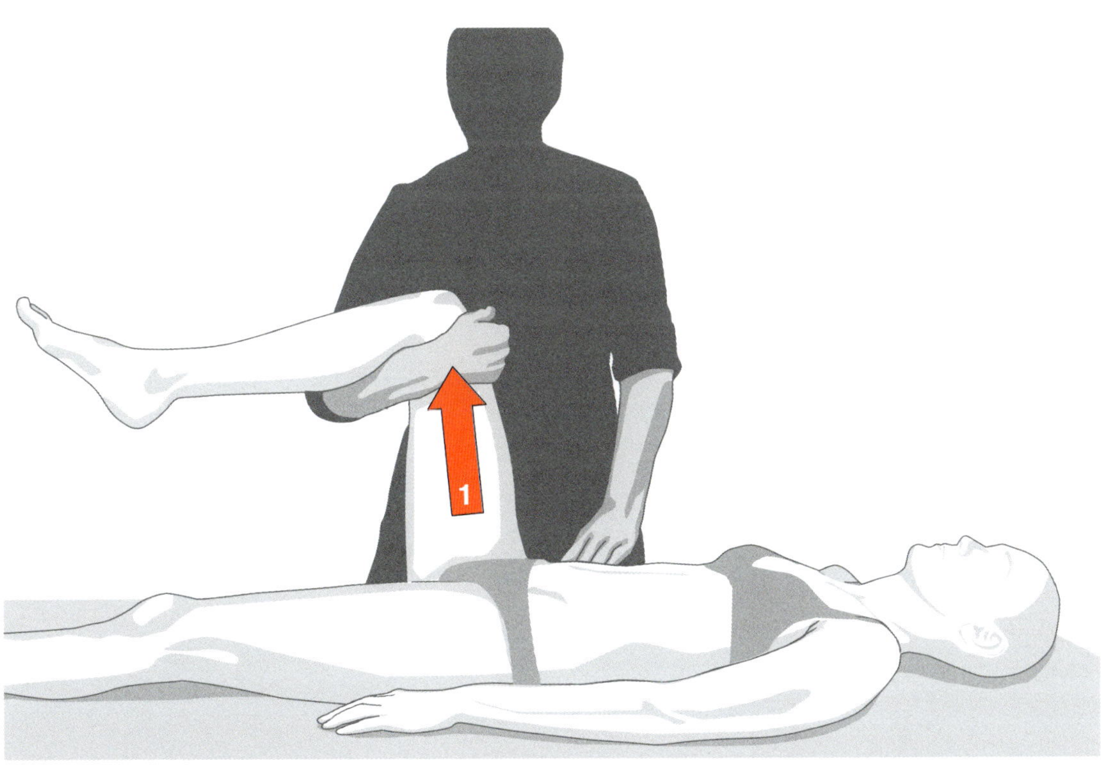
1

Positionierungsbehandlung *M. psoas*

Die weiteren Positionierungsschritte bestehen in weiterer Hüftbeugung, geringer Abduktion und Außenrotation und werden in ihrem jeweiligen Ausmaß beurteilt über Spannungsabfall am Tenderpoint, tastbar über die Kontakthand des Behandlers.

In dieser Positionierungseinstellung verbleibt das Patientenbein länger als üblich, nämlich etwa 20 Sekunden. Dann erfolgt unter gehaltener Traktion die Rückführung der Beinbeugung über 5–10 Sekunden. Die Traktion wird erst bei einer Hüftbeugung von weniger als 90° aufgegeben. Das untere Bild zeigt eine Vorgehensvariante mit aufgestelltem Behandlerbein.

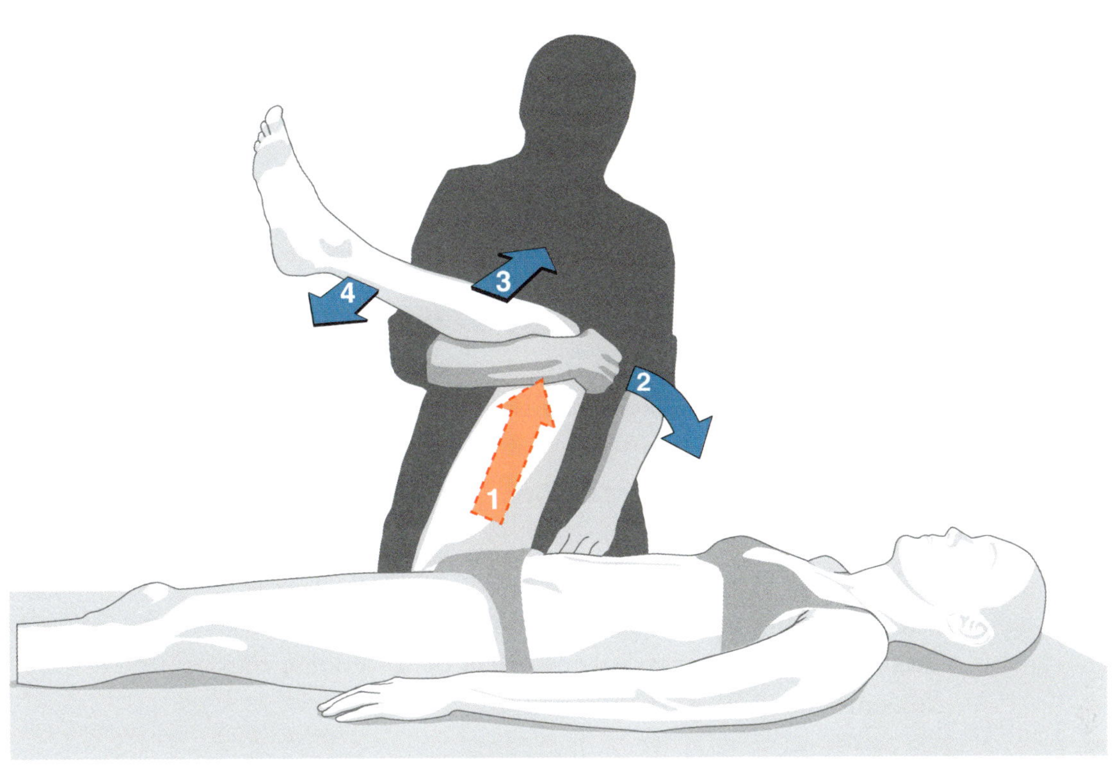
3
4
2
1

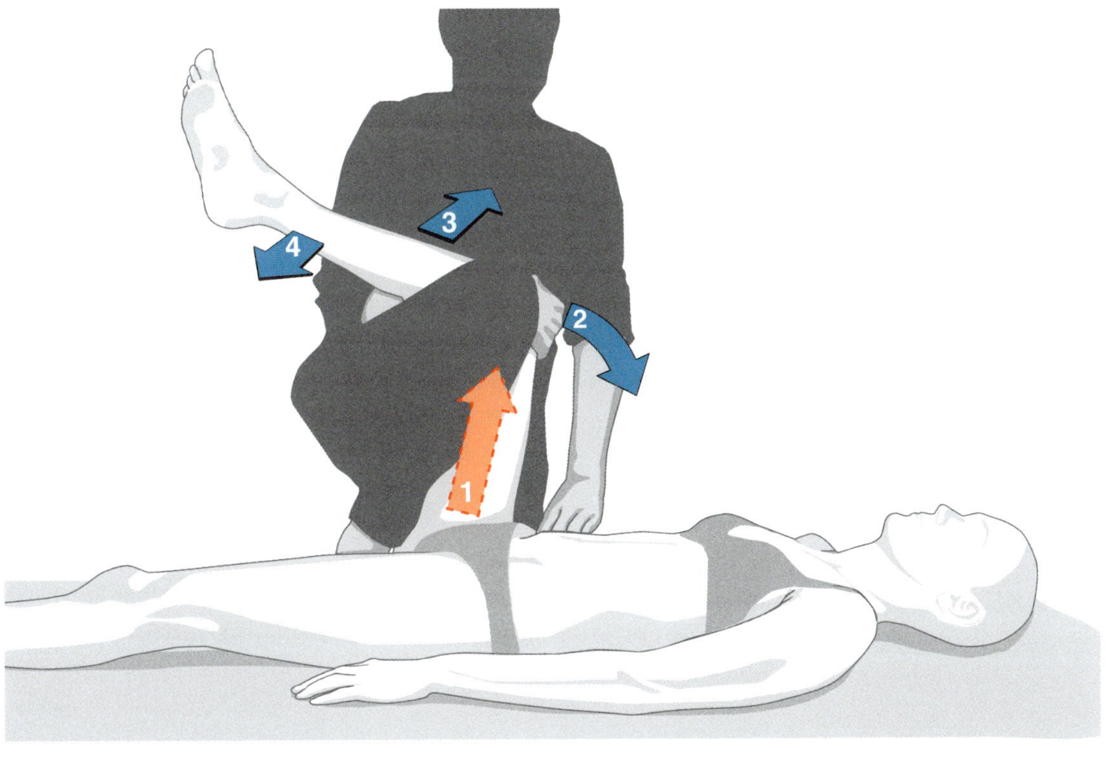
3
4
2
1

Tenderpoint-Lokalisation und Positionierungsbehandlung des *M. iliacus*

Tenderpoint-Lokalisation

Der Tenderpoint für Spannungsvermehrung des *M. iliacus* liegt an der Innenseite des Beckens, und zwar in Höhe des vorderen Darmbeinstachels. Er entspricht dem Tenderpoint für eine Funktionsstörung im unteren Gelenkabschnitt des Iliosakralgelenks.

Um ihn zu finden, steht der Behandler behandlungsseitig in Beckenhöhe mit Blick zum Patientenkopf. Er tastet mit der kopfseitigen Hand, die er mit Langfingern in Richtung zum Nabel hin auf den Beckenrand in Höhe des vorderen Darmbeinstachels auflegt. Durch Beugung der Endgelenke lässt sich der Tenderpoint an der Innenfläche des Iliums palpatorisch gut erreichen. Der Tenderpoint ist gewöhnlich stark schmerzhaft. Das weitere Vorgehen entspricht der Positionierung des unteren Gelenkabschnitts im Iliosakralgelenk.

Positionierungsbehandlung

Der fußseitige Behandlerarm beugt das Tenderpoint-seitige Hüftgelenk 90°, so dass der Unterschenkel frei hängen kann und legt die Hand auf das Kniegelenk des Patienten. Einleitend wird über diesen Kontakt **Kompression** in Oberschenkelrichtung – also auf das Hüftgelenk zu – ausgeführt.

Als weitere Positionierungsschritte werden geringe Hüftgelenksadduktion und ebenfalls geringe Innenrotation eingestellt, letzteres am einfachsten über Hebelwirkung am Patientenunterschenkel durch den fußseitigen Unterarm des Behandlers.

Die Positionierungskontrolle erfolgt wiederum über Spannungsbeurteilung am Tenderpoint. Die Positionierungszeit beträgt auch hier 20 Sekunden, die Rückführzeit etwa 5–10 Sekunden. Nimmt bei Rückführung des Beins die Spannung am Tenderpoint wieder zu, verlängert man den Vorgang.

Die Kompression wird als letzte Behandlungskomponente aufgegeben.

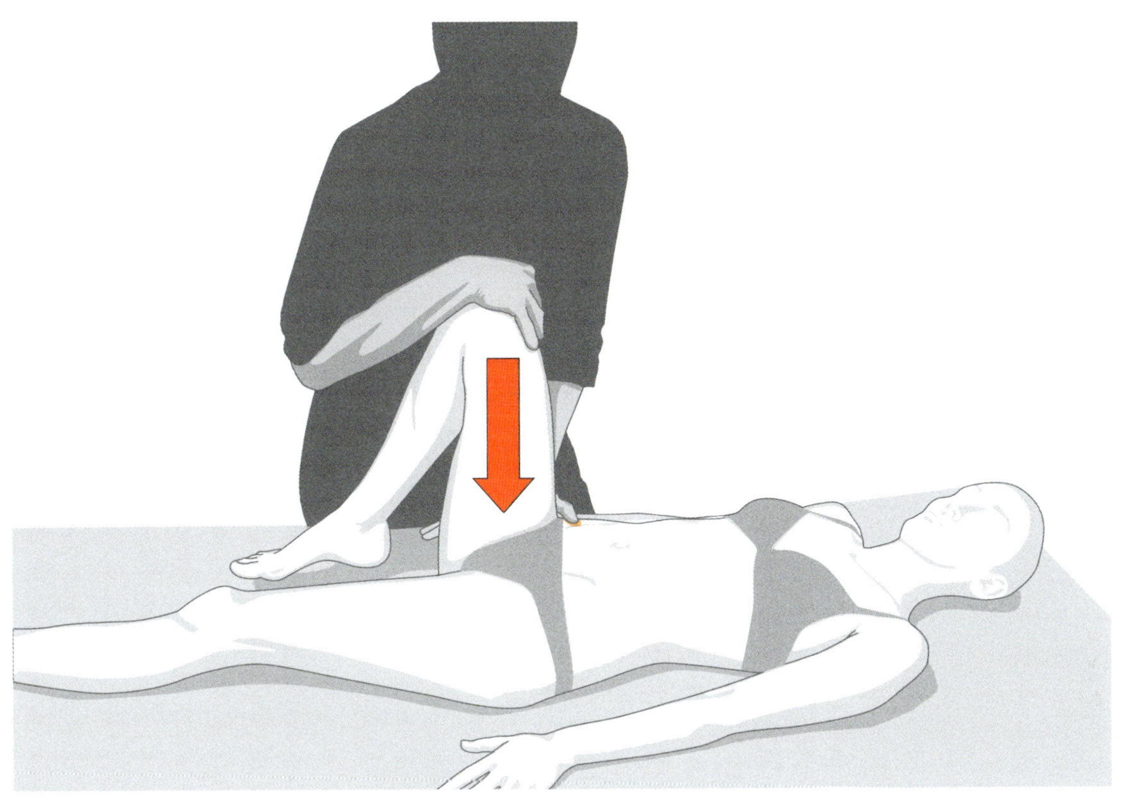

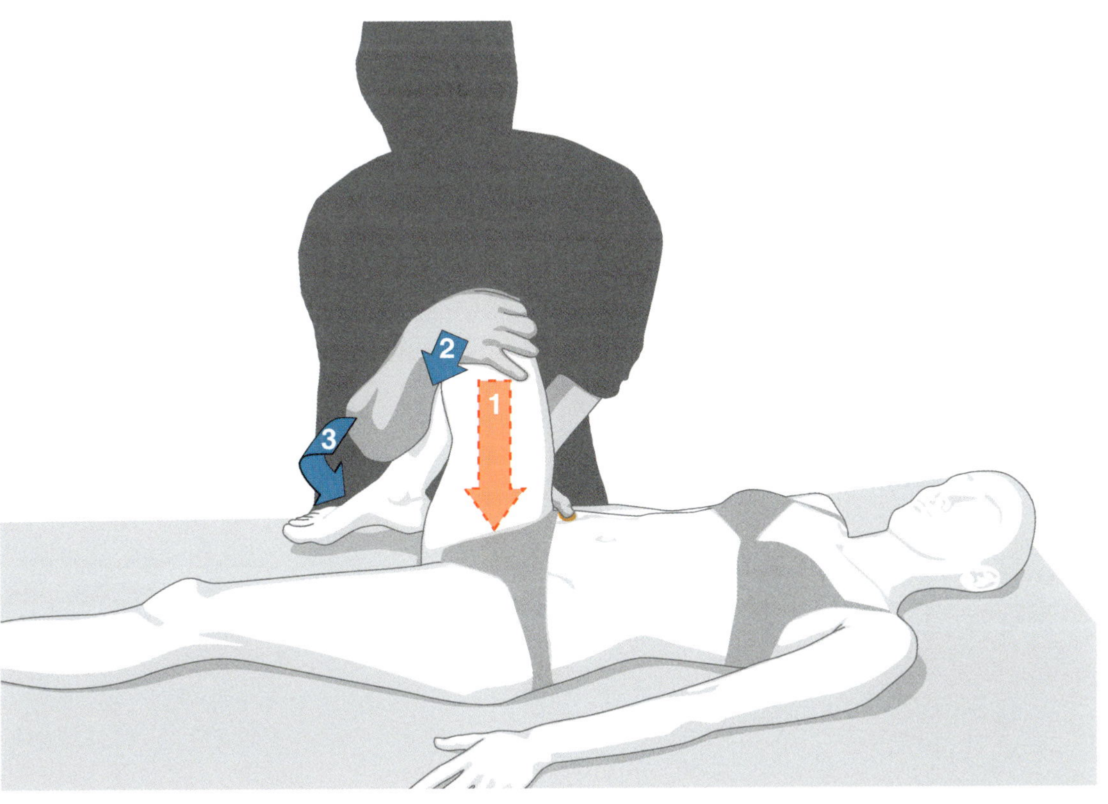
2
1
3

Positionierungsbehandlung *M. iliopsoas* am Ansatz im Bereich des *Trochanter minor*

Tenderpoint-Lokalisation

Einen weiteren Tenderpoint haben die beiden spannungsvermehrten Muskelanteile an ihrem Ansatz am Oberschenkelknochen. Um diesen zu suchen, liegt der Patient auf dem Bauch. Der Behandler steht in Oberschenkelhöhe auf der Tenderpoint-Gegenseite mit Blick zum Tenderpoint hin. Dieser findet sich zwischen Adduktoren und Ischiokruralmuskulatur. Die Palpation zielt nach zunächst in die Tiefe gerichtetem senkrechten Druck auf den *Trochanter minor* am Oberschenkel, unmittelbar unterhalb des Sitzbeinhöckers, der als Leitstruktur dienen kann.

Positionierungsbehandlung

Tenderpoint-Kontakt erhält der Behandler über die Langfinger seiner kopfseitigen Hand. Mit der Gegenhand unterfährt er schalenförmig die Patella des im Kniegelenk gebeugten Patientenbeins, wobei der Patientenfuß hinter dem Behandleroberarm ruht. Unter **Kompression** in Oberschenkelrichtung, also auf das Hüftgelenk zu, folgen als weitere Positionierungskomponenten minimale Extension, geringe Adduktion und eine Außenrotation im Hüftgelenk durch Hebelbewegung über den Unterschenkel des Patienten auf den Behandler zu.

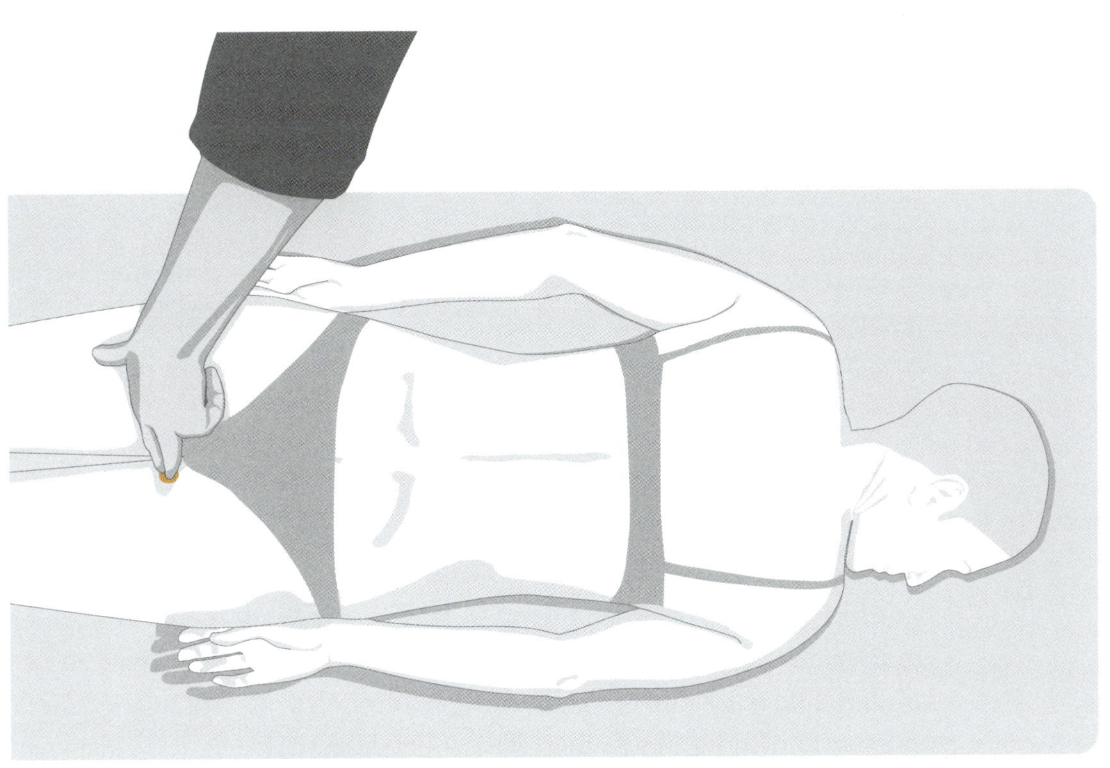

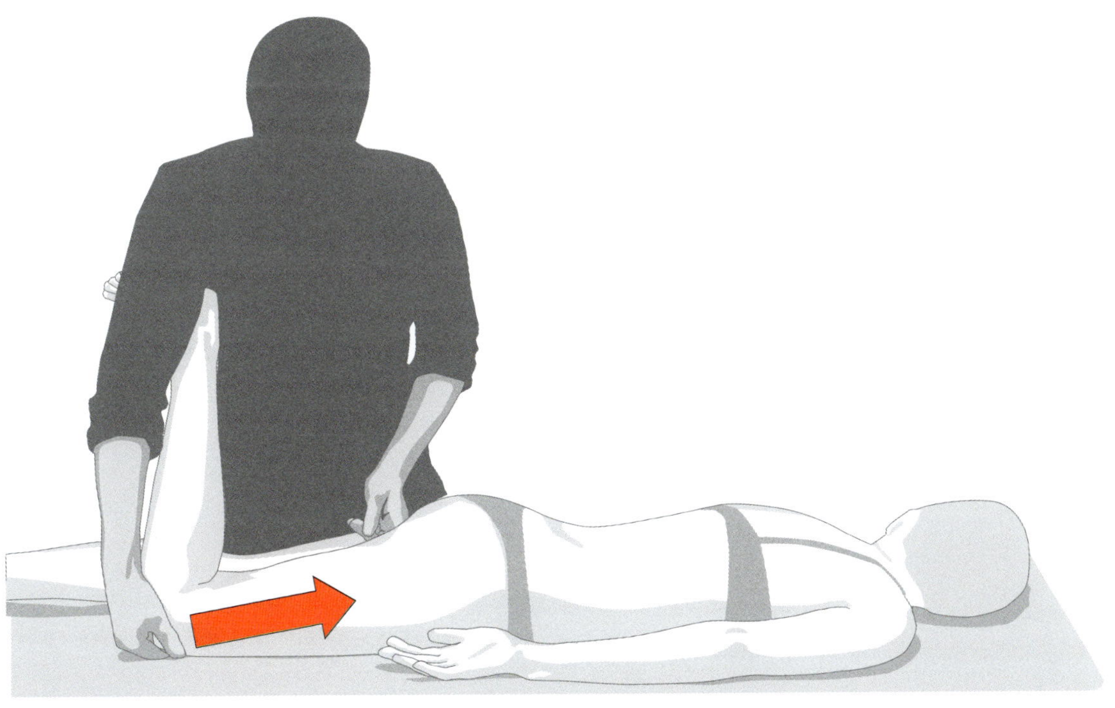

Positionierungsbehandlung (Forts.)

Das Positionierungsausmaß für jede dieser Bewegungen bemisst der Behandler wiederum über den Spannungsabfall am Tenderpoint. Auch hier empfiehlt sich eine Verlängerung der Positionierungszeit auf etwa 20 Sekunden. Die Rückführzeit sollte wie gewöhnlich 5–10 Sekunden dauern und vordergründig die Außenrotation betreffen. Als letztes gelöst werden Kompression und, durch Aufgabe des Kontakts am Kniegelenk, die Extension.

Eine Besonderheit bei der Behandlung des Psoasanteils dieses Muskels stellt die **Fazilitation** dar. Hier erfolgt anstelle der Kompression auf den Tenderpoint zu ein Traktionszug in Oberschenkelrichtung. Nach Erfahrung der Autoren erreicht man auch damit einen der Kompression gleichwertigen zeitoptimierenden Fazilitationseffekt.

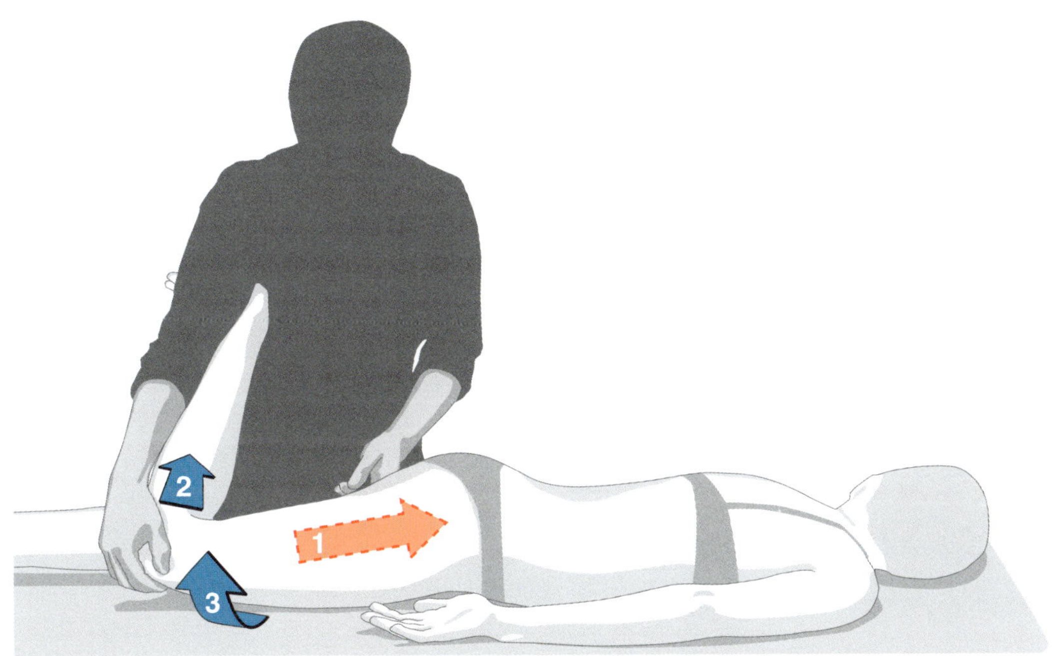
2
1
3

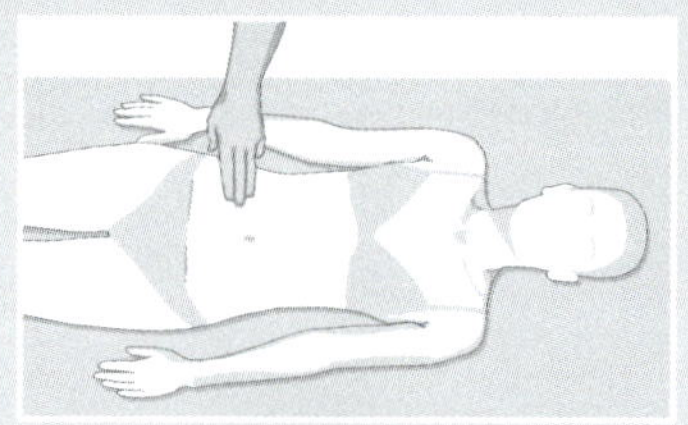

Auf einen Blick!
Positionierungsbehandlung des *M. iliopsoas*

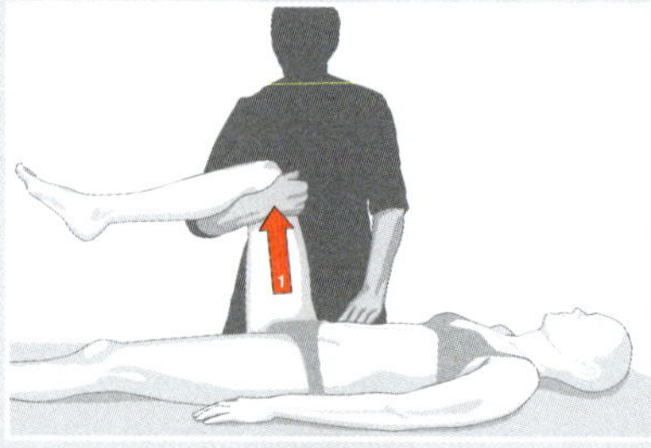

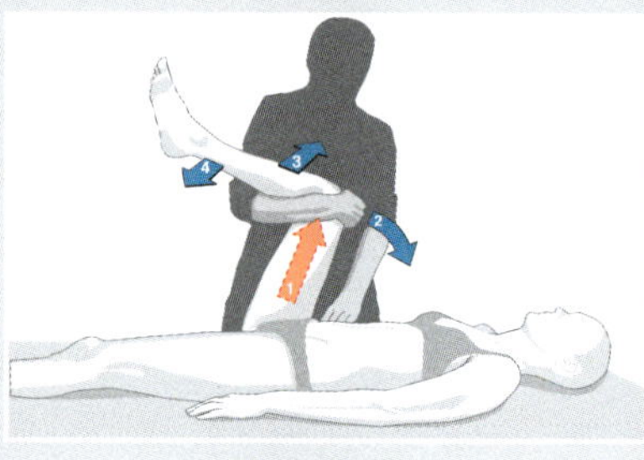

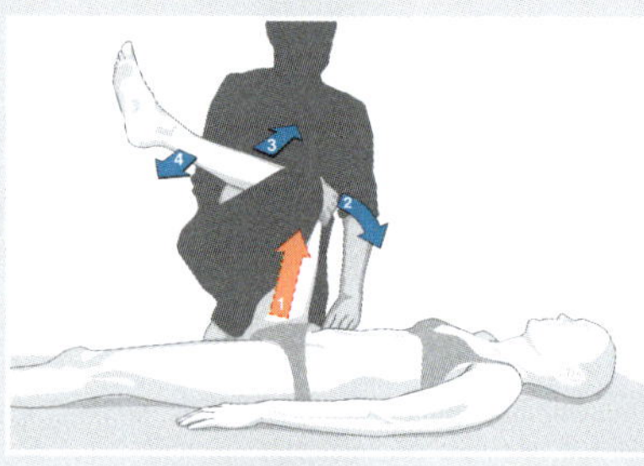

Positionierungsbehandlung des *M. psoas*

- Tenderpoint-Lokalisation im Muskelbauch auf der Mitte der Verbindungslinie zwischen Nabel und vorderem Darmbeinstachel
- Patient in Rückenlage
- Behandler auf der Tenderpoint-Seite
- Tenderpoint-Kontakt mit kopfseitiger Hand
- fußseitiger Behandlerarm beugt Tenderpoint-seitiges Hüftgelenk 90°, zur Fazilitation Traktion in Oberschenkelrichtung
- Positionierung durch Verstärkung von Flexion, geringe Abduktion und Außenrotation
- Positionierungszeit von mindestens 20 Sekunden, Rückführungszeit 5–10 Sekunden
- Traktion zuletzt aufgeben

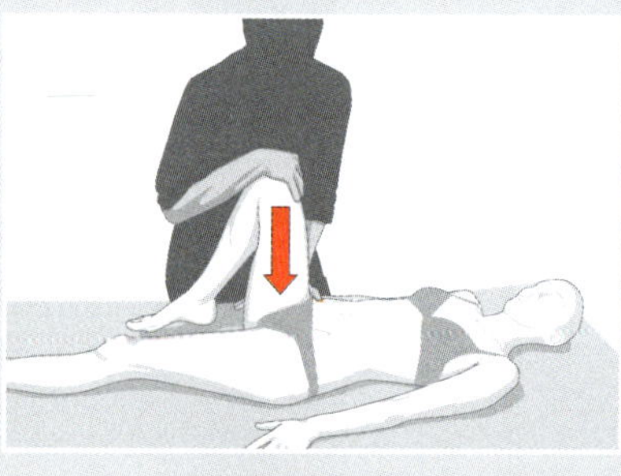

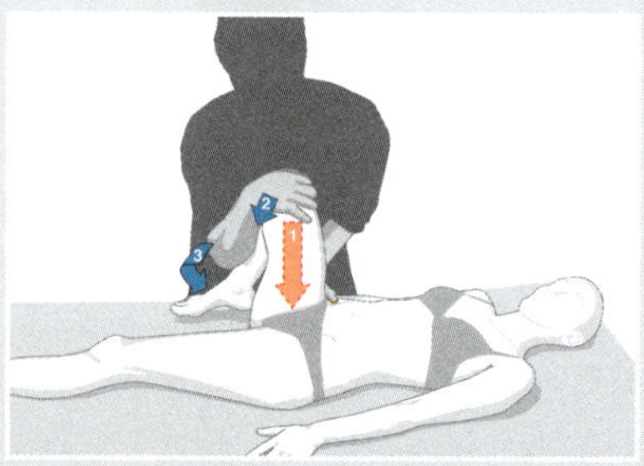

Positionierungsbehandlung des *M. iliacus*

- Tenderpoint-Lokalisation an der Innenfläche des *Iliums* in Höhe des vorderen Darmbeinstachels
- Patient in Rückenlage
- Behandler auf der Tenderpoint-Seite
- Tenderpoint-Kontakt mit kopfseitiger Hand, beinseitige Hand umfasst bei 90° Hüftbeugung gebeugtes Tenderpoint-seitiges Kniegelenk
- Kompression auf Hüftgelenk zu
- Positionierung in Flexion über geringe Adduktion und Innenrotation im Hüftgelenk
- Positionierungszeit von mindestens 20 Sekunden, Rückführungszeit 5–10 Sekunden
- Kompression zuletzt aufgeben

Tenderpoint am *Trochanter minor*

- Tenderpoint-Lokalisation im Bereich des *Trochanter minor*
- Patient in Bauchlage
- Behandler auf Tenderpoint-Gegenseite
- Tenderpoint-Kontakt mit kopfseitiger Hand, beinseitige Hand umfasst gebeugtes Tenderpoint-seitiges Kniegelenk
- Kompression auf Hüftgelenk zu
- Positionierung durch geringe Extension, Adduktion und Außenrotation im Hüftgelenk
- Positionierungszeit von mindestens 20 Sekunden, Rückführungszeit 5–10 Sekunden
- Kompression zuletzt aufgeben

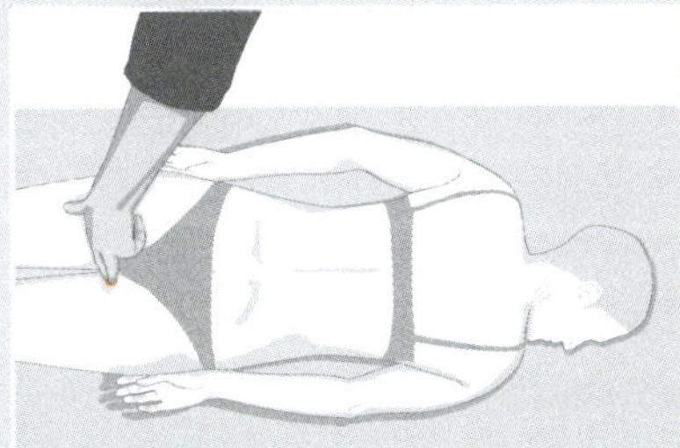

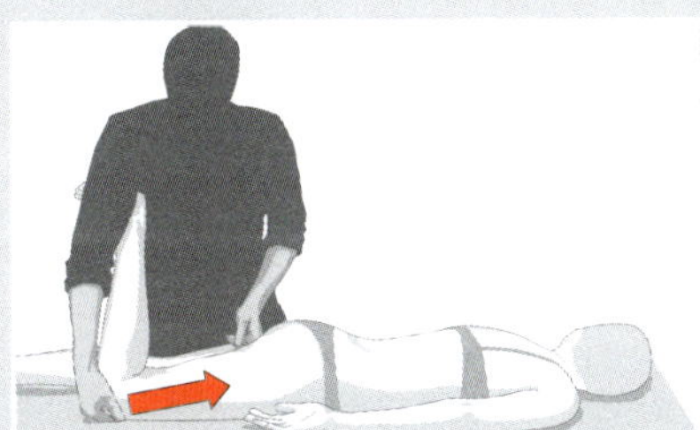

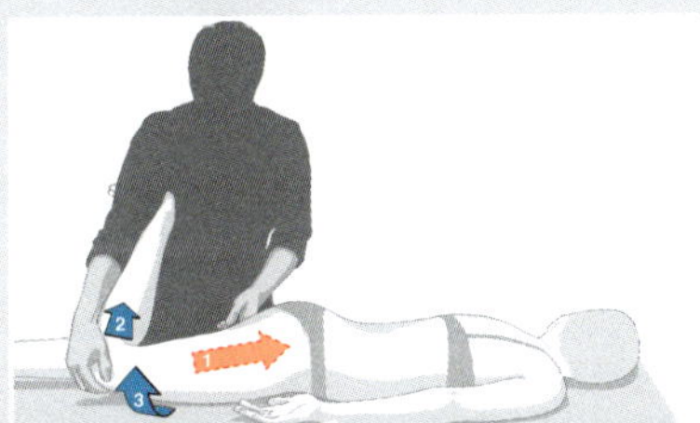

3.2.2 Die Adduktorengruppe

Anatomische und funktionelle Besonderheiten

Dieser sehr mächtige Muskelverband bildet an der Innenseite des Oberschenkels die Scheide zwischen vorn liegender Streck- und hinten liegender Beugemuskulatur. Meist nicht genügend bedacht wird der Umstand, dass fast alle Adduktoren in der Frontalebene an das Femur heran ziehen, also wie in einem Sandwich zwischen *M. quadriceps* und Semi-Muskulatur eingebettet sind und so die genannte Muskelscheide bilden. Sie haben Dauerspannungsaufgaben und sind folgerichtig tonisch konfiguriert.

Ihre Bedeutung liegt in der Gewährleistung von Gang- und Standsicherung des Menschen, wobei die Adduktoren in der Schwungbeinphase die Hüftbeugung unterstützen und in der Standbeinphase dazu beitragen, die Hüftstreckung zu stabilisieren.

Von klinischer Wichtigkeit sind Triggerpunkte mit zugehörigen Referenzzonen, die aber übergangslos in Spannungsvermehrung des Gesamtmuskels münden können.

Tenderpoint-Lokalisation

Der gemeinsame Tenderpoint für eine Spannungsvermehrung der Adduktoren liegt hoch in der Leistenbeuge, und zwar unmittelbar unterhalb des Ursprungs von *M. adductor longus* und *brevis* in Schambeinnähe. Er ist gewöhnlich stark schmerzhaft.

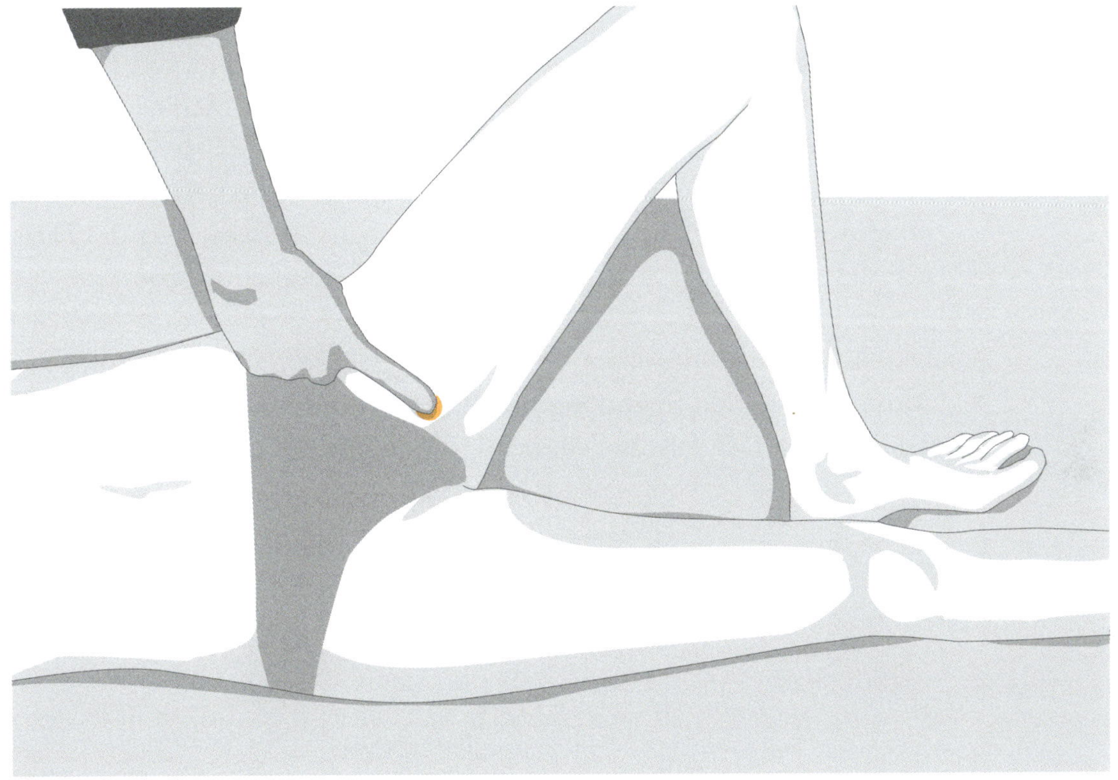

Positionierungsbehandlung

Zum Aufsuchen steht der Behandler neben dem Tenderpoint-seitigen Bein. Der Patient ist in Rückenlage. Der Kontakt zum Tenderpoint erfolgt mit den Langfingern der kopfseitigen Behandlerhand. Zur Behandlung umgreift die fußseitige Hand die Patientenferse von innen her und komprimiert das gestreckte Bein über die Ferse auf das Hüftgelenk zu. Die weiteren Positionierungskomponenten bestehen in geringer Flexion im Hüftgelenk, welche bereits durch Anheben des Beins über die Ferse realisiert wird, sowie Adduktion und deutliche Außenrotation.

Das Ausmaß der einzelnen Positionierungsschritte wird wiederum bestimmt durch den Spannungsabfall am Tenderpoint. Die Positionierungszeit beträgt 10–20 Sekunden, die Rückführzeit 5–10 Sekunden. Die Kompressionskomponente erfährt zuletzt Auflösung.

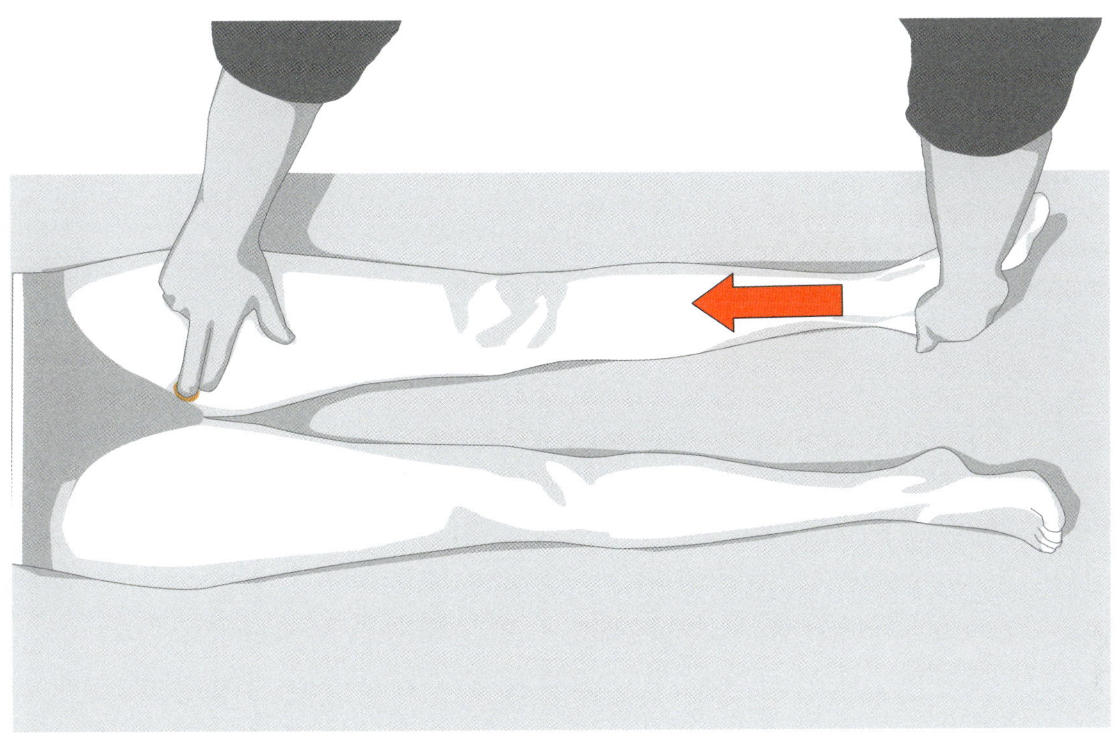

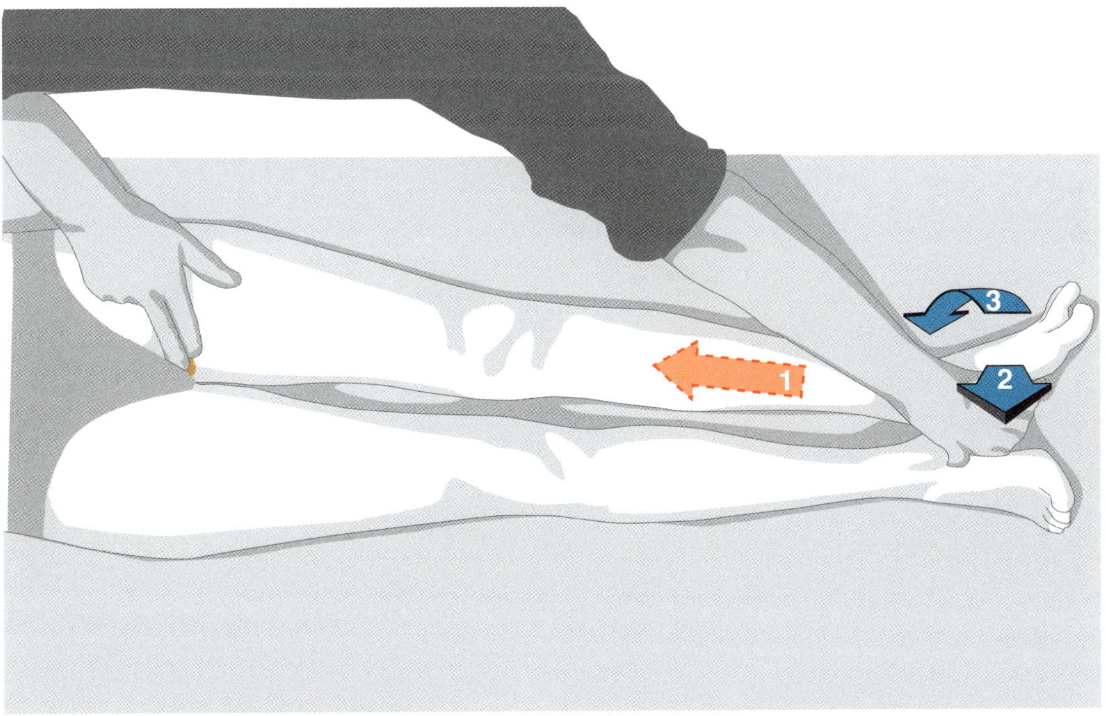
3
1
2

Auf einen Blick!
Positionierungsbehandlung Adduktorengruppe

- Tenderpoint-Lokalisation unterhalb des Leistenbandes in Nähe des Ursprungs von *M. adductor longus* und *brevis*
- Patient in Rückenlage
- Behandler auf Tenderpoint-Seite
- Tenderpoint-Kontakt mit kopfseitiger Hand, fußseitige Hand umfasst Ferse von innen her
- Kompression in Richtung Hüftgelenk
- weitere Positionierung über Adduktion und Außenrotation
- Positionierungszeit 10–20 Sekunden, Rückführungszeit 5–10 Sekunden
- Kompression zuletzt auflösen

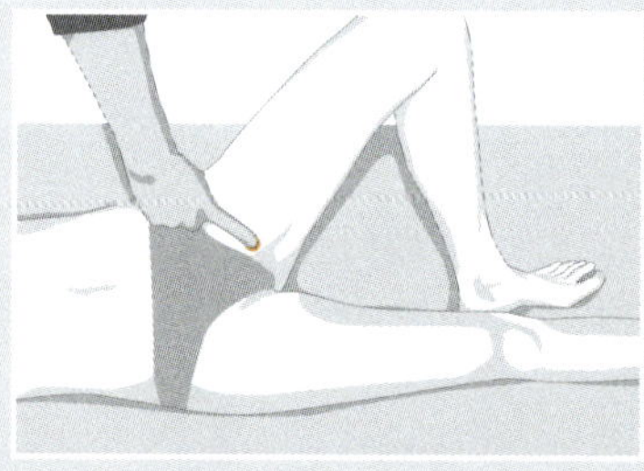

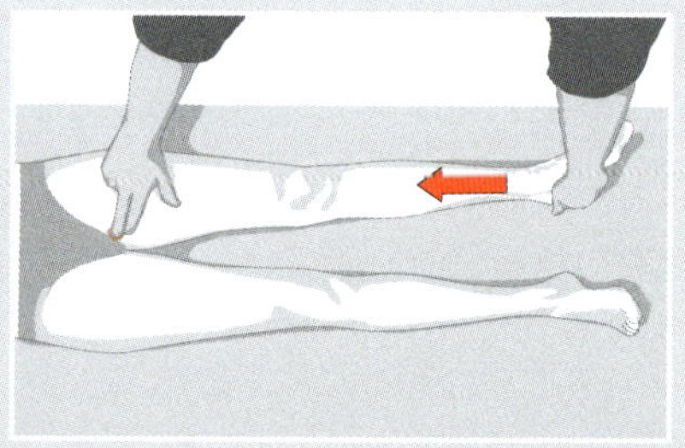

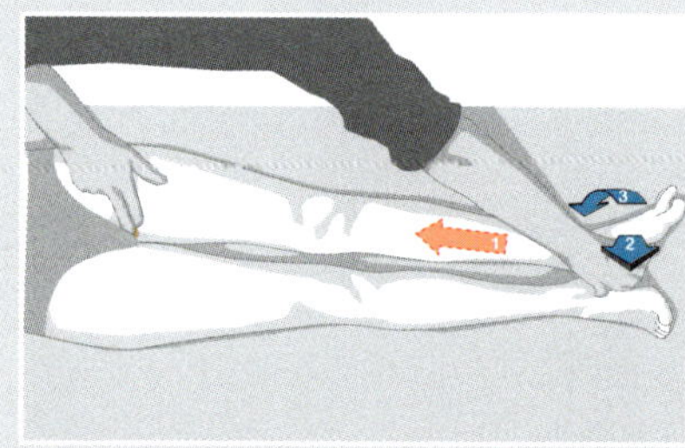

3.2.3 *M. piriformis*

Anatomische und funktionelle Besonderheiten

Dieser Muskel ist für die Klinik muskulärer Dysbalancesyndrome an der unteren Extremität von großer Bedeutung. Er ist der kräftigste und wohl auch der längste Außendrehmuskel für das Hüftgelenk des Menschen im Stand. Er zieht von der Innenfläche des Kreuzbeins an den Trochanter major am Oberschenkel. Bei 60° Hüftbeugung wird der *M. piriformis* aufgrund seiner anatomischen Lage zum Innenrotator.

Obwohl dieser Muskel das seitengleiche Iliosakralgelenk nicht bewegt, ist er an dessen Kraftschluss und damit auch gelegentlich an dessen Funktionsbeeinträchtigung beteiligt. Spannungserhöhung des *M. piriformis* verstärkt biomechanisch den Druck auf das Iliosakralgelenk, was über Rezeptorenbeeinflussung eine Blockierung verursachen kann.

Da der *M. piriformis* mit dem *N. ischiadicus* zusammen durch die *Incisura ischiadica* des Beckenringes vom Beckeninnenraum nach außen an das Femur zieht, kann er durch Spannungsvermehrung die schützende durale Umhüllung dieses Nervs komprimieren und damit dessen Funktion der Informationsübertragung stören. Dieser Befund kann in eine gelegentlich auftretende und dann oft falsch interpretierte pseudoradikuläre Schmerzsymptomatik münden.

Es ist das Verdienst der beiden Erstbeschreiber von muskulären Triggerpunkten, Travell und Simons, dass sie das Aufsuchen dieses Muskels in Seitlage mit im Hüftgelenk rechtwinklig gebeugten Beinen erheblich vereinfacht haben. Unter dieser Lagerung verläuft der Muskel in Verlängerungsrichtung des Oberschenkels vom Trochanter major zum Kreuzbeinrand.

Aufgrund seiner Innervation aus den neurologischen Segmenten L5–S3 gilt der *M. piriformis* als Brückenmuskel zum viszeralen System. Aus Störungen in den Organen von Unterbauch und kleinem Becken, welche parasympathisch über die Segmente S2–S4 innerviert werden, ist unter Einbeziehung des motorischen Vorderhorns Spannungsvermehrung dieses Muskels möglich, was zu rezidivierenden Schmerzzuständen der lumbopelvinen Region führen kann.

EXKURS

Von den Autoren wird in der Wissensvermittlung der hier geschilderten Art spöttisch gesagt, dass Spannungsvermehrung der *Mm. piriformis* und *iliopsoas* aufgrund ihres häufigen Auftretens für Physiotherapeuten als Praxis erhaltend gelten kann.

Tenderpoint-Lokalisation

Der die Spannungsvermehrung im Muskel kennzeichnende Tenderpoint findet sich auf der von Travell und Simons beschriebenen Linie unmittelbar proximal des Trochantermassivs in Richtung auf das Kreuzbein zu.

Zur Behandlung bleibt der Patient in Seitlage, das untenliegende Bein wird gestreckt, das oben liegende 90° im Hüftgelenk gebeugt. Der Behandler steht bauchseitig zwischen Bank und oben liegendem gebeugten Patientenbein mit Blick zum Patientenkopf.

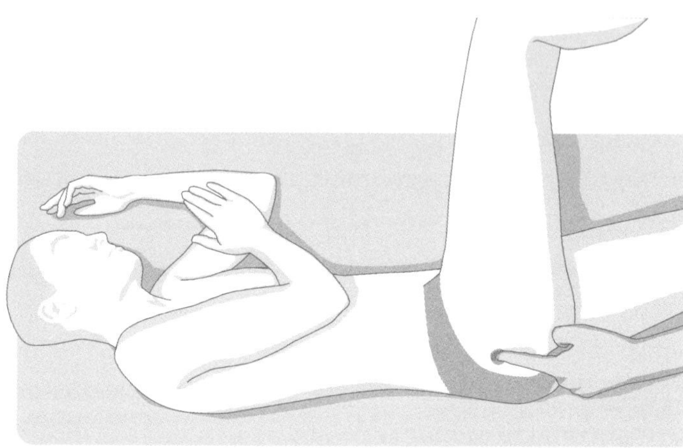

Positionierungsbehandlung

Die Führung des zu behandelnden Beines gelingt am besten über Kontakt am gebeugten Kniegelenk, wobei der Patientenunterschenkel zwischen bankfernem Oberarm und Behandlerrumpf abgestützt wird. Tenderpoint-Kontakt erfolgt mit einem Finger der banknahen Hand. Zur Positionierung erfolgt als erster Schritt eine Kompression in Oberschenkelrichtung. Die weiteren Schritte bestehen in geringer Abduktion durch Anheben des Beines um etwa 5° und geringer Innenrotation über Anheben des Fußes, wobei auch hier wieder das Positionierungsausmaß vom Spannungsabfall am Tenderpoint bestimmt wird.

Die Positionierungszeit sollte über 10–20 Sekunden reichen; die Rückführzeit beträgt 5–10 Sekunden und betrifft Innenrotation und Abduktion. Als Letztes wird die Kompression aufgegeben.

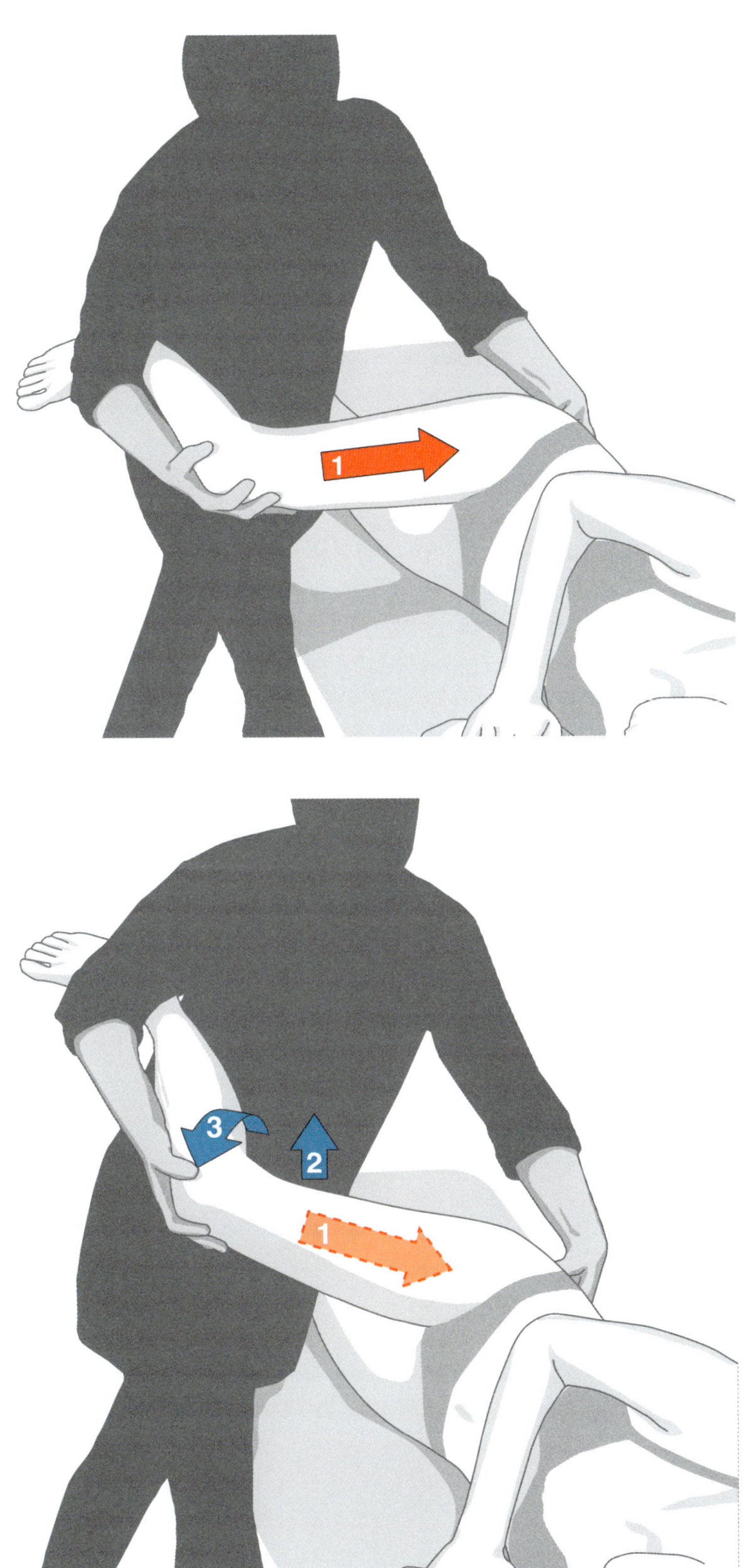
1
3
2
1

Auf einen Blick!

Positionierung *M. piriformis*

- Tenderpoint-Lokalisation proximal des *Trochanter major*
- Patient in Seitlage
- Behandler bauchseitig zwischen Bank und gebeugtem Patientenbein
- Tenderpoint-Kontakt mit Fingern der bankseitigen Hand, bankferne Hand umfasst Patientenknie
- Kompression in Oberschenkelrichtung
- Positionierung über geringe Abduktion und Innenrotation
- Positionierungszeit 10–20 Sekunden, Rückführzeit 5–10 Sekunden
- Kompression zuletzt aufgeben

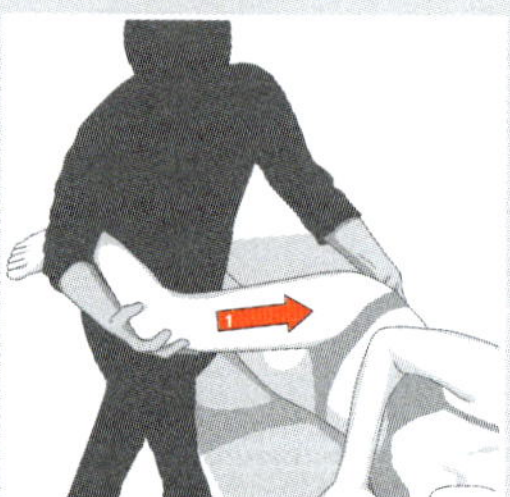

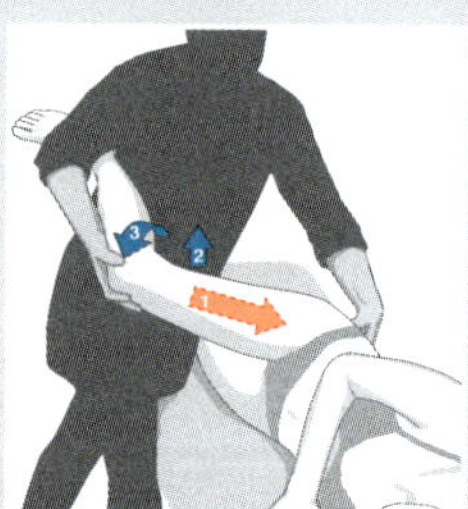

3.2.4 *Tractus iliotibialis*

Anatomische und funktionelle Besonderheiten

Diese kompakte bindegewebige Struktur, die aus der Region des *Trochanter major* zum Unterschenkel verläuft, ist ein spannungsregulierendes Element der *Fascia lata*, welche wie ein Mantel die gesamte Oberschenkelmuskulatur umgibt und deren Spannungszustand entsprechend der jeweiligen Erfordernisse optimiert. Gesteuert wird dieser Bindegewebsstrang durch zwei unterschiedlich konfigurierte Muskeln, nämlich den auf Dauerspannung eingerichteten tonischen *M. tensor fasciae latae* und den phasischen *M. gluteus maximus*.

EXKURS

Übrigens kann eine einseitige Spannungsvermehrung des *Tractus iliotibialis* aufgrund seiner Ausdehnung über adaptative Vorgänge, welche letztlich in eine Asymmetrie im Bereich der Kopfgelenke münden, eine Teilursache für Schwindel darstellen.

Tenderpoint-Lokalisation

Bei häufig auftretender Störung in diesem Spannungvermittler lässt sich etwa in der Mitte der Oberschenkelaußenseite eine als Tenderpoint interpretierbare Verquellungszone tasten.

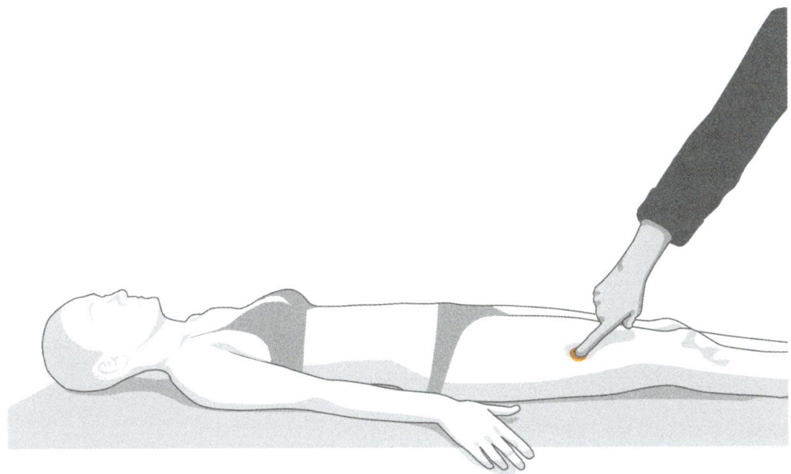

Deutliche Schmerzhaftigkeit dieses Tenderpoints weist auf myofaziale Dysbalance im Becken- und Oberschenkelbereich hin. Über Positionierung dieses Tenderpoints ist spannungsregulierende Einflussnahme auf den *Tractus iliotibialis* möglich.

Positionierungsbehandlung

Dazu liegt der Patient auf dem Rücken. Der Behandler steht behandlungsseitig in Höhe des Oberschenkels. Tenderpoint-Kontakt erfolgt mit dem Daumen der kopfseitigen Hand.

Mit der fußseitigen Hand unterfährt der Behandler die Patientenferse von außen her und komprimiert das gestreckte Bein auf das Hüftgelenk zu.

Die weitere Positionierung erfolgt durch geringe Beugung im Hüftgelenk, was bereits durch Unterfahren der Ferse ausreichend geschieht, leichte Abduktion und deutliche Innenrotation. Es gilt wiederum der Grundsatz, dass sich das Ausmaß der einzelnen Positionierungsschritte am Spannungsabfall des Tenderpoints ausrichtet.

Die Positionierungs- und Rückführungszeit liegen bei 5–10 Sekunden. Die Kompression wird als Letztes aufgelöst.

Klinische Anmerkungen zum *Tractus iliotibialis*

Auch in anderer Hinsicht ist die Bindegewebsmasse des *Tractus iliotibialis* von Bedeutung. Bei Störung des Säure-Basen-Gleichgewichts mit Übersäuerung nutzt der Körper dieses Gewebe als Zwischenlager für ausscheidungspflichtige Substanzen. Der Untersucher tastet dann eine unregelmäßig höckerige *Tractus*-Oberfläche mit meist deutlicher Schmerzhaftigkeit. Oft ist dabei die Hüftgelenksbeweglichkeit schmerzhaft eingeschränkt. Ebenso kann daraus über die oben geschilderten Verkettungsmechanismen eine schmerzhafte Bewegungsstörung der Patella resultieren.

EXKURS

Möglicherweise spielen bei Spannungsvermehrung des *Tractus iliotibialis* heutige Ernährungsgewohnheiten mit Aufnahme von reichlich tierischen Eiweißen und raffinierten Zuckern eine Rolle. D. Riede hat dazu im Rahmen einer Weiterbildungsveranstaltung der Ärztegemeinschaft für manuelle Medizin (ÄMM) treffend geäußert: Wir unterernähren uns überkalorisch.

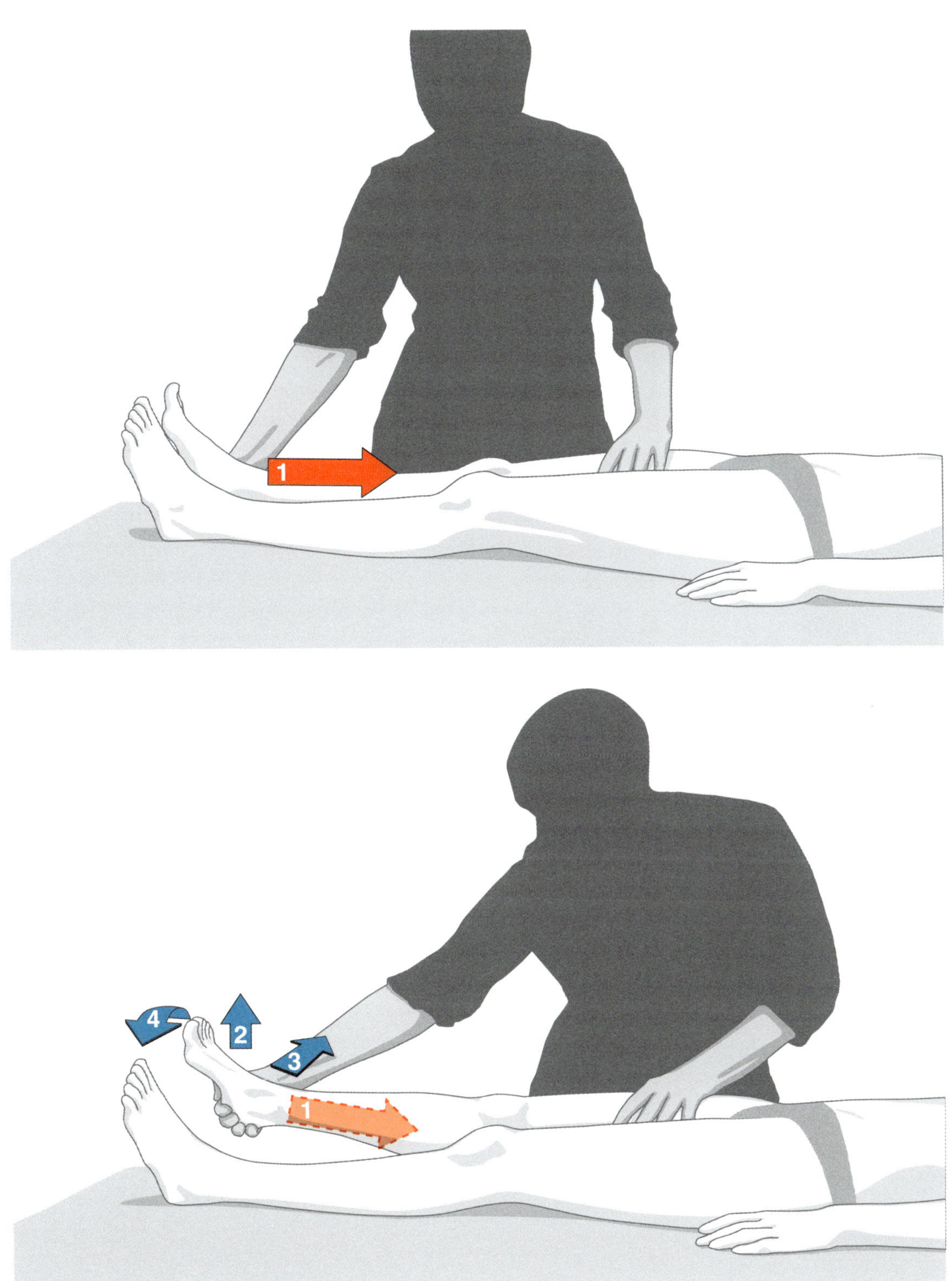
1
4
2
3
1

Auf einen Blick!
Positionierungsbehandlung *Tractus iliotibialis*

- Tenderpoint-Lokalisation in der Mitte des *Tractus iliotibialis*
- Patient in Rückenlage
- Behandler auf Tenderpoint-Seite
- Tenderpoint-Kontakt mit kopfseitiger Hand, fußseitige Hand umfasst Ferse von außen her
- Kompression in Richtung Hüftgelenk
- Positionierung über Abduktion und Innenrotation
- Positionierungs- und Rückführungszeit 5–10 Sekunden
- Kompression zuletzt aufgeben

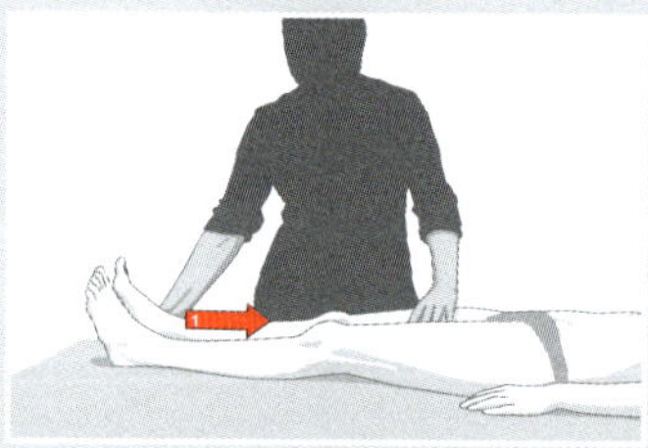

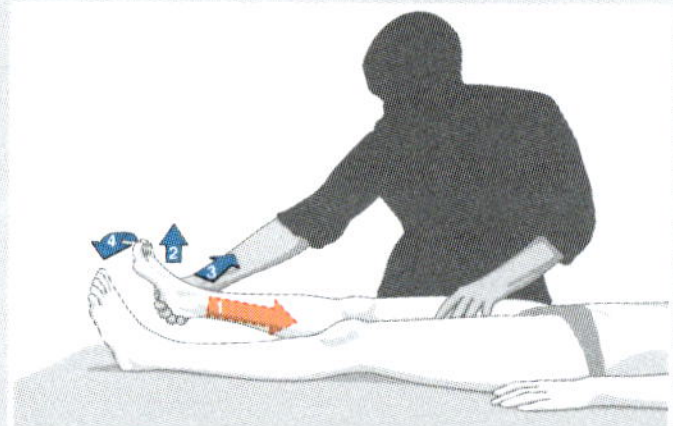

Tractus iliotibialis und Kniegelenk

Auf eine wenig beachtete klinische Besonderheit des *Tractus iliotibialis* muss noch eingegangen werden. Er ist zur Sicherung seiner Verlaufskontinuität im Kniebereich mit querverlaufenden Bindegewebsstrukturen von Netzcharakter ausgerüstet, die folgerichtig als *Retinaculum patellae* bezeichnet werden und zur Patella sowie zum Ligamentum patellae ziehen. Sie dienen der Tractusverankerung bei Kniebeugebewegungen. Gerät nun der *Tractus iliotibialis* bei Spannungsvermehrung des *M. tensor fasciae latae* unter Dysbalancebedingungen, bewirkt das eine Seitverlagerung der Patella in ihrem Gleitlager.

Janda formulierte anschaulich: „Dann schielt die Patella nach außen". Hinter diesem Befund wird mit Recht ein Grund für die Entstehung einer *Chondropathia patellae* gesehen.

Zusätzlich findet man beim Störbild der *Chondropathia patellae* häufig einen spannungserhöhten *M. rectus femoris*, wodurch der Anpressdruck der Patella gegen das Femur verstärkt wird. Auch diesem Befund sollte in der Behandlung Rechnung getragen werden. Ein sich mit dem Bewegungssystem des Menschen befassender Arzt oder Physiotherapeut ist also immer gut beraten, wenn er den am *Tractus iliotibialis* ablesbaren regionalen Spannungszustand in seine diagnostischen und therapeutischen Überlegungen einfließen lässt. Dabei sollte er sich der Tatsache bewusst sein, dass der Grund für eine muskuläre Dysbalance primär auf der Seite der spannungsvermehrten tonischen Muskulatur gesucht werden muss. Therapeutische Konsequenz muss also immer deren Spannungsnormalisierung sein. Danach kann gegebenenfalls noch Kräftigung abgeschwächter phasischer Muskulatur erforderlich werden (vergleiche Kapitel 3.1).

EXKURS

Die Rückseite der Kniescheibe wird von der dicksten Knorpelschicht unseres Körpers bedeckt, was bei funktioneller Dysbalance besonders anfällig für trophische Störungen macht.

4 Ausgewählte Techniken für Gelenkfunktionsstörungen der unteren Extremität

4.1 Kniegelenk und Binnenstrukturen

4.1.1 Anatomische und funktionelle Besonderheiten von Kniegelenk und Menisken

Beim Menschen sichern die Kniegelenke Gang und Stand. Bei im Vergleich zum Hüftgelenk nur gering ausgeprägtem Formschluss sind sie auf weitgehende Kraftschlussleistung angewiesen. Dabei muss das Kniegelenk in der jeweiligen Standbeinphase beim Gang die volle Körperlast auf den Boden übertragen. Als Formschlusselemente zur Kontaktflächenvergrößerung zwischen den jeweils halbrunden Femurkondylen und der nahezu planen Tibiagelenkfläche fungieren dabei Innen- und Außenmeniskus, die außerdem eine Funktion bei Lastübermittlung, Stoßdämpfung und Stabilisation bei axialer Rotation und Seitneige erfüllen. Gleichzeitig sorgen sie für optimale Verteilung der für die Knorpelernährung unverzichtbaren Synovialflüssigkeit.

Diese im Vergleich zu den knöchernen Strukturen anatomisch nur wenig umfänglichen Menisken können bei funktioneller oder struktureller Beeinträchtigung das Gesamtleistungsvermögen des Kniegelenkes stark negativ beeinflussen.

Die hauptsächliche Last- und auch Kraftübertragung geschieht über das Femur auf die Tibia.

Aufgrund der stärkeren Verbindung des medialen Meniskus mit der Gelenkkapsel und dadurch geringerer Mobilität im Vergleich zum Außenmeniskus steht sein Störpotenzial im Vordergrund.

Zusätzlich besteht eine Verbindung des hinteren Anteils des Innenmeniskus zum *M. semimembranosus* und damit zum muskulären Beugesystem des Kniegelenks, was weiteres Irritationspotenzial in Zusammenhang mit häufig auftretender muskulärer Dysbalance birgt.

Für die Funktionsstörungen von Kniebinnenstrukturen und Kniegelenksumgebung lassen sich mehrere Tenderpoints finden.

EXKURS

Die Beugung und Streckung der Kniegelenke ermöglicht zusammen mit funktionstüchtigen Hüft- und Sprunggelenken, die möglichen Ausrichtungen unseres Körpers gegen die Schwerkraft zu realisieren: volle Aufrichtung und tiefe Hocke. In der vortechnischen Ära wurde diese tiefe Hocke benutzt, um Rumpf und Arme dem Boden anzunähern und damit beispielsweise Feldarbeiten in physiologischer Haltung auszuführen. Diese Haltung dient vielen Naturvölkern auch heute als Entspannungshaltung.

Tenderpoint-Lokalisation in der Kniegelenksregion

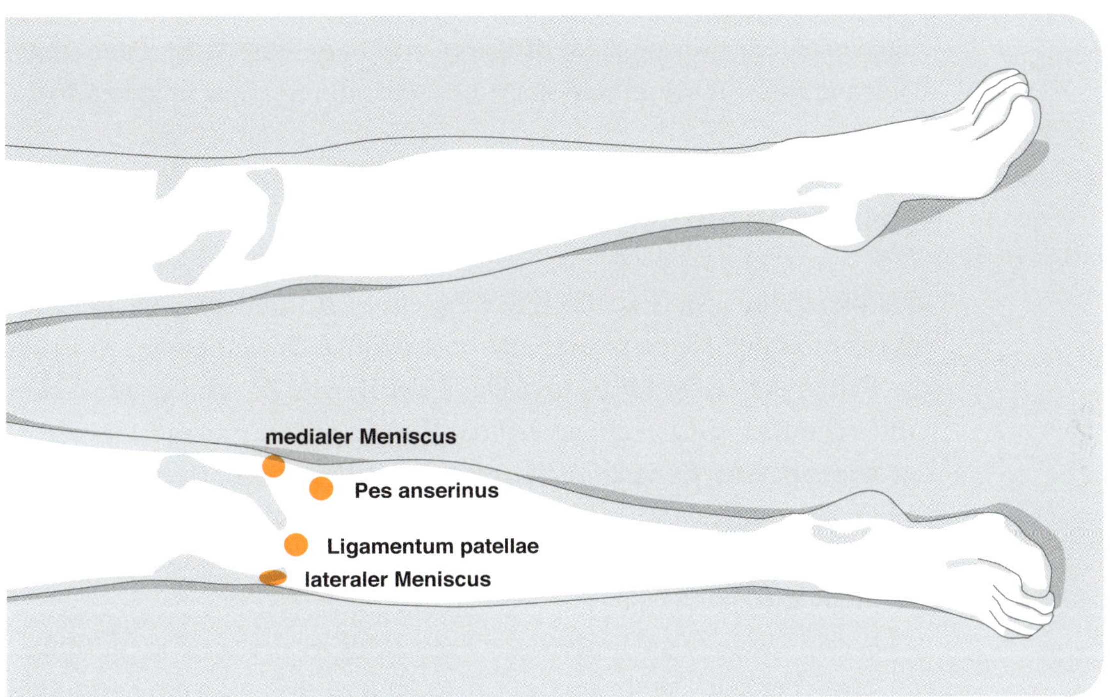

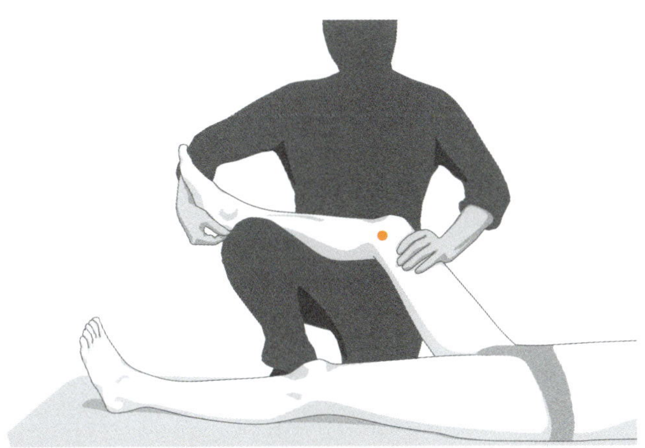

4.1.2 Innenmeniskusirritation

Tenderpoint-Lokalisation

Der zugehörige Tenderpoint für eine Störung des Innenmeniskus findet sich in Höhe des inneren Gelenkspalts über dem mittleren Meniskusanteil. Er kann als Irritationspunkt sowohl für funktionelle als auch für strukturelle Störungen des Innenmeniskus gelten. Nicht selten treten beide parallel auf. Die Positionierungsbehandlung lohnt in jedem Fall.

Positionierungsbehandlung

Zur Behandlung befindet sich der Patient in Rückenlage, der Behandler steht auf der Tenderpoint-Seite in Kniehöhe des Patienten. Er beugt das Patientenbein in Hüft- und Kniegelenk etwa 70° und stützt dessen Unterschenkel waagerecht an seinem Rumpf oder auf dem Oberschenkel seines auf der Behandlungsbank aufgestellten fußseitigen Beins ab.

Die kopfseitige Behandlerhand fixiert den distalen Patientenoberschenkel. Dabei kontrolliert der Zeigefinger dieser Hand die Gewebespannung am Tenderpoint.

Die fußseitige Hand umfasst die Ferse des Patienten und komprimiert in Unterschenkelrichtung auf das Kniegelenk zu. Die weiteren Positionierungsschritte bestehen in Unterschenkeladduktion („O-Knie“) und zur Feineinstellung in Innenrotation des Unterschenkels, wobei sich deren Ausmaß jeweils am Spannungsabfall des Tenderpoints orientiert. Dabei lässt sich Unterschenkeladduktion am einfachsten durch Rumpfdrehung des Behandlers zum Patientenkopf hin erzielen. Die Innenrotation des Unterschenkels ist gut über die Ferse einstellbar.

Positionierungszeit 5–10 Sekunden, Rückführzeit ebenso lang. Kompression als letztes Behandlungselement lösen und Bein ablegen.

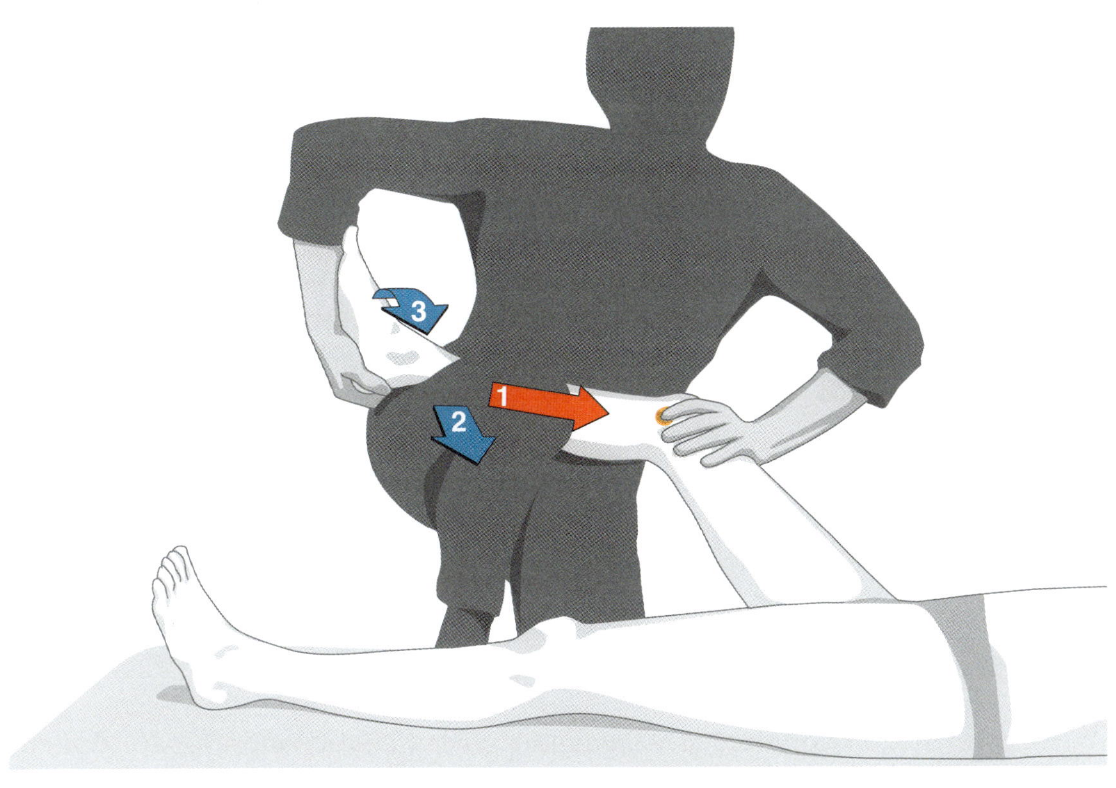
3
1
2

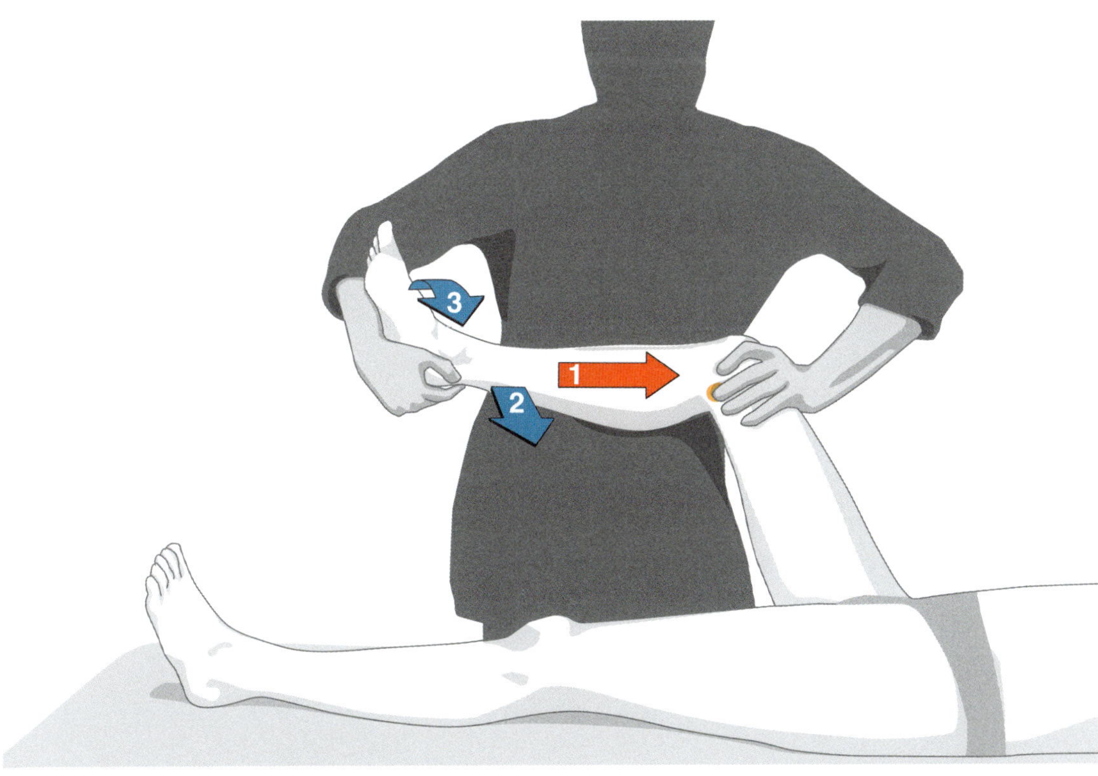
3
1
2

4.1.3 Außenmeniskusirritation

Tenderpoint-Lokalisation

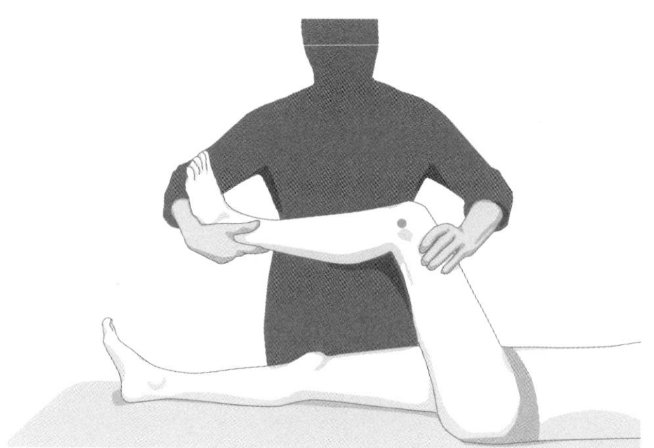

Der Außenmeniskus ist kleiner als der Innenmeniskus. Sein Störpotenzial sowohl in funktioneller als auch in struktureller Hinsicht ist auch aufgrund einer weniger stark ausgeprägten Verbindung zur Kniegelenkskapsel geringer als das des Innenmeniskus.

Der Irritationen zugehörige Tenderpoint findet sich in Höhe des äußeren Gelenkspalts über dem mittleren Meniskusanteil.

Positionierungsbehandlung

Die Positionierungsbehandlung einer Funktionsstörung des Außenmeniskus ähnelt der des Innenmeniskus. Auch hier liegt der Patient auf dem Rücken, der Behandler steht in Kniehöhe des Patienten auf der Tenderpoint-Seite. Er beugt das Tenderpoint-seitige Bein in Hüft- und Kniegelenk etwa 70° und stützt den Unterschenkel waagerecht an seinem Rumpf oder auf dem Oberschenkel seines auf der Behandlungsbank aufgestellten fußseitigen Beines ab.

Die kopfseitige Behandlerhand fixiert den distalen Patientenoberschenkel. Dabei kontrolliert jetzt der Daumen dieser Hand die Gewebespannung am Tenderpoint. Die fußseitige Hand umfasst die Ferse des Patienten und komprimiert in Unterschenkelrichtung auf das Kniegelenk zu.

Die weiteren Positionierungsschritte bestehen in Unterschenkelabduktion („X-Knie“) und zur Feineinstellung in Innenrotation des Unterschenkels über die fußseitige Hand, wobei sich deren Ausmaß wiederum jeweils am Spannungsabfall des Tenderpoint orientiert. Die Unterschenkelabduktion lässt sich am einfachsten durch eine Rumpfdrehung des Behandlers zu den Patientenfüßen hin einstellen.

Positionierungszeit 5–10 Sekunden, Rückführzeit ebenso lange. Kompression als letztes Behandlungselement lösen und Bein ablegen.

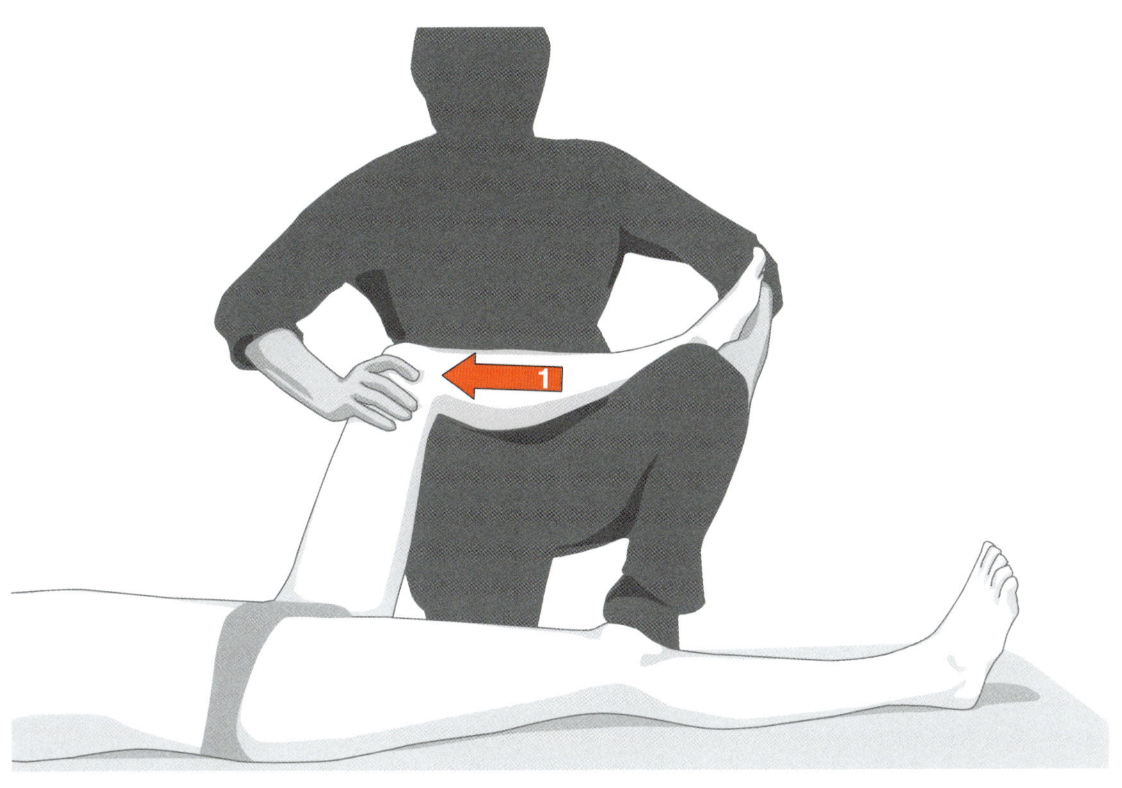
1

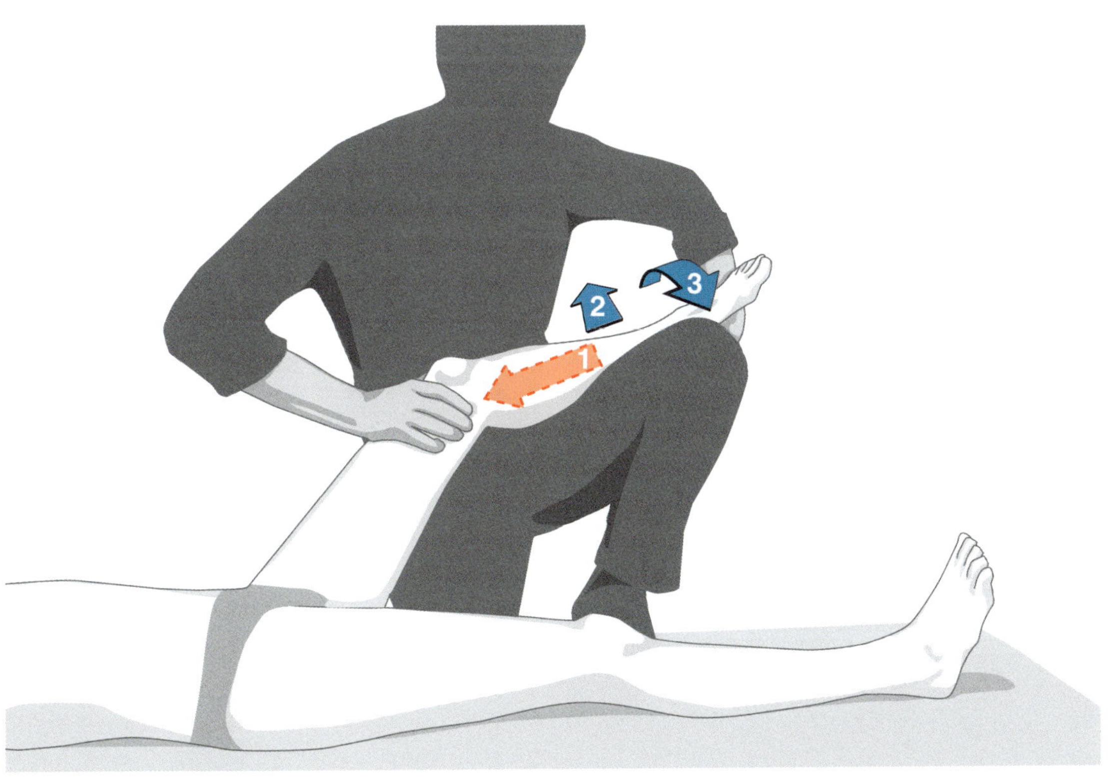
1
2
3

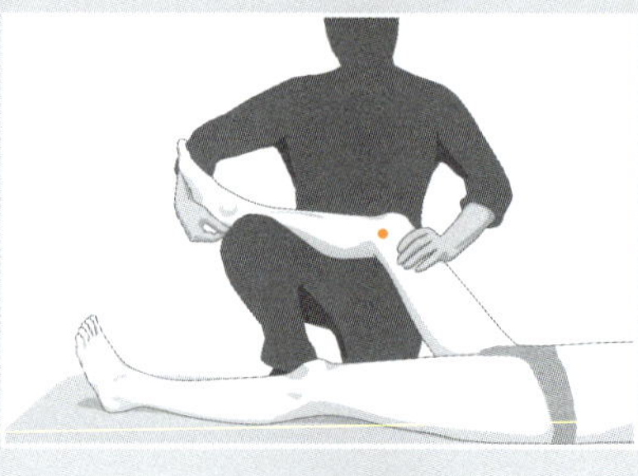
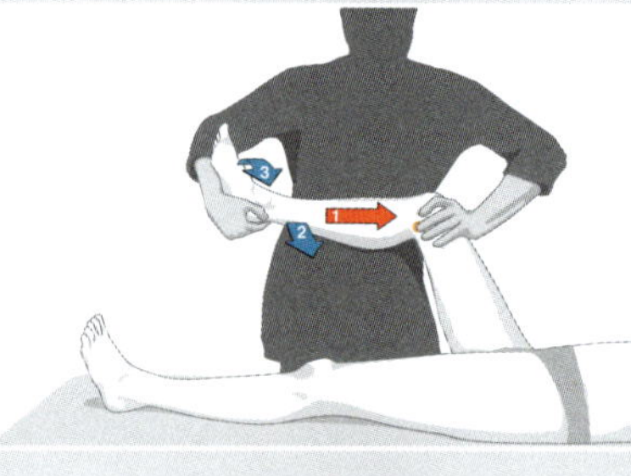
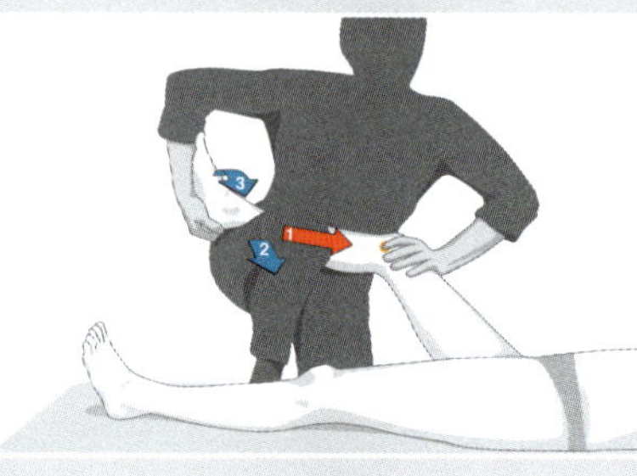
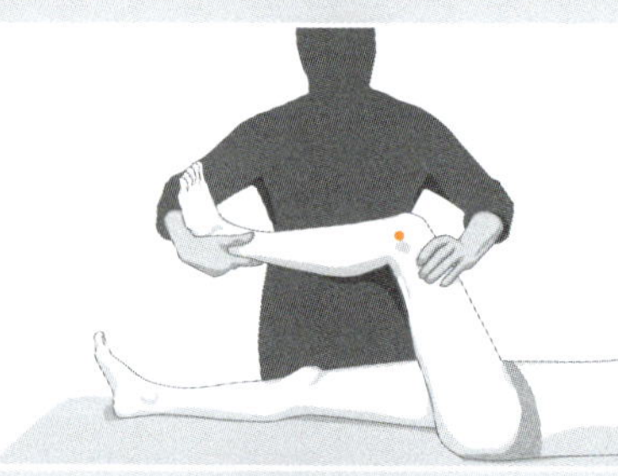
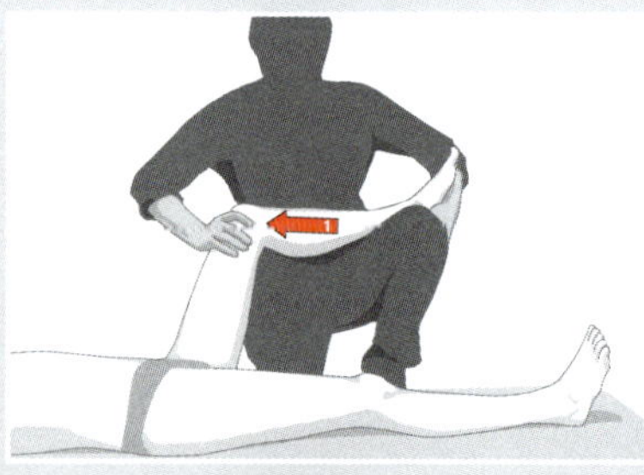
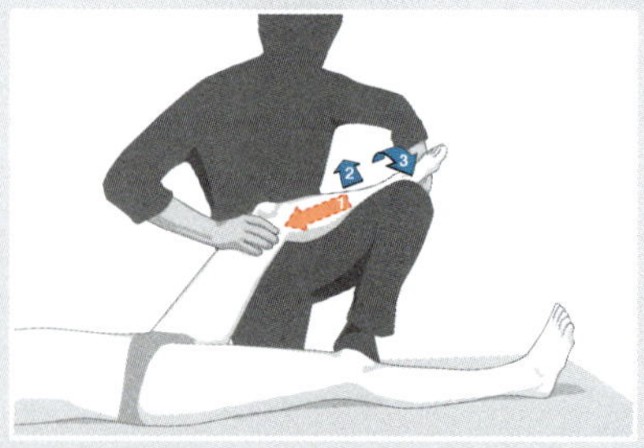

Auf einen Blick!
Positionierung der Menisken im Kniegelenk

Funktionsstörung des Innenmeniskus

- Tenderpoint-Lokalisation am medialen Gelenkspalt
- Patient in Rückenlage
- Behandler auf Tenderpoint-Seite neben Kniegelenk
- Patientenunterschenkel waagerecht am Behandler abgestützt
- Tenderpoint-Kontakt mit Langfinger der kopfseitigen Behandlerhand, fußseitige Hand umgreift Ferse
- Kompression in Unterschenkelrichtung
- Positionierung durch Unterschenkeladduktion („O-Knie") und Innenrotation
- Positionierungs- und Rückführzeit 5–10 Sekunden
- Kompression als Letztes lösen

Funktionsstörung des Außenmeniskus

- Tenderpoint-Lokalisation am lateralen Gelenkspalt
- Patient in Rückenlage
- Behandler auf Tenderpoint-Seite neben Kniegelenk
- Patientenunterschenkel waagerecht am Behandler abgestützt
- Tenderpoint-Kontakt mit Daumen der kopfseitigen Behandlerhand, fußseitige Hand umgreift Ferse
- Kompression in Unterschenkelrichtung
- Positionierung durch Unterschenkelabduktion („X-Knie") und Innenrotation
- Positionierungs- und Rückführzeit 5–10 Sekunden
- Kompression als Letztes lösen

Zonen vermehrter Spannung im Umfeld des Kniegelenks

4.2

Nach Kniegelenksoperationen oder traumatischen Ereignissen mit Schmerzsymptomatik lohnt es, nach Spannungsvermehrung zu suchen und bei vorhandenem Tenderpoint über eine Positionierungstechnik zu behandeln.

Häufig findet sich eine Irritationszone am ventromedialen Tibiakopf, die bei Heranwachsenden als *Pes-anserinus*-Syndrom Aufmerksamkeit gefunden hat, aber auch im Erwachsenenalter bei unterschiedlichen Beckenstörungen gefunden werden kann. An dieser Stelle des Tibiakopfes inserieren drei Muskeln: der *M. gracilis*, der *M. sartorius* und der *M. semitendinosus.*

Alle drei entspringen am Becken und erfüllen unterschiedliche Funktionen für Hüft- und Kniegelenk. Die Reizung ihres gemeinsamen Ansatzpunktes am Tibiakopf gilt als Hinweis auf myofasziale Dysbalance. Über Positionierungsbehandlung dieses Tenderpoint am *Pes anserinus* ist eine Beeinflussung der Symptomatik oft gut möglich.

Zentrale Struktur für die Übertragung der Streckkraft auf das Kniegelenk ist der *M. quadriceps femoris* mit dem *Ligamentum patellae* als sehnigem Endstück zum Tibiakopf. Ein im *Ligamentum patellae* gelegener Tenderpoint muss als Hinweis auf eine Spannungsstörung des Kniestrecksystems gedeutet werden, der über eine Positionierungstechnik gut ordnend beeinflusst werden kann. Im klinischen Sprachgebrauch wird diese Störung häufig als **Patellaspitzensyndrom** bezeichnet.

EXKURS

Der schmerzhafte *Pes anserinus* gilt als typischer Fernpunkt. Örtliche Behandlung ist sinnvoll, sollte aber mit Regulierung der die Störung erzeugenden Muskeln kombiniert werden.

4.2.1 Positionierungsbehandlung bei Tenderpoint am *Pes anserinus*

Tenderpoint-Lokalisation und Lagerung

Die Behandlung ähnelt der Vorgehensweise bei Meniskusfunktionsstörungen. Der Tenderpoint findet sich als schmerzhafte Verquellungszone am *Pes anserinus* ventromedial am Tibiakopf.

Der Patient befindet sich in Rückenlage. Der Behandler steht in Kniehöhe auf der Tenderpointseite. Er beugt das Tenderpoint-seitige Bein in Hüft- und Kniegelenk etwa 70° und stützt den Unterschenkel waagerecht an seinem Rumpf oder auf dem Oberschenkel seines auf der Behandlungsbank aufgestellten fußseitigen Beines ab.

Positionierungsbehandlung

Die kopfseitige Behandlerhand fixiert den distalen Patientenoberschenkel. Dabei kontrolliert jetzt ein Langfinger die Gewebespannung am Tenderpoint. Die fußseitige Hand umfasst die Ferse des Patienten und komprimiert in Unterschenkelrichtung auf das Kniegelenk zu.

Die weiteren Positionierungsschritte bestehen in Unterschenkelabduktion („X-Knie") und zur Feineinstellung in Außenrotation des Unterschenkels über die fußseitige Hand, wobei sich deren Ausmaß wiederum jeweils am Spannungsabfall des Tenderpoint orientiert.

Positionierungszeit 5–10 Sekunden, Rückführzeit ebenso lange. Kompression als letztes Behandlungselement lösen und Bein ablegen.

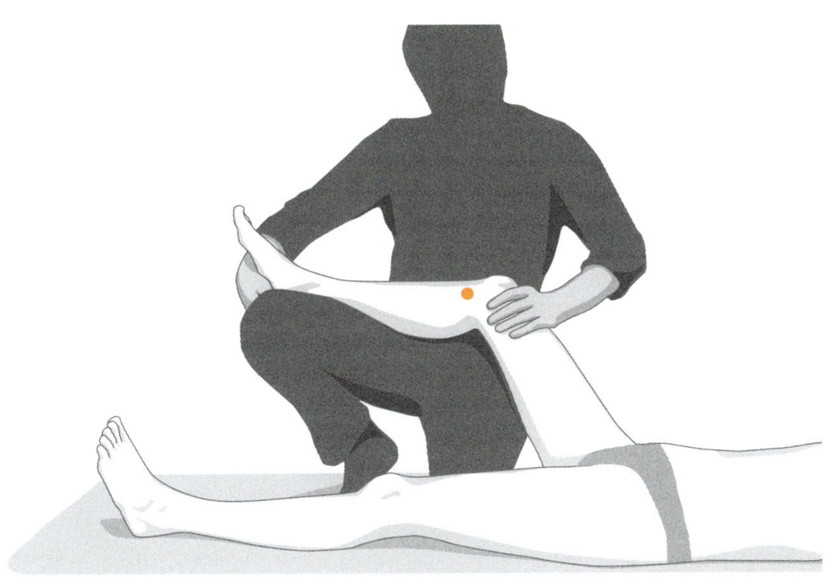

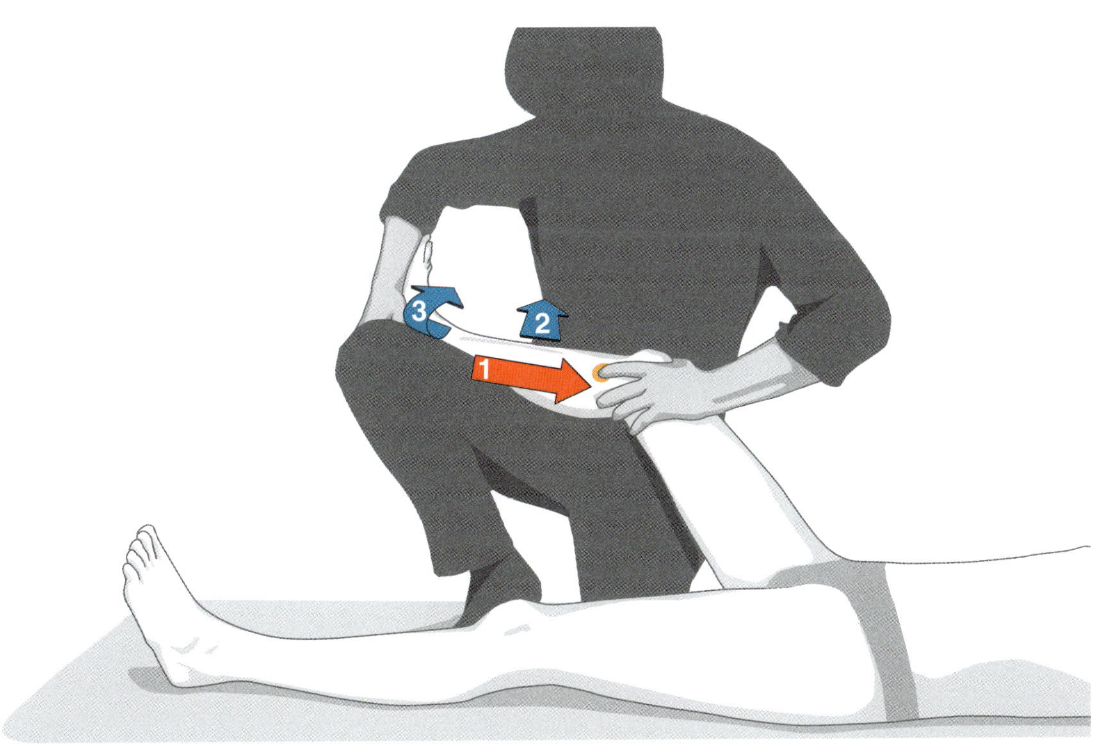
3
2
1

Auf einen Blick!
Positionierungsbehandlung am *Pes anserinus*

- Tenderpoint-Lokalisation am ventromedialen Tibiakopf
- Patient in Rückenlage
- Behandler auf Tenderpoint-Seite neben Kniegelenk
- Patientenunterschenkel waagerecht am Behandler abgestützt
- Tenderpoint-Kontakt mit Langfinger der kopfseitigen Behandlerhand, fußseitige Hand umgreift Ferse
- Kompression in Unterschenkelrichtung
- Positionierung durch Unterschenkelabduktion („X-Knie") und Außenrotation
- Positionierungs- und Rückführzeit 5–10 Sekunden
- Kompression als Letztes lösen

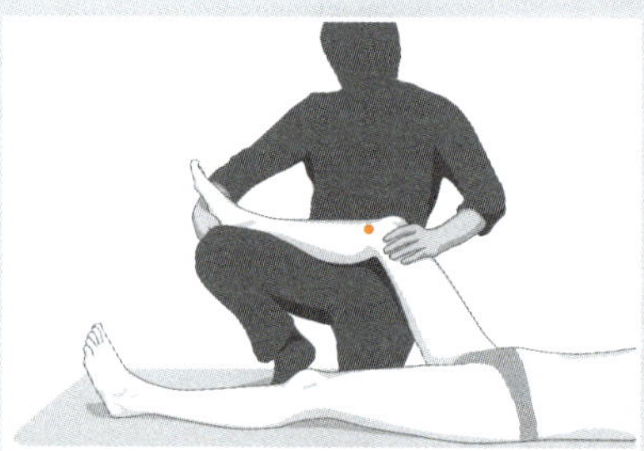

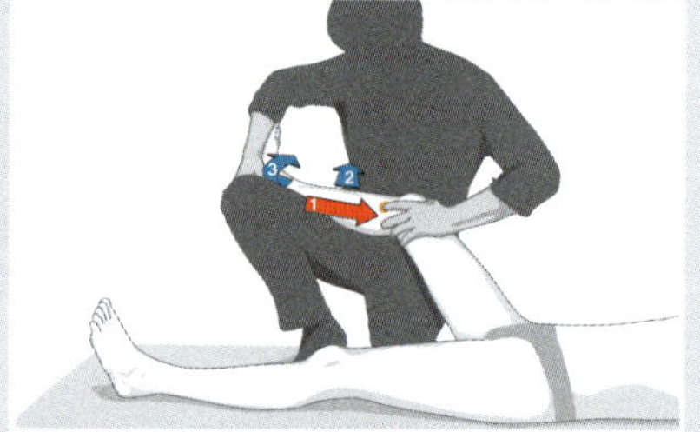

4.2.2 Positionierungsbehandlung des *Ligamentum patellae*

Tenderpoint-Lokalisation und Lagerung

Der zugehörige Tenderpoint findet sich an der Insertionsstelle des *Ligamentum patellae* am unteren Patellapol.

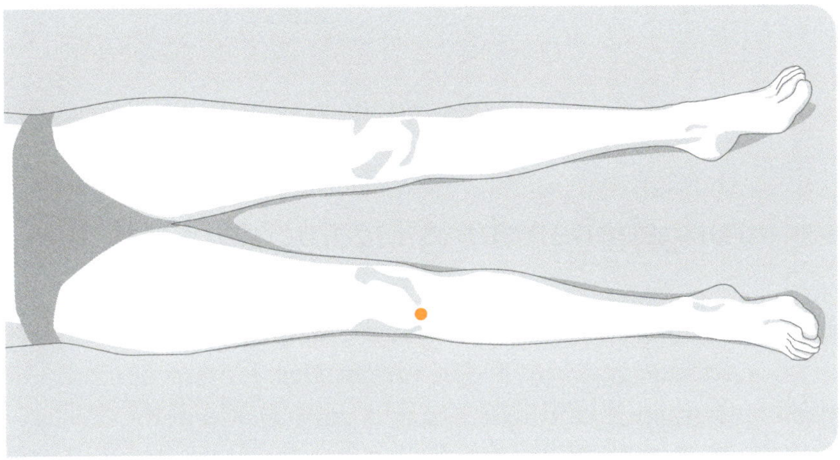

Zur Behandlung liegt der Patient auf dem Rücken, wobei der distale Unterschenkel auf einem zusammengefalteten Tuch oder einer kleinen Rolle gelagert wird. Auf diese Weise wird eine für die Behandlung notwendige geringe Überstreckung im Kniegelenk erreicht.

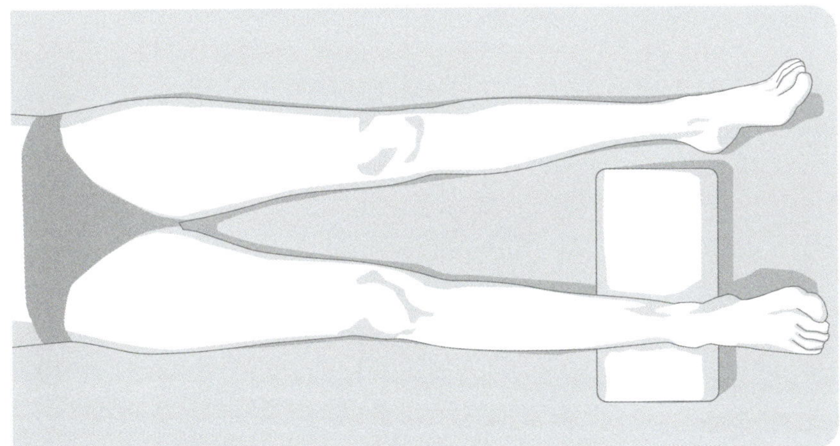

Positionierungsbehandlung *Ligamentum patellae*

Der Behandler steht in Kniehöhe auf der Tenderpoint-Seite und übergreift mit der fußseitigen Hand den proximalen Unterschenkel, ein Finger der kopfseitigen Hand hält Kontakt zum Tenderpoint. Positionierung geschieht über Kompression des proximalen Unterschenkels auf den Tenderpoint zu, also in Kniegelenksrichtung unter gleichzeitiger Verstärkung der Streckung im Kniegelenk.

Die Positionierungszeit beträgt 5–10 Sekunden. Die Rückführung erfordert die gleiche Zeit, wobei der nach proximal gerichtete Druck als letzte Behandlungskomponente gelöst wird.

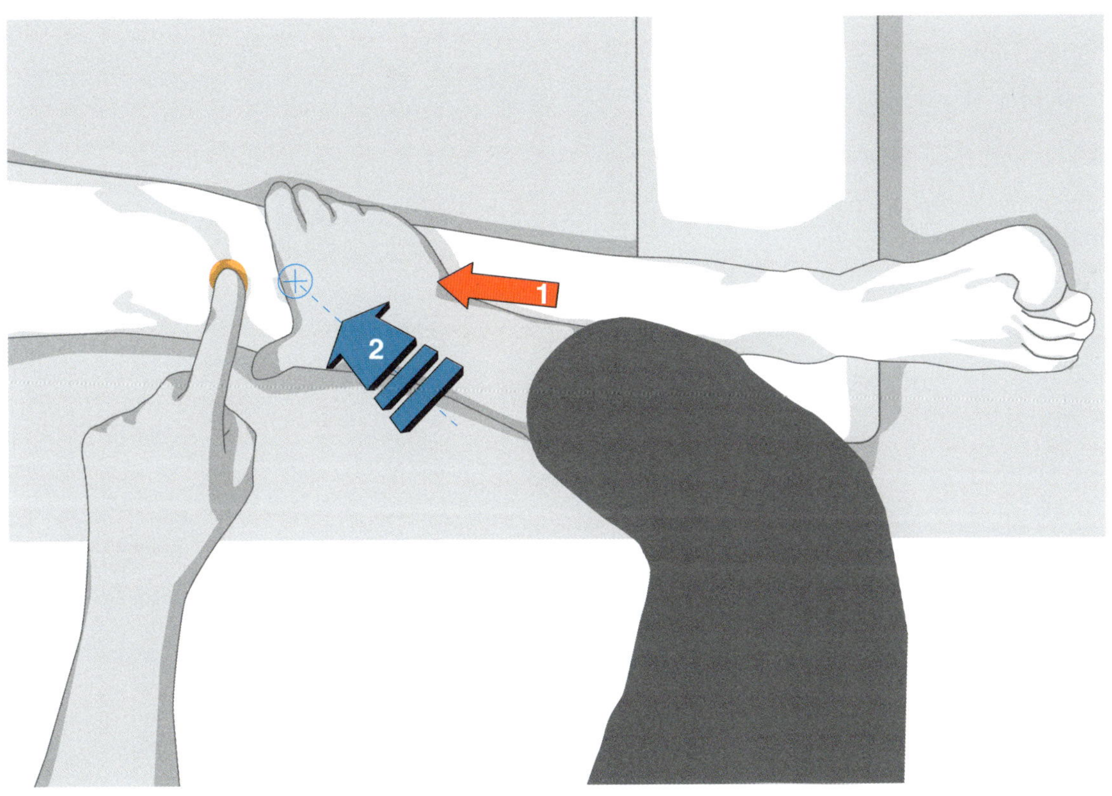
1
2

Auf einen Blick!
Positionerungsbehandlung des *Ligamentum patellae*

- Tenderpoint-Lokalisation am unteren Patellapol
- Patient in Rückenlage
- Behandler auf Behandlungsseite
- Überstreckung im Kniegelenk durch Unterpolsterung des distalen Unterschenkels
- kopfseitige Behandlerhand nimmt Tenderpoint-Kontakt, fußseitige Hand umgreift flächig Tibiakopf
- Kompression auf Kniegelenk zu unter gleichzeitigem Druck in Richtung Unterlage
- Positionierungs- und Rückführzeit 5–10 Sekunden
- nach proximal gerichtete Kompression zuletzt aufgeben

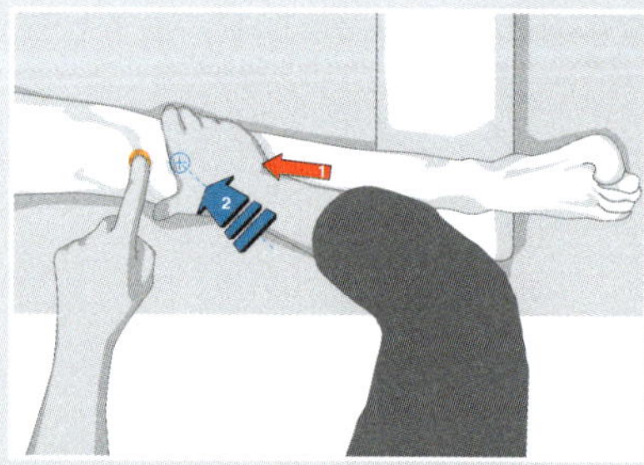

Die tibiofibulare Verbindung

4.3

4.3.1 Anatomische und funktionelle Besonderheiten

Die tibiofibulare Verbindung wird häufig – was nur bedingt richtig ist – dem Kniegelenk zugerechnet. Es stimmt formal-anatomisch insofern, als dass das Fibulaköpfchen etwa in Höhe des Kniegelenks mit dem Tibiakopf artikuliert. In Höhe der Knöchelgabel verfügt die tibiofibulare Verbindung über ein zweites Gelenk, wenngleich die Beweglichkeit sowohl im proximalen als auch im distalen tibiofibularen Gelenk nur ein geringes federndes Ausmaß hat. Mit der eigentlichen Kniegelenksbewegung aber haben diese gelenkigen Verbindungen nichts zu tun. Sie dienen der Realisierung einer funktionsangepassten Weite der Knöchelgabel und müssen zwischen den Extremen von Plantarflexion und Dorsalextension in Endstellung den Fuß in gebrauchsfähiger Verbindung zum Unterschenkel halten. Diese Funktionsanpassung an die jeweilige Fußstellung wird erreicht durch unterschiedliche Höhe des Außenknöchels und damit der *Fibula*.

Vereinfacht dargestellt bewirkt eine Dorsalextension des Fußes eine Knöchelgabelerweiterung durch eine geringe Kranialbewegung der *Fibula*. Die Fußplantarflexion ist verbunden mit einer Knöchelgabelverengung, hervorgerufen durch eine geringe Kaudalisierung der *Fibula*. Diese Auf- und Abstiegsbewegung wird nicht direkt durch auf die *Fibula* einwirkende Muskulatur erreicht, sondern entsteht durch passive Mitnahme der *Fibula* bei aktiver Fußbewegung. Aufgrund der besonderen Konstruktion der *Trochlea tali*, welche trapezförmig gestaltet ist und sich nach ventral und kaudal hin etwas verbreitert, kommt es bei Dorsalextension zwangsläufig zu einer geringen Kranialisierung der *Fibula*. Bei Fußplantarflexion wird die *Fibula* durch straffe ligamentäre Züge zwischen *Fibula* und *Talus* und den schrägen Faserverlauf der *Membrana interossea* passiv nach unten bewegt.

Eine Störung dieser kraniokaudalen Bewegung der Fibula ist ein oft unterschätzter Faktor für die Entstehung und Unterhaltung von Störketten im Bewegungssystem, wobei hier vor allem aufsteigende Störketten zu nennen sind. Beispiel gebend soll hier das Inversionstrauma des Fußes genannt werden, was eine erzwungene Kaudalisierung der Fibula zur Folge hat. Über den *M. biceps femoris*, der vom Becken kommend am Fibulaköpfchen inseriert, können auf solche Weise entstandene Spannungsdysbalancen aus der Unterschenkelregion auf Beckenstrukturen übertragen werden und dort dann Anlass zu weiter kranial erforderlicher Adaptation sein.

Der lokale Schmerz einer Bewegungbeeinträchtigung der tibiofibularen Verbindung ist in der Regel gering. Entwickelt sich daraus aber eine aufsteigende Störkette, kann diese Hintergrund zahlreicher und höchst unterschiedlicher Schmerzsyndrome im gesamten Bewegungssystem sein.

4.3.2 Proximale tibiofibulare Verbindung

Tenderpoint-Lokalisation

Der zugehörige Tenderpoint einer Funktionsstörung der tibiofibularen Verbindung liegt in Kniekehlennähe an der Dorsalseite des Fibulaköpfchens.

Positionierungsbehandlung

Zur Behandlung befindet sich der Patient in Bauchlage. Der Behandler steht behandlungsseitig am Fußende der Behandlungsliege. Der distale Patientenunterschenkel wird so unterlagert, dass etwa 30° Kniegelenksbeugung und eine Plantarflexion des Fußes resultieren. Dies lässt sich gut über ein Polster oder das auf der Bank abgelegte fußseitige Behandlerbein realisieren.

Mit einem Finger seiner kopfseitigen Hand stellt der Behandler Tenderpoint-Kontakt her. Die fußseitige Hand nimmt flächig, von plantar, Kontakt an der Patientenferse und übt einen kräftigen Kompressionsdruck in Unterschenkelrichtung aus, wodurch die Plantarflexion des Fußes verstärkt wird.

Als weitere Positionierungskomponente erfolgt eine Außenrotation des gesamten Unterschenkels, geführt über die Ferse des Patienten. Das Ausmaß der einzelnen Positionierungsschritte orientiert sich wieder am Spannungsabfall am Tenderpoint.

Positionierungszeit 5–10 Sekunden, Rückführzeit ebenso lange, auf die Rotationsrückführung konzentriert. Die Kompression wird als letzte Behandlungskomponente aufgegeben.

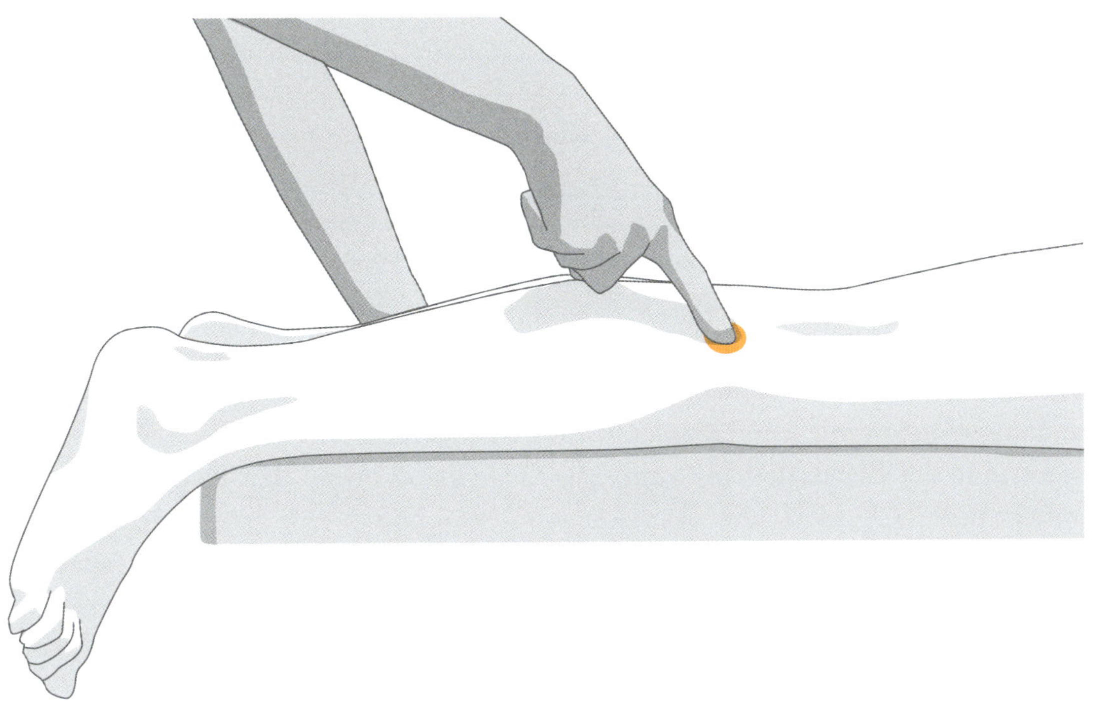

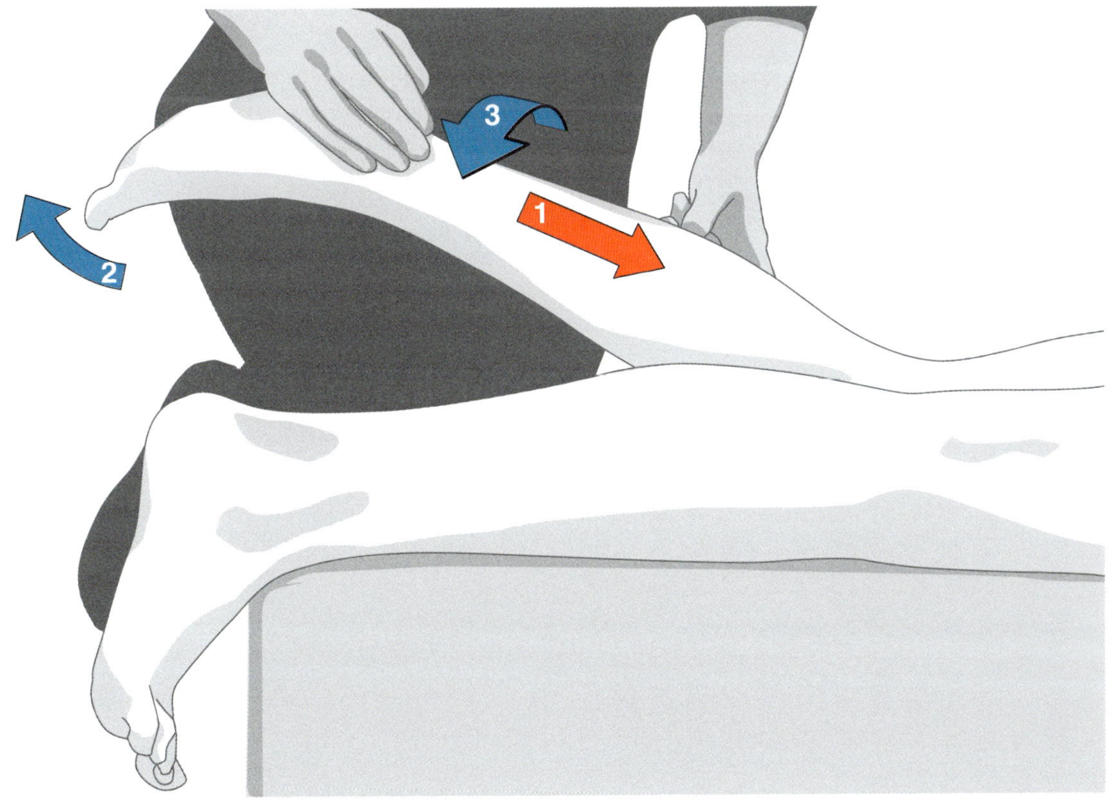
3
1
2

4.3.3 Mobilisation der distalen tibiofibularen Verbindung

Wie bereits geschildert, besteht die tibiofibulare Verbindung aus einem oberen und einem unteren Bereich, wobei letzterer die Köchelgabel bildet.

Den Autoren sind auf Jones zurückgehende Positionierungstechniken dieses Gelenkanteils nicht bekannt. Sie benutzen und empfehlen daher eine aus der Manualtherapie stammende Mobilisationstechnik, bei welcher der Innenknöchel fixiert und der Außenknöchel gegen diesen repetitiv nach dorsal verschoben wird. Dabei liegt der Patient auf dem Rücken, der Behandler steht am Fußende. Die gleichnamige Behandlerhand unterpolstert mit dem Daumenballen den Innenknöchel von dorsal her so, dass die Ferse in der Behandlerhand ruht. Die Gegenhand bringt den Daumenballen in Kontakt mit der Vorderfläche des Außenknöchels. Durch eine geringe Innenrotation des Unterschenkels wird der Gelenkspalt sagittal eingestellt, sodass eine repetitive weiche Dorsalverschiebung der *Fibula* gegen die *Tibia* möglich wird.

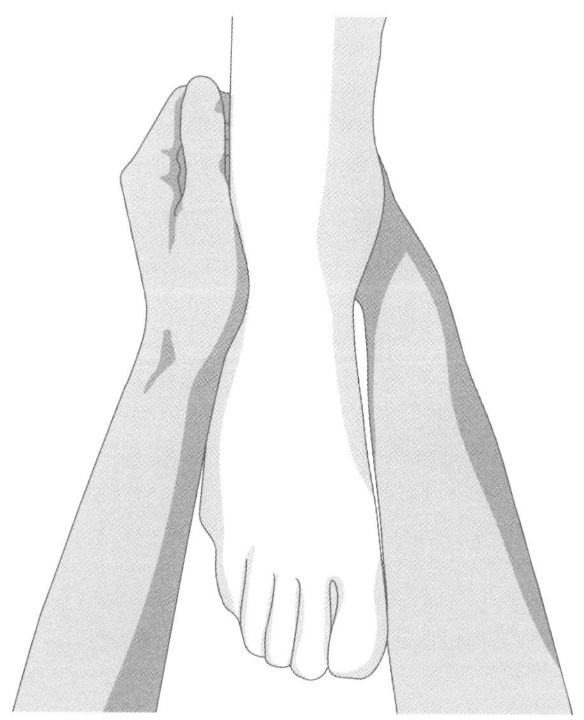

Auf einen Blick!

Positionierungsbehandlung der proximalen tibiofibularen Verbindung

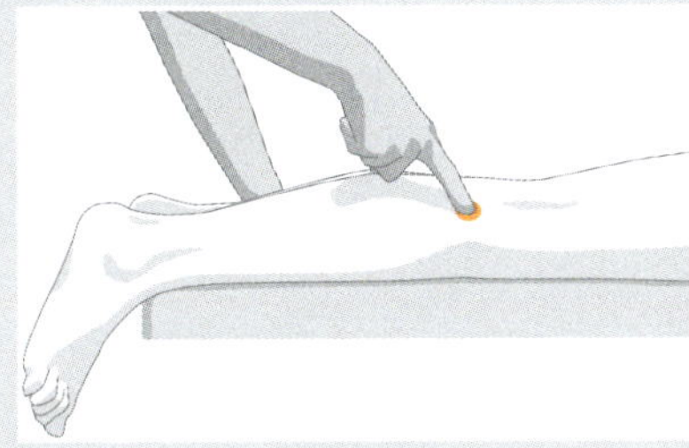

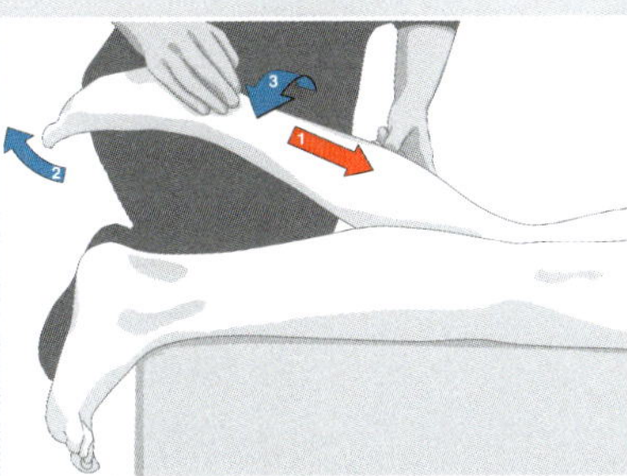

- Tenderpoint-Lokalisation an Rückfläche des Fibulaköpfchens
- Patient in Bauchlage
- distaler Unterschenkel unterlagert bei 30° Kniebeugung und Plantarflexion
- Behandler am Fußende an Behandlungsseite
- kopfseitige Hand nimmt Tenderpoint-Kontakt auf, fußseitige Hand komprimiert über Fersenkontakt in Richtung Kniegelenk
- Positionierung durch gleichzeitige Verstärkung von Plantarflexion und Außenrotation
- Positionierungs- und Rückführzeit 5–10 Sekunden
- Kompression als Letztes aufgeben

Mobilisation der distalen tibiofibularen Verbindung

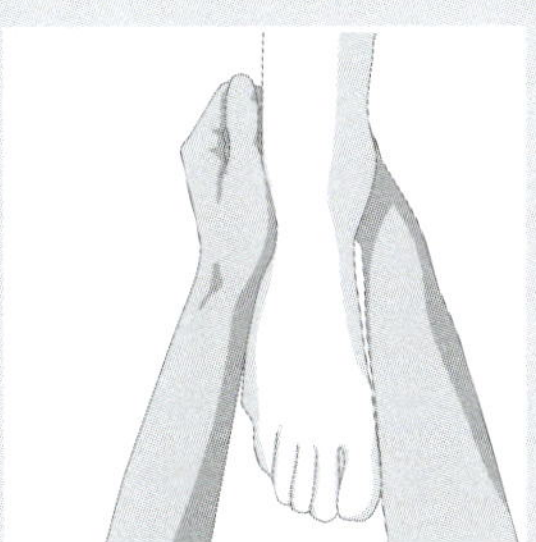

- Patient in Rückenlage
- Behandler steht fußseitig
- Daumenballen der gleichnamigen Behandlerhand stützt Innenknöchel von hinten
- Daumenballen der Gegenhand kontaktiert Außenknöchel von ventral
- repetitive Dorsalverschiebung der distalen Fibula zur Mobilisation

4.4 Ausgewählte Positionierungstechniken am Fuß

Anatomische und funktionelle Besonderheiten des Fußes

Der Fuß ist das menschliche Ankopplungselement an den Boden und muss auf Unebenheiten rasch ausgleichend reagieren. Dabei sind Fußsohle und Zehen in die Gleichgewichtsrealisierung eingebunden. Eine besondere Rolle spielt hier der *M. quadratus plantae,* welcher in die Sehne des *M. flexor digitorum longus* einstrahlt und mit diesem gemeinsam den Anpressdruck der Zehen sowohl bei Bodenunebenheiten als auch Körperbewegungen den jeweiligen Erfordernissen anpasst. Für individualökonomische Bewegungsabläufe des Fußes scheint die Fersenposition bedeutungsvoll zu sein. Offensichtlich muss dabei keineswegs immer eine seitengleiche Situation vorliegen. Neben der jeweils individuellen Optimalstellung sind Funktionsstörungen in Varus- oder Valgusrichtung möglich, die über Tenderpoints beurteilt und behandelt werden können.

Deutliche Spannungsvermehrung im Sinne eines Tenderpoints an der Innenseite der Ferse weist auf eine Kalkaneusdysfunktion in Valgusstellung hin, solche an der Fersenaußenseite auf eine Dysfunktion in Varusstellung. Diese Tenderpoints sind bei suchender Palpation kaum zu verkennen, da sie gewöhnlich mit sehr starkem Schmerz auf Druck reagieren. Spontanschmerz am Tenderpoint tritt hingegen eher selten auf.

Aus klinischer Sicht empfiehlt sich die Suche nach Tenderpoints am Kalkaneus in allen Fällen, bei denen myofasziale Dysbalancezeichen an der unteren Extremität ins Auge fallen. Das sollte besonderes im Zusammenhang mit auf- oder absteigenden Störverkettungen im Bewegungssystem berücksichtigt werden. Häufig finden sich derartige Funktionsstörungen als Begleitbefunde bei Fersenschmerz, oft auch beim sogenannten Fersenspornsyndrom.

Tenderpoint-Lokalisation bei Valgus- und Varusdysfunktion

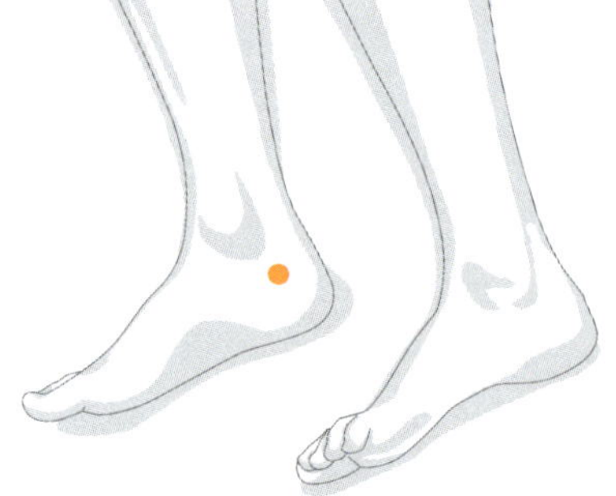

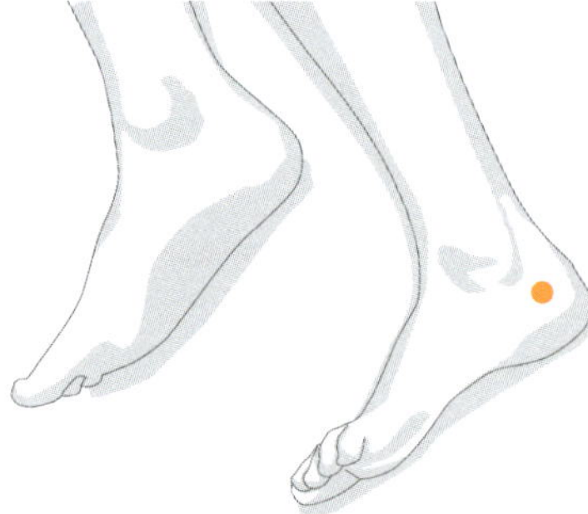

Positionierungsbehandlung Kalkaneus in Valgusdysfunktion

Der Patient befindet sich in Seitlage mit nach oben weisender Ferseninnenseite. Der Behandler steht fußseitig mit Blick zum Patientenkopf. Die fersennahe Hand des Behandlers umfasst den Kalkaneus so, dass der Daumenballen am Tenderpunkt liegt und die Langfinger die Ferse umgreifen und auf der Unterlage abstützen.

Die Gegenhand umfasst die vordere Fußwurzel. Dabei sollte der nach oben gerichtete Fußrand in der Schwimmhaut zwischen Daumen und Zeigefinger ruhen. Jetzt erfolgt eine kräftige Kompression beider Hände aufeinander zu und in Richtung Unterlage. Zur Positionierung dreht die distal liegende Hand Fußwurzel und Mittelfuß in Richtung Supination.

Die Positionierungszeit sollte hier, länger als gewöhnlich, etwa 20 Sekunden betragen, die Rückführzeit 5–10 Sekunden. Die Kompression wird als letzte Behandlungskomponente aufgegeben.

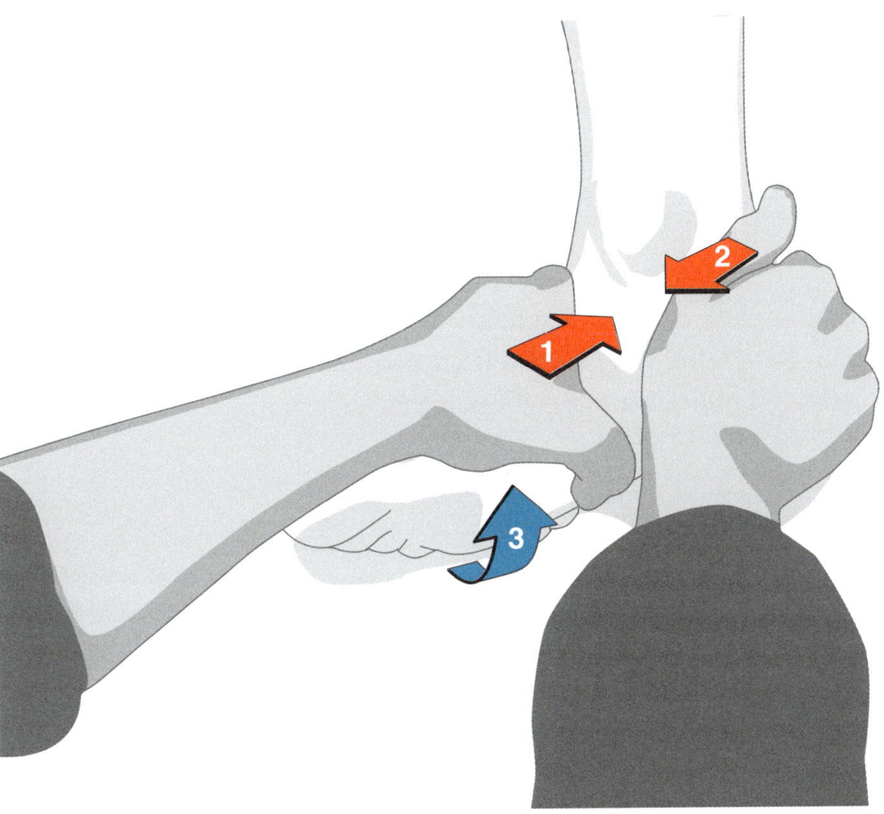

Positionierungsbehandlung Kalkaneus in Varusdysfunktion

Diese Technik unterscheidet sich lediglich durch die Lagerung von einer Valgusdysfunktion des Kalkaneus. Der Patient befindet sich in Seitenlage mit nach oben weisender Fersenaußenseite.

Der Behandler steht fußseitig mit Blick zum Patientenkopf. Die fersennahe Hand des Behandlers umfasst den Kalkaneus so, dass der Daumenballen am Tenderpunkt liegt und die Langfinger die Ferse umgreifen und auf der Unterlage abstützen. Die Gegenhand umfasst die vordere Fußwurzel. Dabei sollte der nach oben gerichtete Fußrand in der Schwimmhaut zwischen Daumen und Zeigefinger ruhen. Jetzt erfolgt eine kräftige Kompression beider Hände aufeinander zu und in Richtung Unterlage. Zur Positionierung dreht die distal liegende Hand Fußwurzel und Mittelfuß in Richtung Pronation.

Die Positionierungszeit sollte auch hier, länger als gewöhnlich, etwa 20 Sekunden betragen, die Rückführzeit 5–10 Sekunden. Die Kompression wird als letzte Behandlungskomponente aufgegeben.

In der Behandlungspraxis gerät man immer wieder in Unsicherheit bezüglich der notwendigen Rotationskomponente. Einer der Autoren benutzt daher eine Hilfsvorstellung: Die distal liegende Hand wird immer vom Behandler weg, also in Richtung des Patientenkopfes gedreht. Die richtige Drehrichtung ergibt sich aus der jeweiligen Seitlage des Patienten.

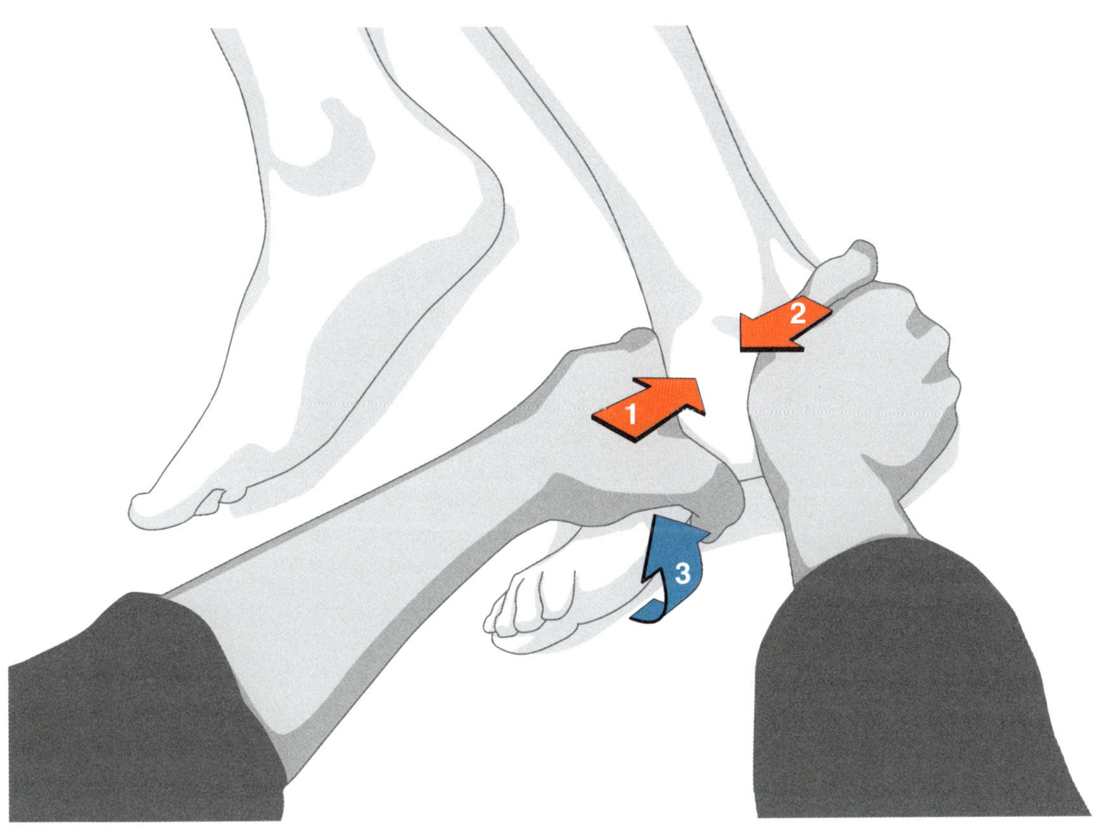

2
1
3

Auf einen Blick!
Positionierungsbehandlung des Kalkaneus

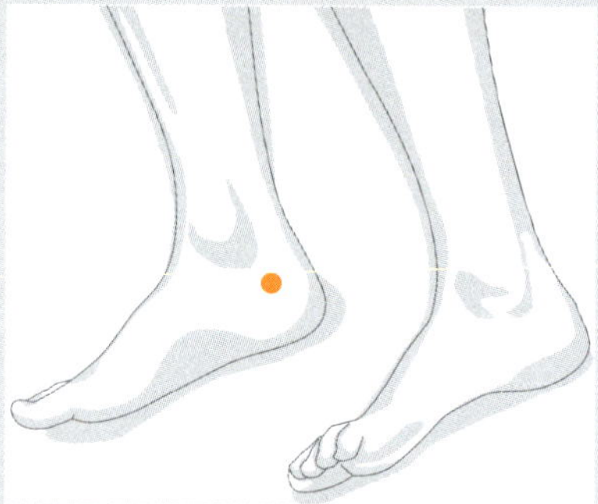

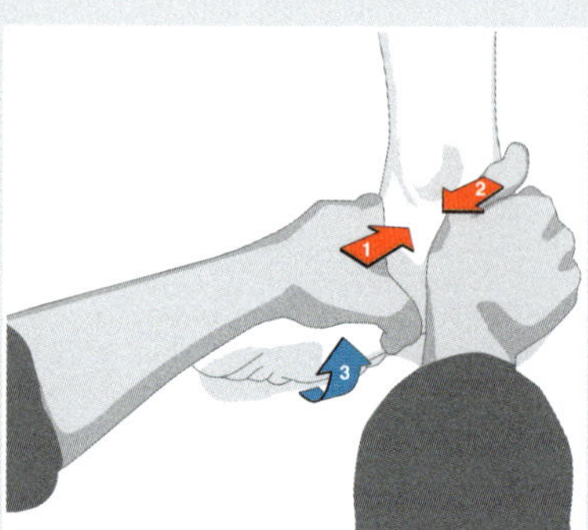

Kalkaneus in Valgusdysfunktion

- Tenderpoint-Lokalisation an der Medialfläche der Ferse
- Patient in Seitlage, Ferseninnenseite liegt oben
- Behandler am Fußende
- Patientenferse ruht in fersennaher Hand, Gegenhand umgreift vordere Fußwurzel
- Kompression beider Hände aufeinander zu und zur Unterlage
- distal liegende Hand dreht oben liegenden Fußrand nach kranial (Supination)
- Positionierungszeit 20 Sekunden, Rückführzeit 5–10 Sekunden
- Kompression als Letztes aufgeben

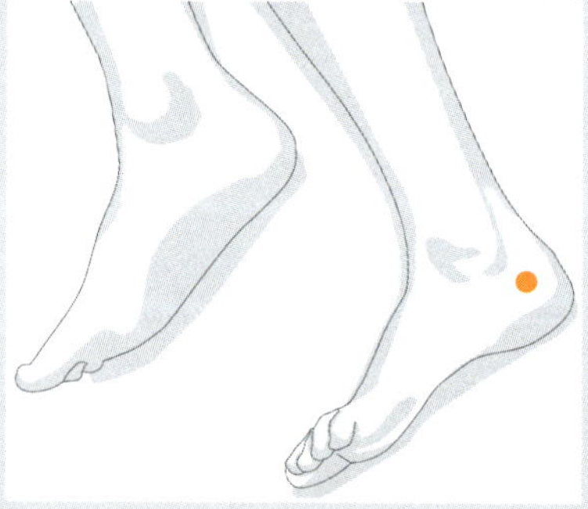

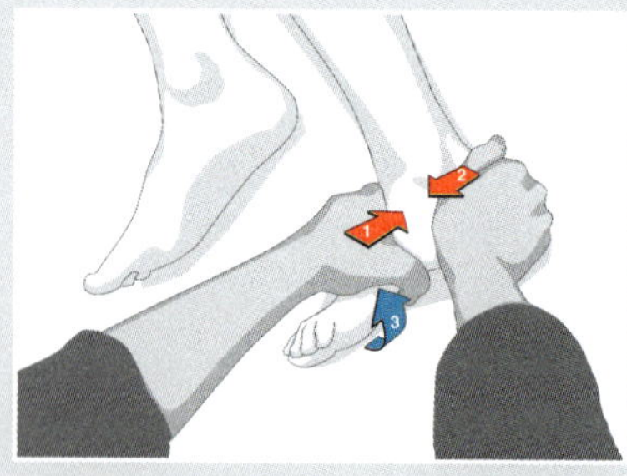

Kalkaneus in Varusdysfunktion

- Tenderpoint-Lokalisation an der Lateralfläche der Ferse
- Patient in Seitlage, Fersenaussenseite liegt oben
- Behandler am Fußende
- Patientenferse ruht in fersennaher Hand, Gegenhand umgreift vordere Fußwurzel
- Kompression beider Hände aufeinander zu und zur Unterlage
- distal liegende Hand dreht oben liegenden Fußrand nach kranial (Pronation)
- Positionierungszeit 20 Sekunden, Rückführzeit 5–10 Sekunden
- Kompression als Letztes aufgeben

Positionierungsbehandlung „Fersenspornsyndrom"

Tenderpoint-Lokalisation

Dieser Tenderpoint liegt an der Plantarfläche des Kalkaneus am Ansatz der Plantaraponeurose.

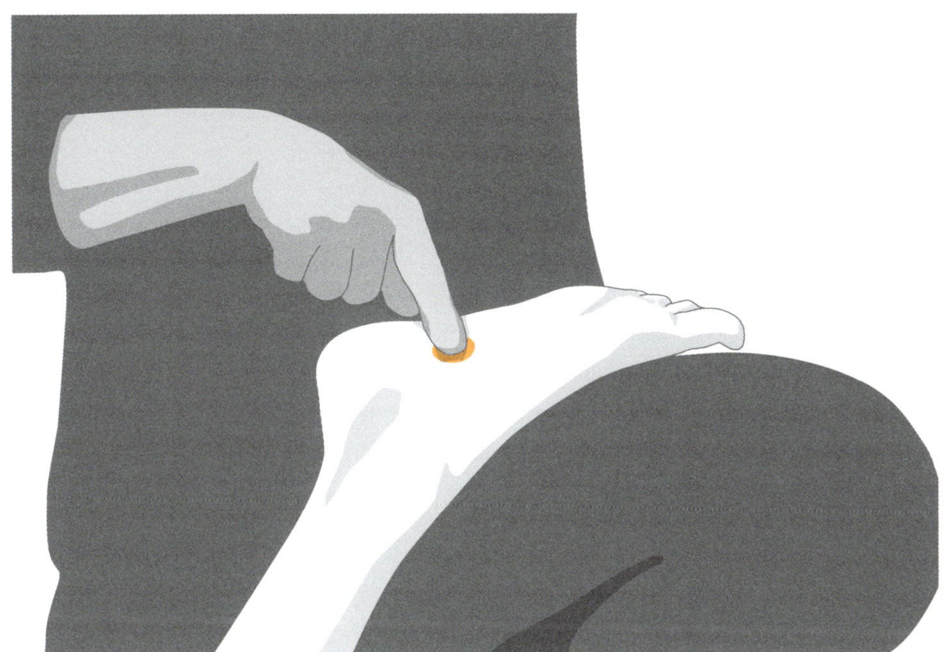

EXKURS

Die propriozeptive Leistungsfähigkeit von Fuß und Fußsohle wird oft unterschätzt. So kann Spannungsvermehrung der myofaszialen Strukturen der Fußsohle durch Tenderpoints oder auch Triggerpunkte des *M. quadratus plantae* an der Auslösung von Schwindelsymptomatik beteiligt sein, was bei der Behandlung von Patienten mit Schwindel bedacht werden sollte.

Positionierungsbehandlung

Zur Behandlung befindet sich der Patient in Bauchlage, der Behandler steht seitlich in Höhe des gebeugten Kniegelenks des Patienten. Das fußseitige Bein des Behandlers wird auf der Liege aufgestellt und stützt den plantarflektierten Fuß des Patienten.

Die kopfseitige Behandlerhand umfasst mit der Schwimmhaut zwischen Daumen und Zeigefinger von hinten her den Kalkaneus und komprimiert in Richtung Fußspitze. Die fußseitige Hand nimmt mit dem Daumen Tenderpoint-Kontakt am Vorderrand des Kalkaneus und komprimiert über den Mittelfuß auf die Ferse zu. Verstärkung der Plantarflexion erzeugt ein kräftiges „Hineinfalten" des Fußes in den Tenderpoint.

Hier ist längere Positionierungszeit von 20 Sekunden zweckmäßig. Die Rückführung sollte etwa 5 Sekunden betragen und betrifft die Plantarflexion. Kompression wird als Letztes aufgegeben.

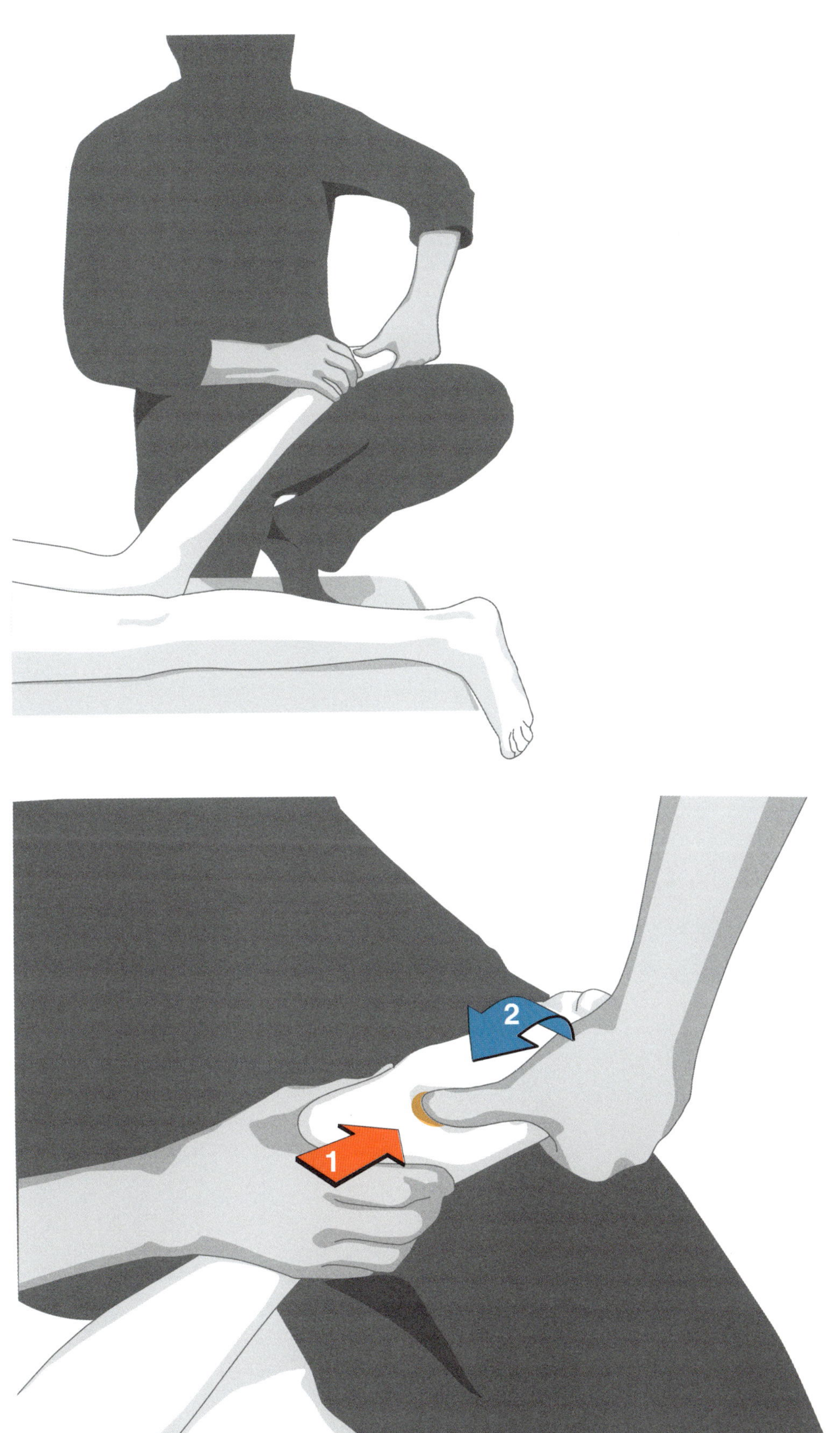
2
1

Auf einen Blick!
Positionierungsbehandlung „Fersenspornsyndrom"

- Tenderpoint-Lokalisation am Ansatz der Plantaraponeurose
- Patient in Bauchlage, Kniegelenk gebeugt
- Behandler seitlich stehend
- kopfseitige Hand umgreift mit Schwimmhaut Kalkaneus und komprimiert zur Fußspitze, Gegenhand nimmt mit Daumen Tenderpoint-Kontakt und komprimiert in Richtung Ferse
- über Verstärkung der Plantarflexion Fuß in Tenderpoint hineinfalten
- Positionierungszeit 20 Sekunden, Rückführzeit 5 Sekunden
- Kompression als Letztes aufgeben

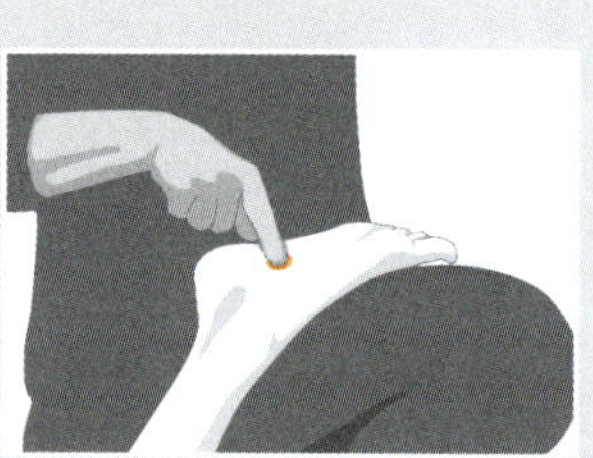

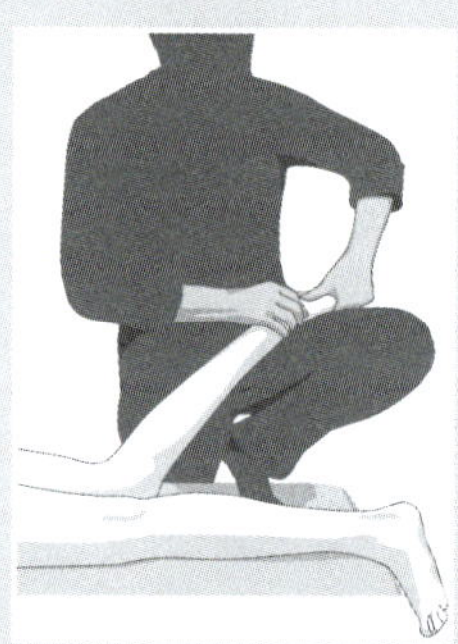

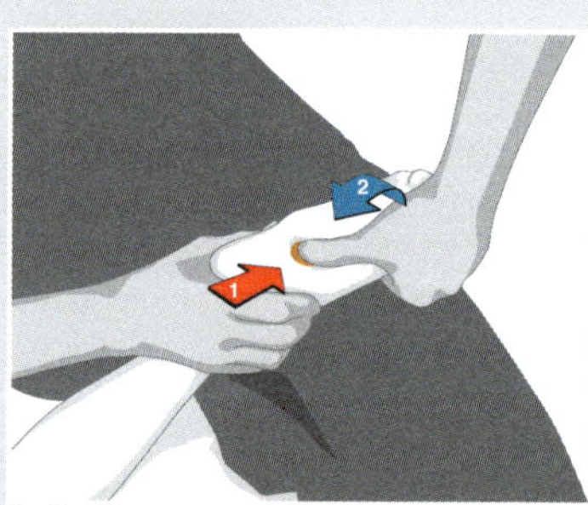

Positionierungsbehandlung Spreizfuß *(Metatarsalgie)*

Tenderpoint-Lokalisation

Beim funktionsgestörten Spreizfuß finden sich häufig Tenderpoints an der Plantarseite des Fußes unmittelbar proximal der Mittelfußköpfchen 2–4. Sie verursachen Abrollschmerz beim Gehen, vor allem beim Tragen hoher Absätze und bei dünnen Schuhsohlen. Eine Behandlung über Positionierung ist nützlich und oft erfolgreich.

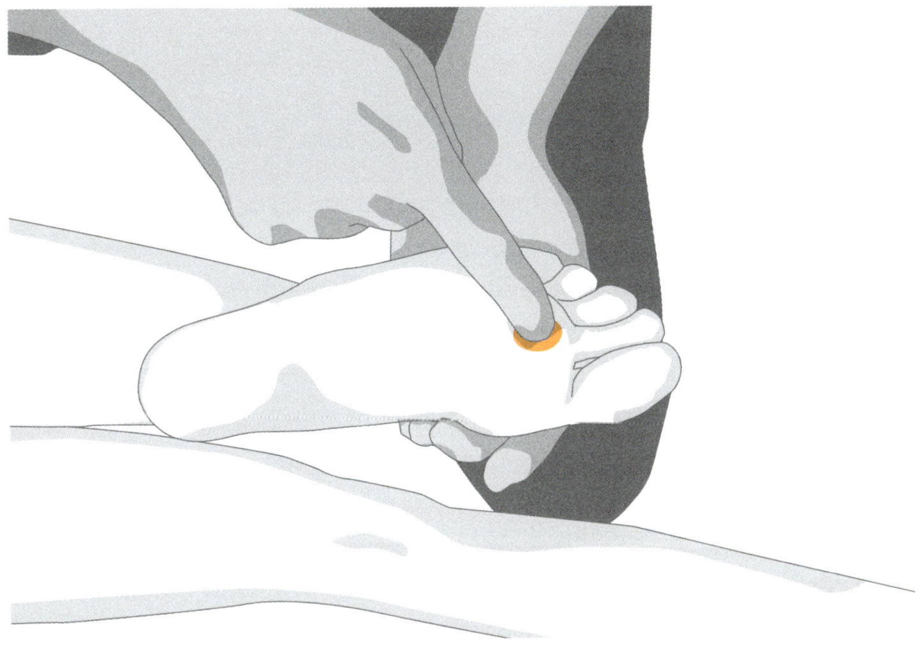

Positionierungsbehandlung

Zur Behandlung liegt der Patient auf dem Bauch und beugt das Tenderpoint-seitige Bein im Kniegelenk um 90°. Der Behandler steht seitlich auf der Tenderpoint-Seite im Kniebereich, stützt mit seinem Rumpf den Patientenunterschenkel ab und nimmt mit dem Daumen der kopfseitigen Hand Tenderpoint-Kontakt von plantar her auf. Die Gegenhand umfasst von dorsal flächig Mittelfußköpfchen und Zehen und bringt die Zehen unter Kompression auf den Tenderpoint zu in starke Plantarflexion (Vorfuß „in den Tenderpoint hinein falten").

Positionierungszeit 5–10 Sekunden, Rückführzeit ebenso lange; Kompression als letzte Behandlungskomponente auflösen. Man behandelt die Tenderpoints, welche am häufigsten am 2. und 3. Strahl liegen, zeitlich nacheinander.

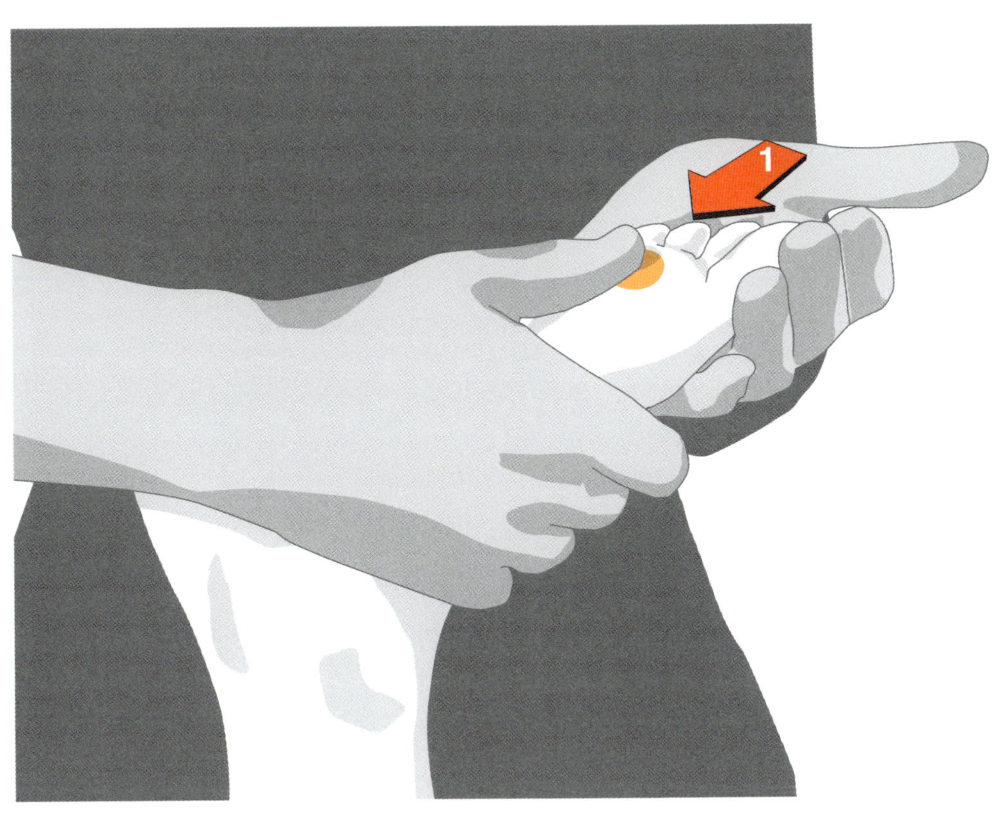
1

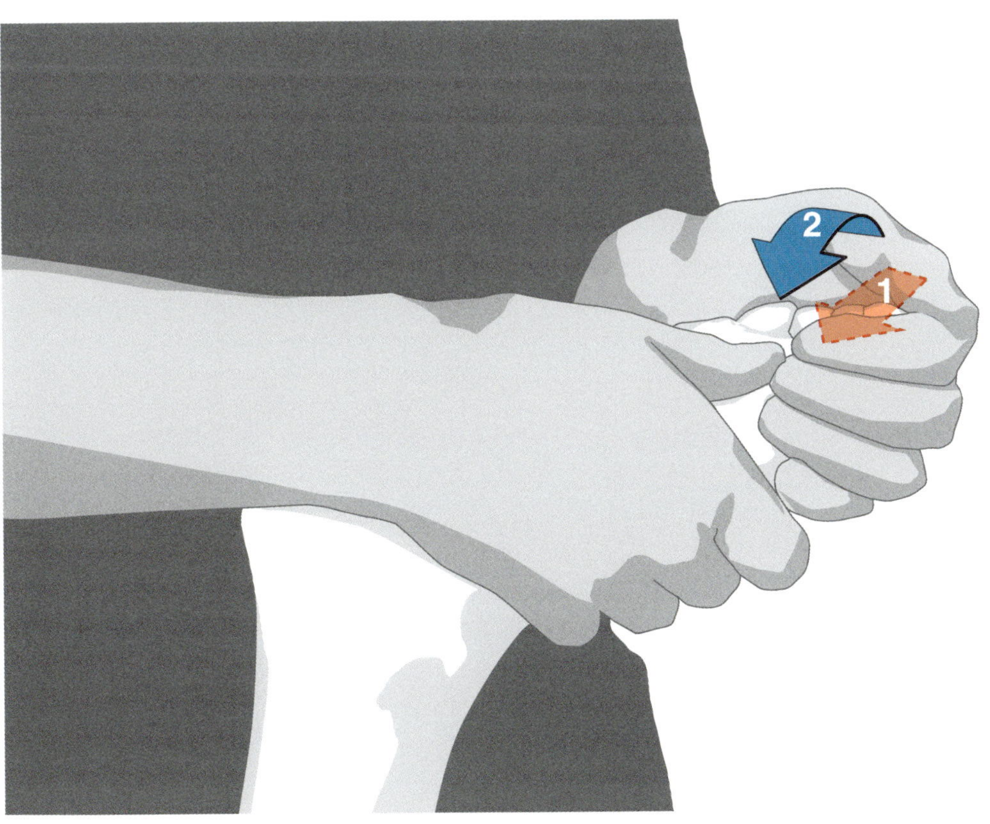
2
1

Auf einen Blick!

Positionierungsbehandlung im Bereich der Mittelfußköpfchen

- Tenderpoint-Lokalisation proximal der Mittelfußköpfchen 2–4
- Patient in Bauchlage, Kniegelenk 90° gebeugt
- Behandler auf Behandlungsseite
- kopfseitige Behandlerhand mit Daumen am Tenderpoint, Gegenhand erzeugt Kompression und starke Plantarflexion der Zehen
- Positionierungszeit 20 Sekunden, Rückführzeit 5–10 Sekunden
- Kompression als Letztes aufgeben

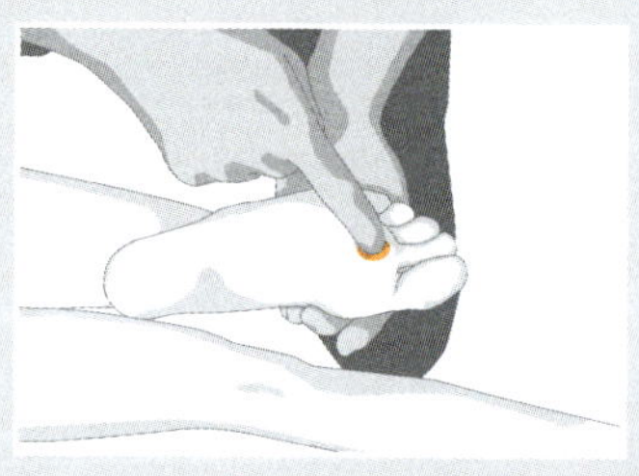

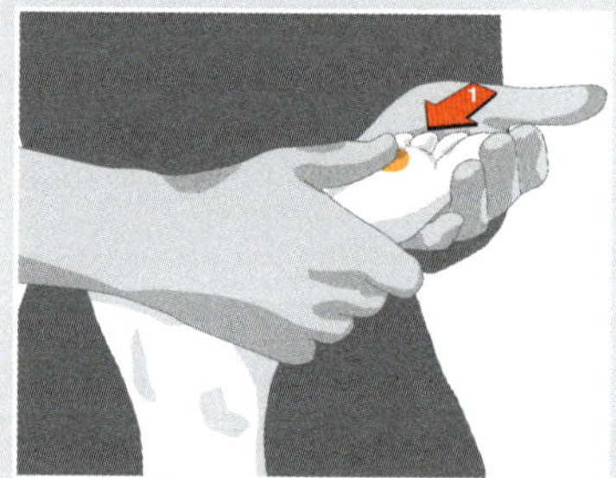

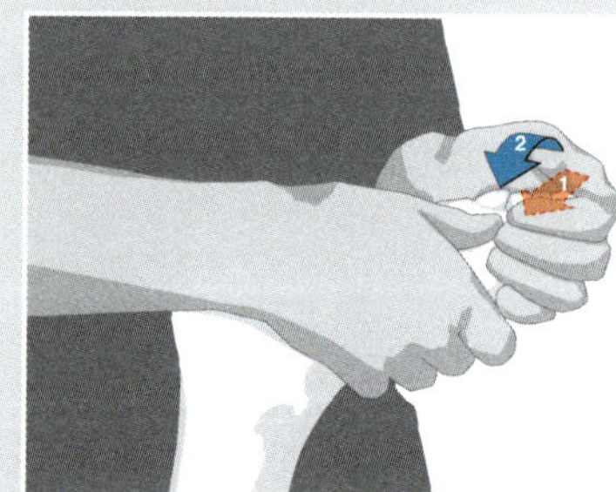

5 Ausgewählte Techniken für Gelenkfunktionsstörungen der oberen Extremität

5.1 Schulterbereich

Den Autoren ist es nicht gelungen, zeitoptimierte Techniken auf Tenderpoint-entsprechende Spannungszonen in diesem anatomisch komplizierten Körperbereich zu entwickeln.

Ausnahmen bilden das ansonsten therapeutisch schwer beeinflussbare Akromioklavikulargelenk und das nichtinvasiv nur schwierig zugängliche Gebiet der *Bursa subdeltoideoacromialis.*

Schmerzhafte Funktionsstörungen des Schultereckgelenks

Beim oberen gekreuzten Syndrom nach JANDA werden die sogenannten Schulterblattfixatoren durch die spannungserhöhten tonischen Gegenspieler gehemmt. Folge davon ist eine Stabilitätsminderung bei Leistungsanforderung an den Arm, besonders an die Hand. Kompensatorisch wird die weiter distal liegende Muskulatur der Rotatorenmanschette zur Stabilisierung beansprucht, was durch unphysiologische Belastung des Schultereckgelenks häufig zu dessen Funktionsstörung führt.

Positionierungsbehandlung

Der Tenderpoint liegt an der Vorderseite des Gelenkes. Zur Behandlung liegt der Patient auf dem Rücken, der Behandler steht auf der Tenderpoint-Gegenseite in Beckenhöhe mit Blick zum Patientenkopf. Die bankferne Hand stellt Kontakt zum Tenderpoint her. Die Gegenhand zieht den Arm unter Kontakt in der Nähe des Ellenbogengelenks schräg über den Patientenrumpf auf den Behandler zu, was einer komplexen Einwirkung auf das Schultereckgelenk von Kompression, Anteversion und Adduktion entspricht.

Die Feineinstellung erfolgt über eine Innenrotation mit Pronation des Unterarms. Wie immer kontrolliert der Kontaktfinger am Tenderpoint den gewünschten Entspannungseffekt.

Positionierungszeit 5–10 Sekunden, Rückführung ebenso lange, auf Rotations- und Adduktionsauflösung konzentriert. Als letztes Behandlungselement den Traktionszug aufgeben.

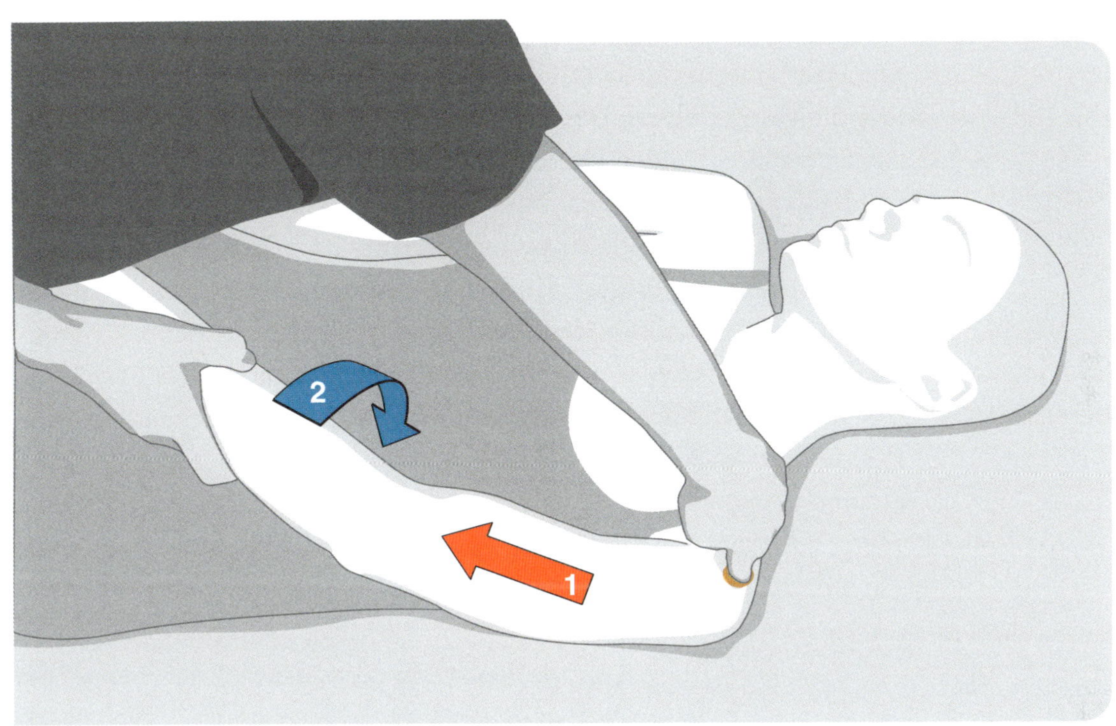

Auf einen Blick!
Positionierungsbehandlung des Schultereckgelenks

- Tenderpoint-Lokalisation an der Vorderseite des Schultereckgelenks
- Patient in Rückenlage
- Behandler auf Tenderpoint-Gegenseite
- Tenderpoint-Kontakt mit bankferner Hand, banknahe Hand zieht Patientenarm schräg über den Rumpf auf Behandler zu, Feineinstellung durch Innenrotation
- Positionierungs- und Rückführungszeit 5–10 Sekunden, Traktionszug als letztes Behandlungselement aufgeben

Irritation der *Bursa subdeltoideoacromialis*

Dieses Schleimbeutelsystem ermöglicht bei Armabduktion ein glattes Gleiten des massiven *Tuberculum majus* unter das Schulterdach. Bei myofaszialer Dysbalance der Schulterumgebung kann der dort notwendige Gleitmechanismus schmerzhaft beeinträchtigt sein, wobei man einen Tenderpoint unmittelbar unter der lateralen Begrenzung des *Acromion* finden kann. Ein dabei gelegentlich auftretender Bewegungsschmerz, meist in einem Abduktionswinkel zwischen 60 und 120°, wird als **schmerzhafter Bogen (painful arc)** bezeichnet.

Die Positionierungsbehandlung zur Beeinflussung dieses Tenderpoints kann im Sitzen erfolgen. Der Behandler steht hinter dem Patienten. Mit der seitenentsprechenden Hand nimmt er Kontakt am Tenderpoint. Die Gegenhand umfasst den Tenderpoint-seitigen proximalen Unterarm vor dem Patientenkörper und bringt ihn unter Traktion in Richtung Adduktion. Feineinstellung erfolgt dann über Innenrotation, die erzeugt werden kann durch Pronation des Unterarms.

Bei dieser zugegebenermaßen schwierigen Einstellung ist es zweckmäßig, wenn die Hand des Patienten in der Ellenbeuge des Behandlers ruht.

Positionierungszeit 5–10 Sekunden, Rückführzeit ebenso lange. Die Traktionskomponente sollte als letztes Behandlungselement aufgegeben werden. Vor einer Positionierung der *Bursa subdeltoideoacromialis* sollte das Schultereckgelenk behandelt werden.

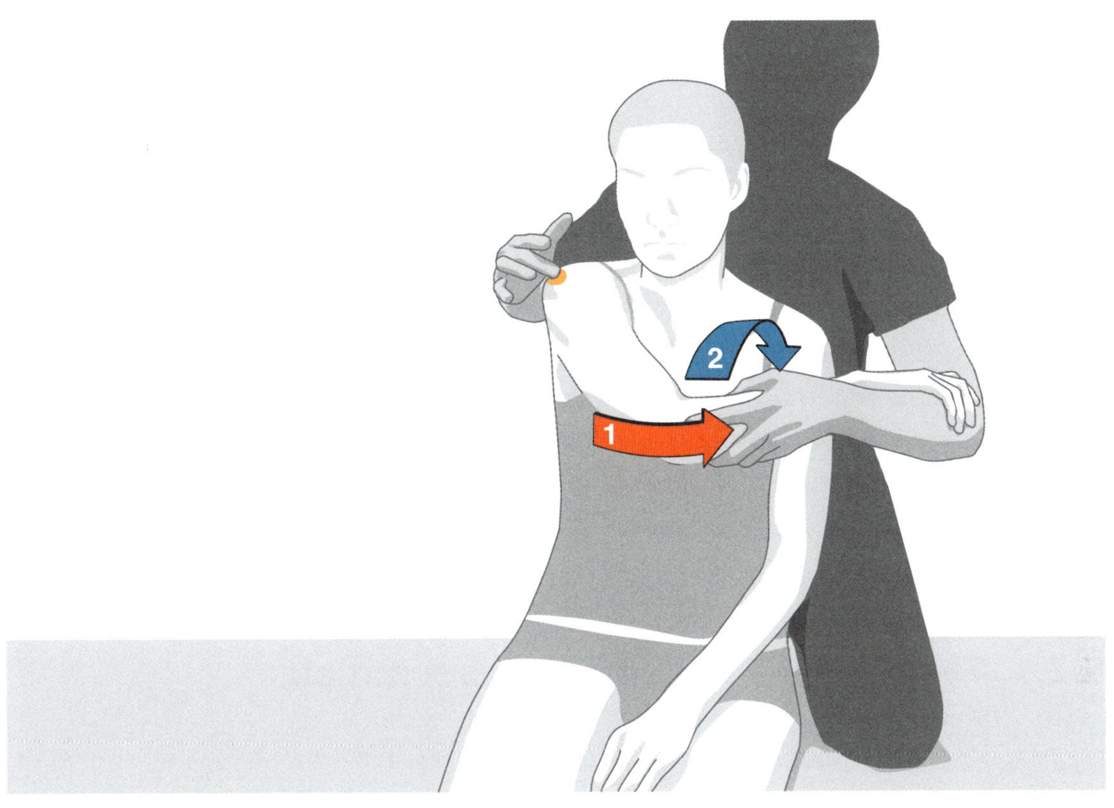

Auf einen Blick!
Positionierung bei Irritation der *Bursa subdeltoideoacromialis*

- Tenderpoint-Lokalisation unter der lateralen Begrenzung des *Acromion*
- Patient sitzt
- Behandler steht dahinter
- gleichnamige Hand hält Tenderpoint-Kontakt, Gegenhand umfasst proximalen Unterarm und zieht diesen vor dem Patientenkörper in Adduktion
- Feineinstellung über Innenrotation
- Positionierungs- und Rückführungszeit 5–10 Sekunden
- Traktion zuletzt aufgeben

5.2 Ellenbogen

Die *Epicondylopathia humeri radialis* ist ein außerordentlich häufiges und meist zu eng lokal betrachtetes Krankheitsbild. Sie wird verursacht durch myofasziale Dysbalance im zervikothorakalen Übergangsbereich, die eine blande Lymphabflussstörung des Arms zur Folge haben kann (vergleiche Kapitel 2.4.3). Eine dadurch bedingte Störung der Sauerstoffverteilung im peripheren Gewebe kann über Inkoordination der Handstreckmuskulatur zu einer sogenannten Insertionstendopathie am radialen *Epicondylus humeri* führen.

Demgegenüber findet sich die *Epicondylopathia humeri ulnaris* wesentlich seltener. Das Verteilungsverhältnis zwischen radialer und ulnarer Epikondylopathie liegt bei etwa 10:1. Auch der ulnaren Epikondylopathie geht in der Regel eine Funktionsstörung am zervikothorakalen Übergang mit den für die radiale Epikondylopathie geschilderten Folgen voraus.

5.2.1 Tenderpoint-Lokalisation bei radialer Epikondylopathie

Der zugehörige Tenderpoint liegt über dem radialen Epikondylus. Eine Positionierungsbehandlung ist sinnvoll und oft erfolgreich. Allerdings ist ihre Realisierung nicht einfach.

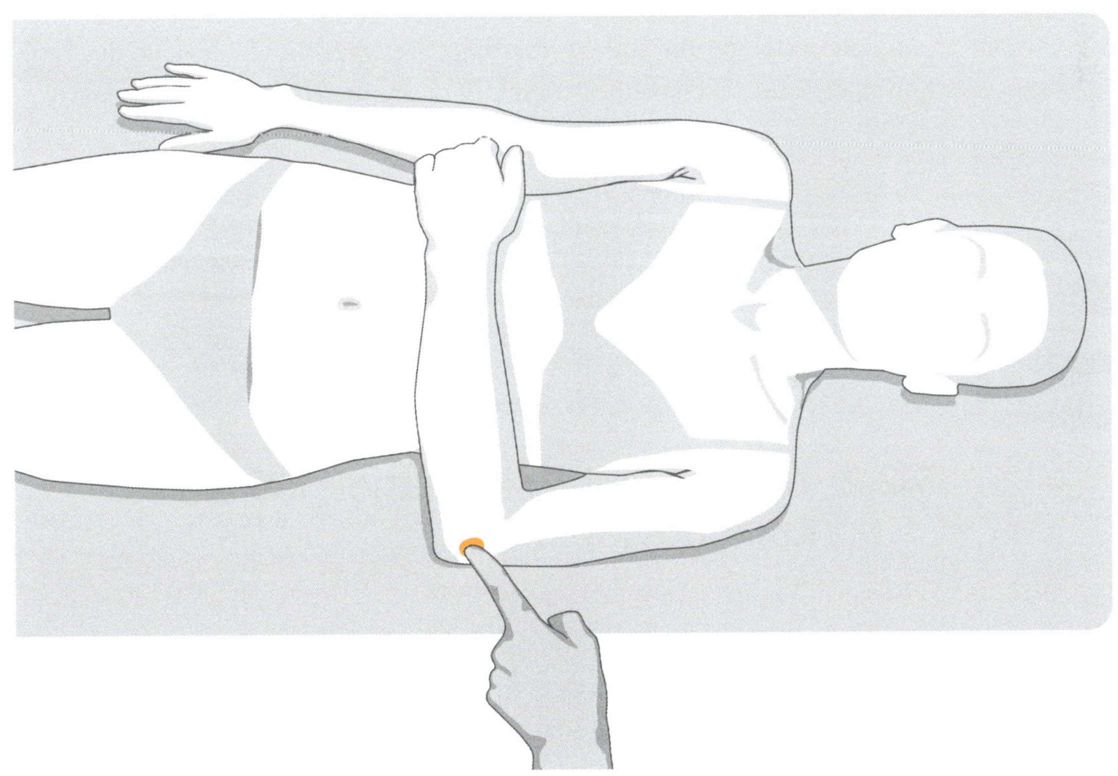

Positionierungsbehandlung bei radialer Epikondylopathie

Der Patient befindet sich in Rückenlage. Der Behandler steht Tenderpoint-seitig am Kopfende und umfasst mit der gleichnamigen Hand schalenförmig den gebeugten Ellenbogen so, dass der Daumen Kontakt am Tenderpoint erreicht. Die Gegenhand umfasst bei supiniertem Patientenarm flächig von der Dorsalseite her Handgelenk und distalen Unterarm. Unter Verstärkung der Ellenbogenbeugung erfolgt Kompression in Unterarmrichtung. Weitere Positionierungsschritte bestehen in Unterarmabduktion („X-Ellenbogen") und Verstärkung der Supination. Positionierungzeit 10–20 Sekunden, Rückführung der Beugung über 5–10 Sekunden, Kompression bei etwa 90° Ellenbogenbeugung aufgeben.

Dabei ist zu beachten, dass der Kontakt an distalem Unterarm und Handgelenk sehr sicher sein muss und durch die erforderliche Kompression gelegentlich schmerzt.

Neben dieser lokal orientierten Behandlungskomponente einer radialen Epikondylopathie sollte unbedingt die eigentliche Ursache des Störkomplexes am zervikothorakalen Übergang beurteilt und behandelt werden.

EXKURS

Neben Positionierung von Ellenbogen und Strukturen der oberen Thoraxapertur sollten bei einer radialen Epikondylopathie die Triggerpunkte der Handstreckmuskulatur behandelt werden ebenso wie die Triggerpunkte der Muskulatur mit Referenzzonen am radialen Epikondylus. Dazu gehören die *Mm. supinator, brachioradialis, triceps brachii, anconeus* und *supraspinatus*.

5.2.2 Tenderpoint-Lokalisation bei ulnarer Epikondylopathie

Die ulnare Epikondylopathie findet sich wesentlich seltener als die Schmerzhaftigkeit am radialen Epikondylus des Humerus. Die Pathogenese scheint ebenso wie bei der radialen Epikondylopathie auf eine Funktionsstörung des zervikothorakalen Übergangs zurückzuführen zu sein. In der Praxis findet man eine ulnare Epikondylopathie häufig vergesellschaftet mit einer abdominellen viszeralen Störung. Die Ursache hierfür dürfte in der neurovegetativen Innervation zu suchen sein. Näher eingegangen auf diese Zusammenhänge wird im Kapitel 2.3.3.

Der zugehörige Tenderpunkt liegt über dem ulnaren Epikondylus.

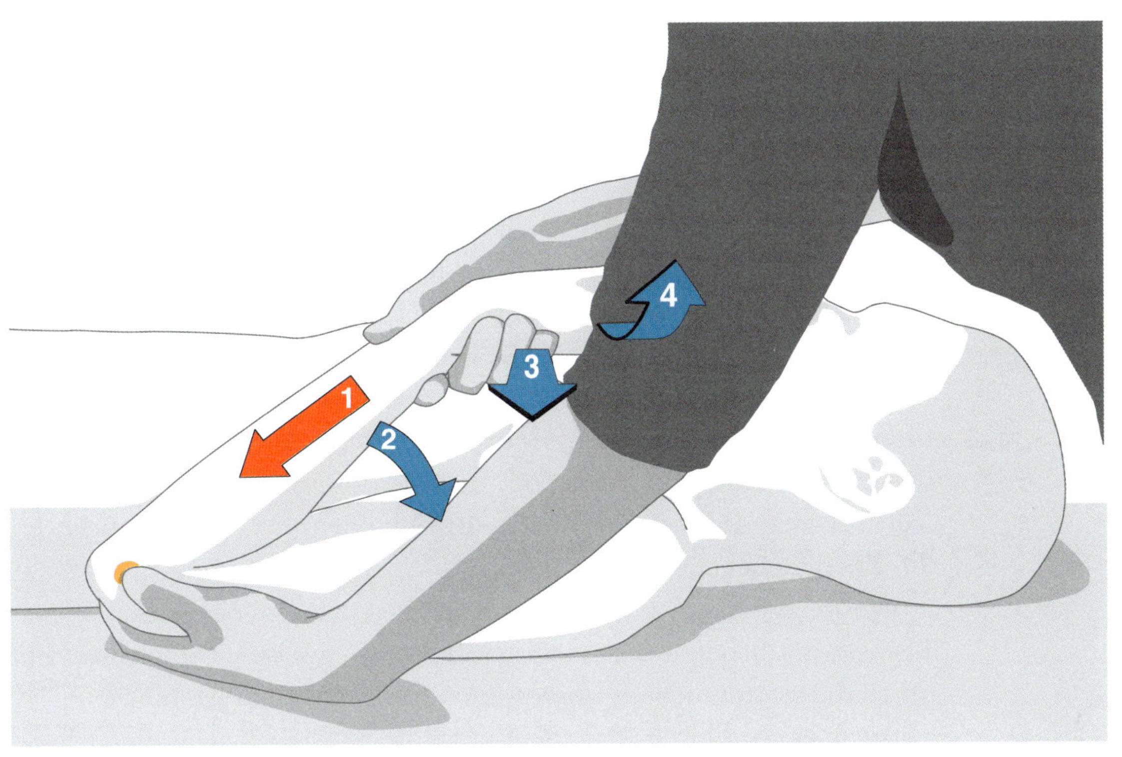
1
2
3
4

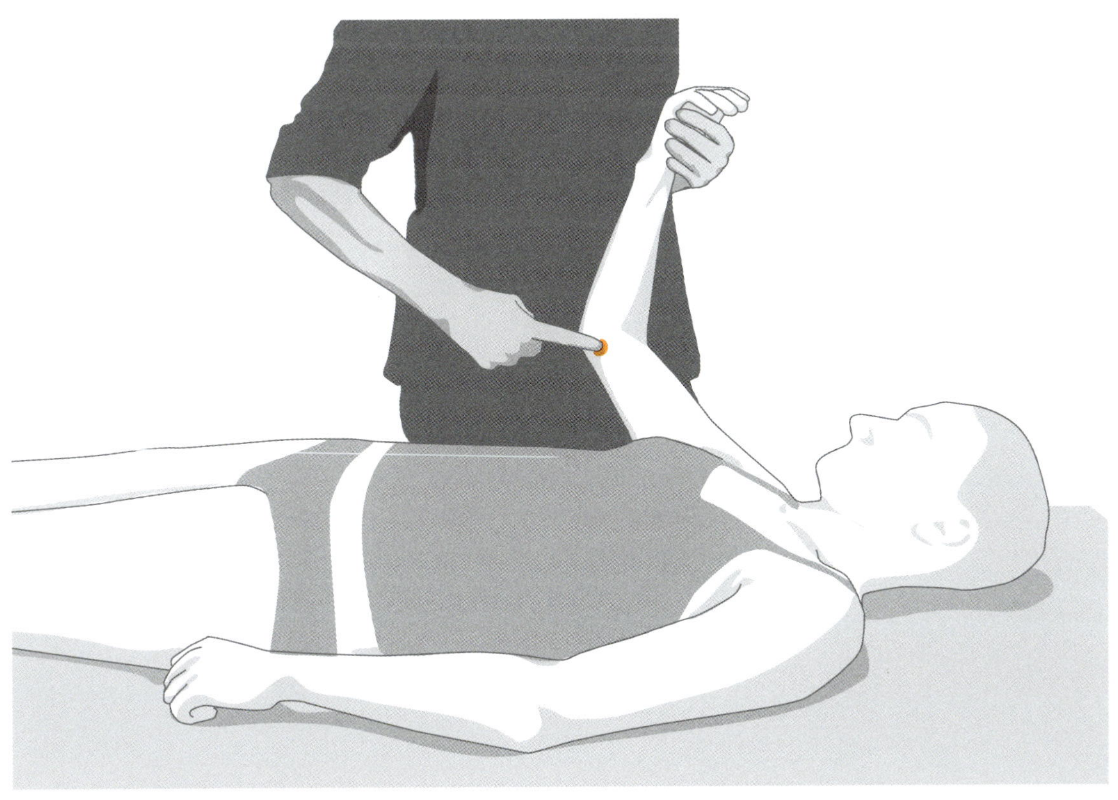

Positionierungsbehandlung bei ulnarer Epikondylopathie

Der Patient befindet sich in Rückenlage. Wie bei der radialen Epikondylopathie steht der Behandler tenderpointseitig am Kopfende und umfasst mit der gleichnamigen Hand schalenförmig den gebeugten Ellenbogen so, dass ein Langfinger Tenderpoint-Kontakt am ulnaren Epikondylus erreicht. Die Gegenhand umfasst bei proniertem Patientenarm flächig von der Palmarseite her Handgelenk und distalen Unterarm. Unter Verstärkung der Ellenbogenbeugung erfolgt Kompression in Unterarmrichtung. Weitere Positionierungsschritte bestehen in Unterarmadduktion („O-Ellenbogen") und Pronation. Positionierungszeit 10–20 Sekunden, Rückführung der Beugung über 5–10 Sekunden, Kompression bei etwa 90° Ellenbogenbeugung aufgeben.

Wie bei der radialen Epikondylopathie ist dabei zu beachten, dass der Kontakt an distalem Unterarm und Handgelenk sicher sein muss und durch die erforderliche Kompression schmerzhaft sein kann.

Auch hier sollten in das therapeutische Konzept neben dieser lokal orientierten Behandlungskomponente Verkettungsvorstellungen einbezogen werden.

An dieser Stelle muss auf eine Besonderheit hingewiesen werden. Gelegentlich findet man in der letzten Positionierungsphase, der Pronation, keinen ausreichenden Spannungsabfall am Tenderpoint. Dann sollte man die Einstellung in Supination vornehmen. Diese gelegentlich notwendige Änderung der Positionierungsrichtung wurde von Jones an anderer Stelle als „Maverick" (Eigenbrötler) bezeichnet.

EXKURS

Bei dem wesentlich seltener auftretenden Störbild einer ulnaren Epikondylopathie sollten analog zur radialen Epikondylopathie neben Positionierung von Ellenbogen und Strukturen der oberen Thoraxapertur die Triggerpunkte der Beugemuskulatur von Unterarm und Hand behandelt werden ebenso wie Triggerpunkte von Muskulatur mit Referenzzonen am ulnaren Epikondylus. Dazu gehören der *M. triceps brachii* und die *Mm. pectoralis major* und *minor*.

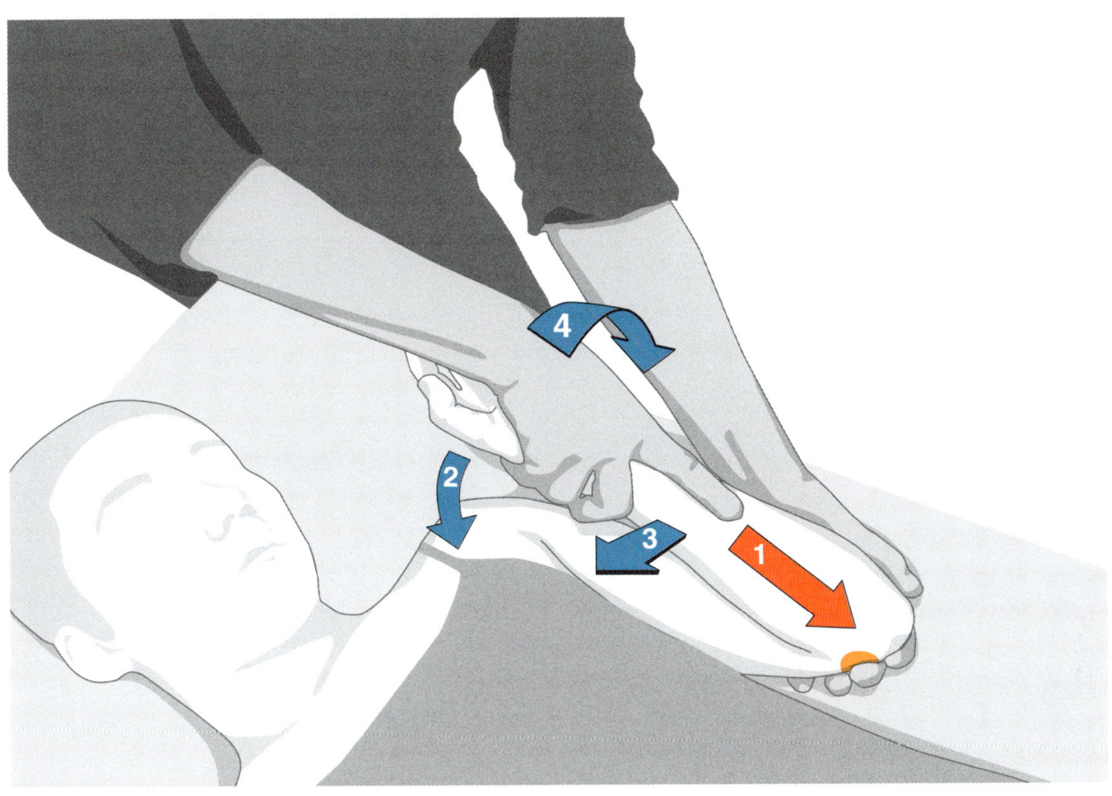
4
2
3
1

Auf einen Blick!

Positionierungsbehandlung bei radialer Epikondylopathie des Humerus

- Tenderpoint-Lokalisation am radialen Epicondylus
- Patient in Rückenlage
- Behandler steht behandlungsseitig am Kopfende
- gleichnamige Hand umfasst Ellenbogen mit Tenderpoint-Kontakt durch Daumen, Gegenhand umfasst Handrücken und distalen Unterarm
- Positionierung über Kompression auf Tenderpoint zu, starke Ellenbogenbeugung, Unterarmabduktion und Supination
- Positionierungszeit 10–20 Sekunden, Rückführzeit 5–10 Sekunden
- Kompression bei 90° Ellenbogenbeugung aufgeben

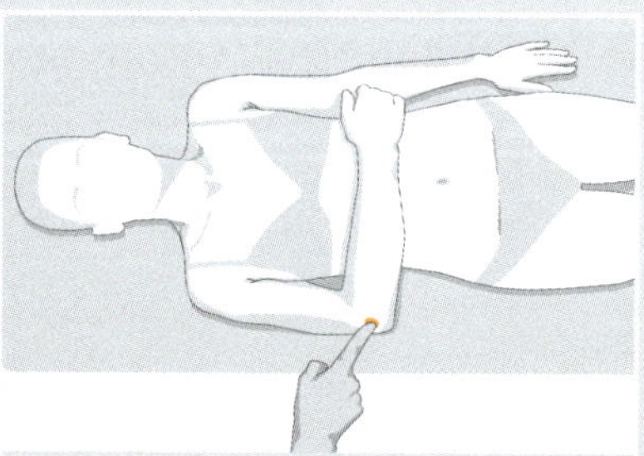

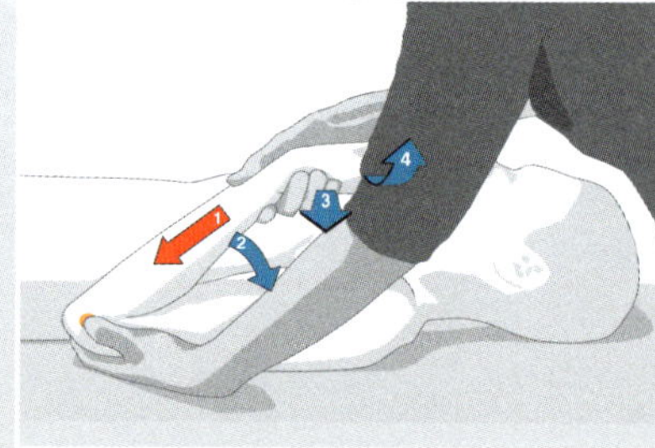

Positionierungsbehandlung bei ulnarer Epikondylopathie des Humerus

- Tenderpoint-Lokalisation am ulnaren Epikondylus
- Patient in Rückenlage
- Behandler steht behandlungsseitig am Kopfende
- gleichnamige Hand umfasst Ellenbogen mit Tenderpointkontakt durch Langfinger, Gegenhand umfasst Handgelenk und pronierten distalen Unterarm von palmar her
- Positionierung über Kompression auf Tenderpoint zu, starke Ellenbogenbeugung, Unterarmadduktion und Pronation (gelegentlich Supination)
- Positionierungszeit 10–20 Sekunden, Rückführzeit 5–10 Sekunden
- Kompression bei 90° Ellenbogenbeugung aufgeben

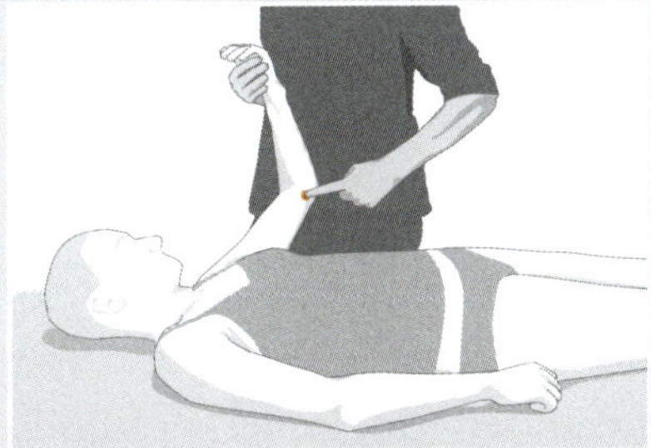

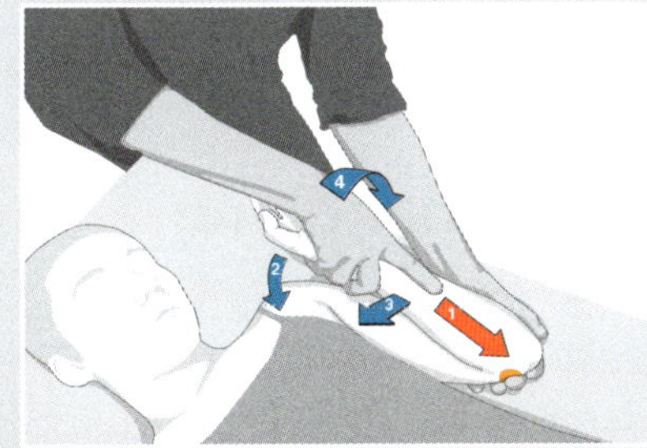

5.3 Handgelenk

Tenderpoint-Lokalisation am Handgelenk dorsal

Bei Funktionsstörungen nach dorsal und palmar der Handgelenke kann man in Abhängigkeit von der Art der Störung Tenderpoints an der Palmar- und auch Dorsalseite der Handwurzelknochen finden. Klinisch relevant dafür sind entweder schmerzhafte Einschränkung der Dorsalextension oder, weniger häufig, schmerzhafte Palmarflexion. Es liegt nahe, diese örtlich meist deutlich schmerzhaften Bewegungseinschränkungen auch als mögliche periphere Auslösepunke für aufsteigende Störketten im Auge zu behalten.

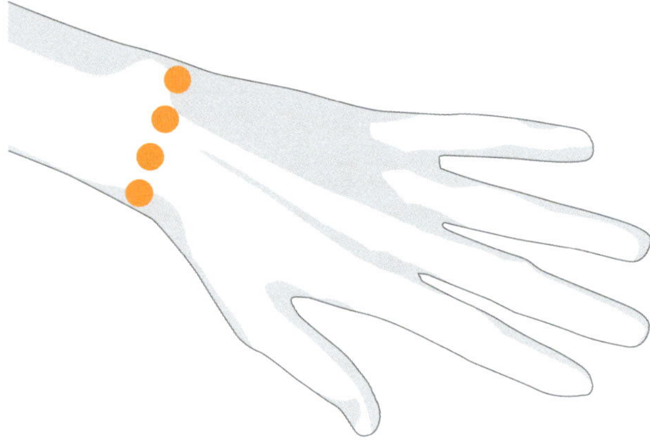

Positionierungsbehandlung

Zur Behandlung sitzt der Patient und lagert die zu behandelnde Hand auf der Behandlungsliege oder einem Tisch. Der Behandler nimmt mit den Fingern einer Hand Tenderpoint-Kontakt auf und führt mit der anderen die Hand des Patienten unter Kompression bei dorsalen Tenderpoints in starke Dorsalextension und bei palmaren Tenderpoints in starke Palmarflexion. Liegen die Punkte mehr radial oder mehr ulnar wird zusätzlich eine Supination oder Pronation eingefügt, sodass man die Hand gleichsam in den Tenderpoint „hinein faltet".

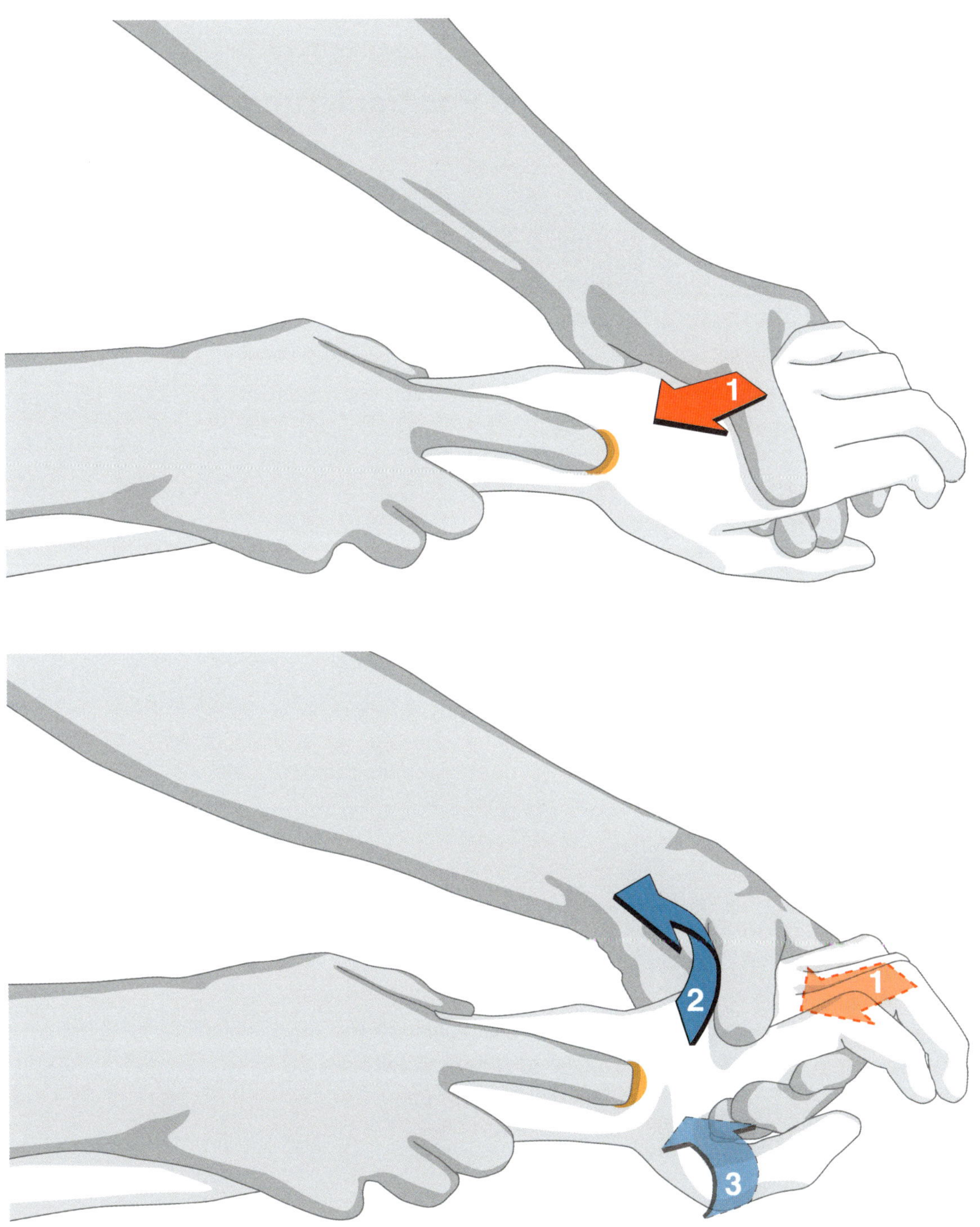
1
2
1
3

Tenderpoint-Lokalisation und Positionierungsbehandlung am Handgelenk palmar

Wie immer entscheidet der Spannungsabfall am Tenderpoint über die Weite des jeweiligen Positionierungsschrittes. Die Vorgehensweise für Tenderpoints auf der Dorsal- oder Palmarseite ist identisch, unterschiedlich sind nur die Handgelenksbewegungen.

Positionierungszeit 5–10 Sekunden, Rückführzeit ebenso lange. Die Kompressionskomponente wird als Letzte aufgegeben.

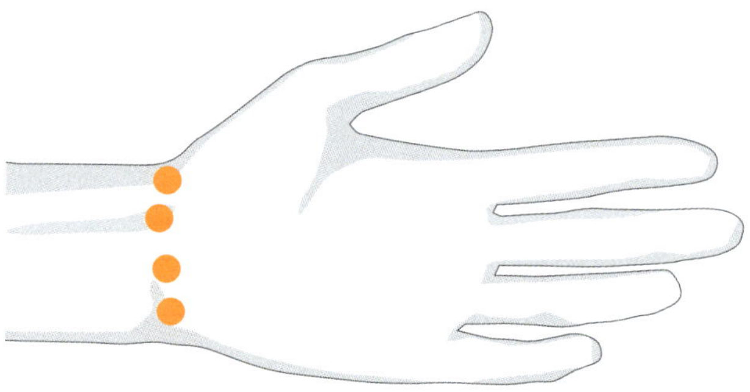

EXKURS

Übrigens ermöglicht erst die Ellenbogenbeugung Handkontakt zu den Sinnesorganen des Kopfes. Eine Supination erleichtert diese Bewegung. Das koordinierte Zusammenspiel von Ellenbogenbeugung, Unterarmsupination und Greiffunktion der Hand ist Voraussetzung für die Nahrungsaufnahme.

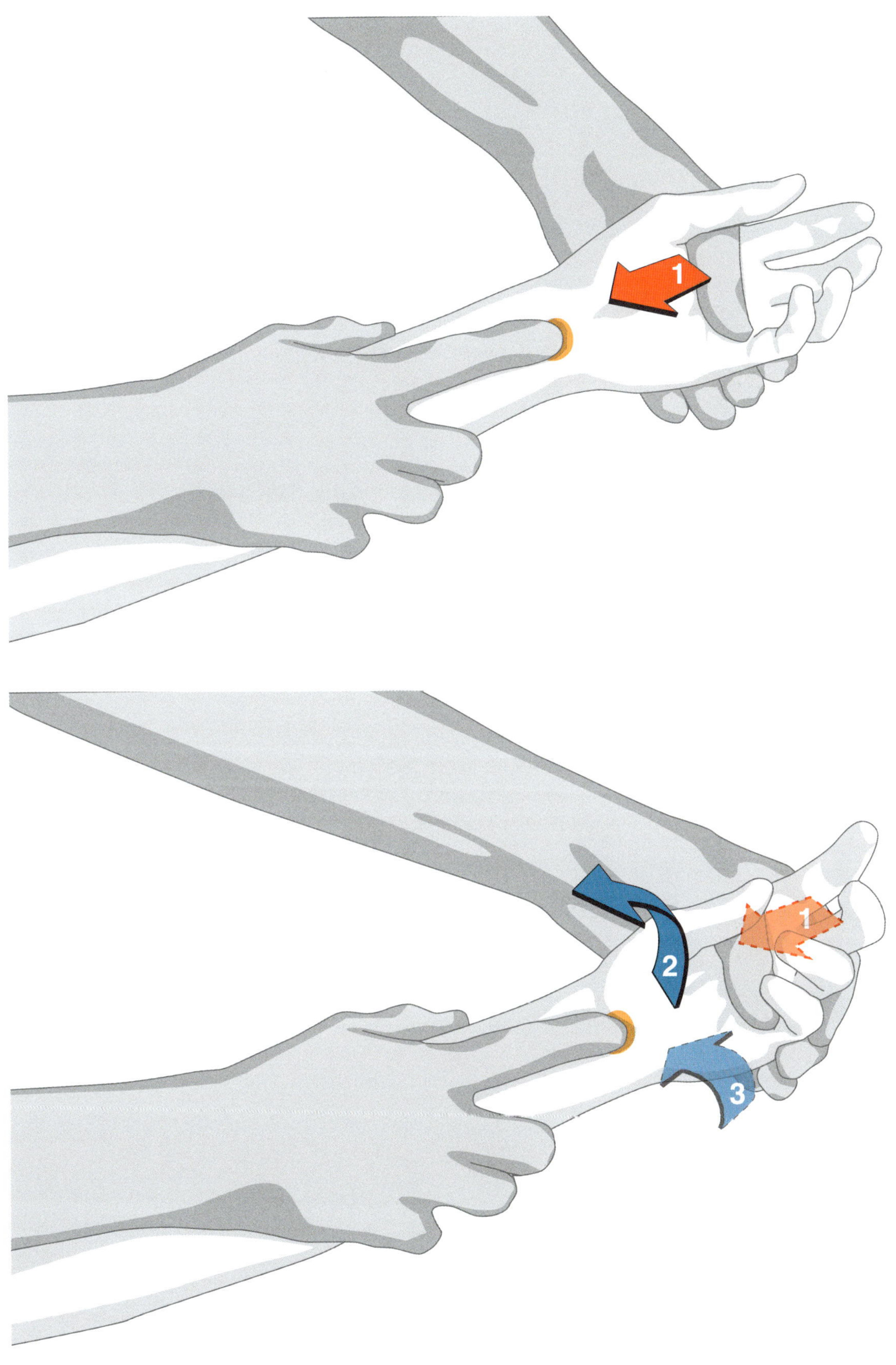
1
1
2
3

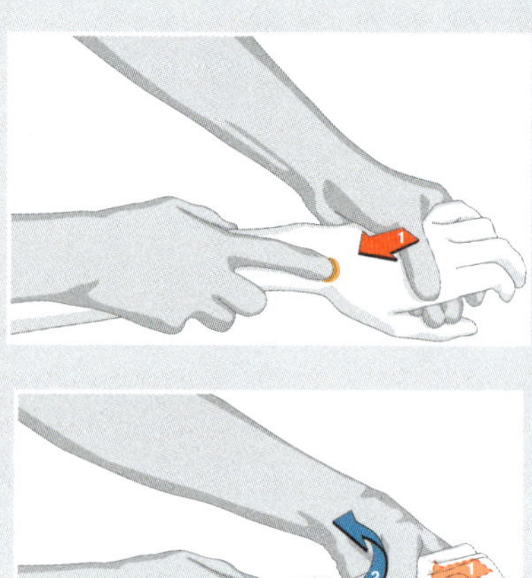

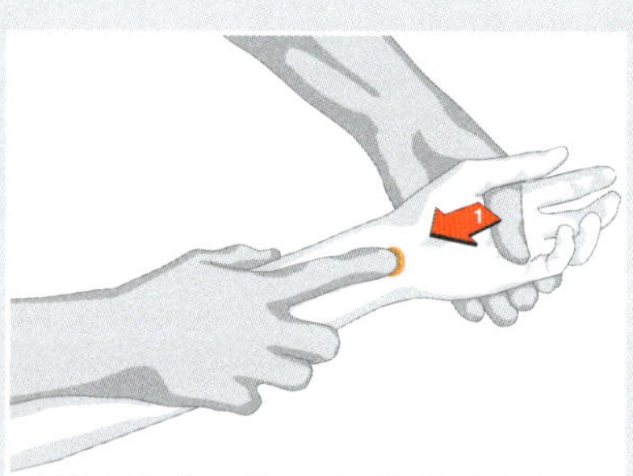

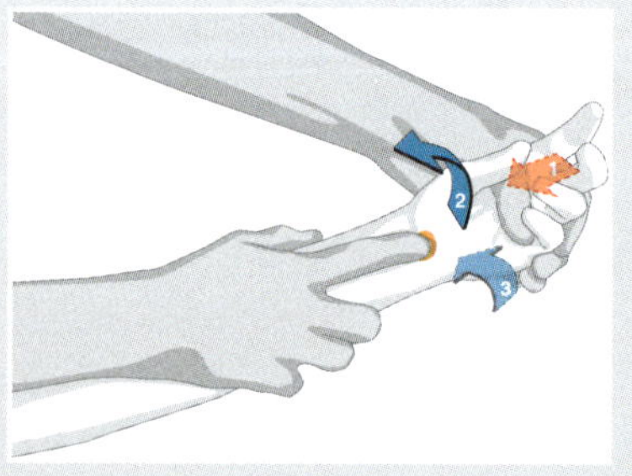

Auf einen Blick!
Positionierungsbehandlung der Handgelenke

- Tenderpoint-Lokalisation dorsal oder palmar über den Handwurzelknochen
- Patient sitzt mit aufgelegter Hand
- unter Tenderpoint-Kontakt Kompression
- abhängig von Tenderpoint-Lage Dorsalextension oder Palmarflexion, ggf. in Kombination mit Pronation oder Supination (Hand „in den Tenderpoint hinein falten")
- Positionierungs- und Rückführungszeit 5–10 Sekunden
- Kompression zuletzt aufgeben

6 Schlussbetrachtung

Muskulatur als Hauptursache für Schmerzen im Bewegungssystem

Ein wesentlicher Teil körperlicher Beschwerden des Menschen betrifft Schmerzen und Einschränkungen des Bewegungssystems. Je nach Lokalisation und individueller Verarbeitung kann das zu erheblicher, schmerzhafter Beeinträchtigung der Leistungsfähigkeit des Betroffenen führen.

Offensichtlich missgedeutet werden solche Ereignisse, wenn nicht traumatisch verursacht, Alterungs- und damit Degenerationsprozessen zugeordnet. Auch eine gegenteilige Meinung ist weit verbreitet: Es werden Wachstumsprozesse im Kindesalter mit zeitweiligen Disproportionalitäten ursächlich beschuldigt. Das unselige Wort vom sogenannten Wachstumsschmerz steht dafür.

Alle diese Ansichten können richtig sein, treffen jedoch nicht den Kern der Mehrzahl solcher Störvorgänge. Dieser liegt in Zuständen von Hypoxie, also verminderter Sauerstoffversorgung. Der Grund für diese findet sich in der sogenannten **myofaszialen Dysbalance.** Diese betrifft – wie die Bezeichnung bereits andeutet – Weichteilstrukturen und Muskeln sowie ihr formendes, begrenzendes und informationsleitendes Bindegewebe. So gesehen bilden die Weichteile des Bewegungssystems immer eine Einheit aus kontraktilen und stützenden Einzelteilen, die nicht voneinander getrennt betrachtet und bewertet werden können.

Rückblick auf die Entwicklung der Muskulatur und ihrer Störzustände

Die Entwicklung der Muskulatur soll an dieser Stelle noch einmal vor Augen geführt werden.

Zum Verständnis der myofaszialen Dysbalance bedarf es einer phylogenetischen Betrachtung. Die Evolution begann im Wasser. Es entwickelten sich im Lauf von Milliarden Jahren an die jeweilige Umgebung angepasste Strukturen. Vor über 500 Millionen Jahren entstanden aus primitiven Einzellern höher organisierte Zellen, schließlich Zellformationen, die sich später mit Schalen oder Panzern schützend bestücken konnten. Nach diesem Exoskelett entwickelte sich ein inneres Skelett und sehr viel später entstanden knöcherne Strukturen.

Die Entwicklung der Muskulatur verlief folgendermaßen:

› Erste muskuläre Strukturen hatten Haltefunktion, nämlich Festhaltefunktion. Aufgrund ihres gleich bleibenden Spannungszustands nennt man sie **tonische Muskulatur.** Bei einer Störung erhalten bzw. verstärken sie diesen Spannungszustand, sie

geraten in **Verspannung**. Wenn die formgebende und umhüllende Faszie mit betroffen ist, wird aus der Verspannung eine **Verkürzung**.
- Sehr viel später in der Evolution entstand Muskulatur für die Realisierung rascher Bewegungen. Da diese nur zeitweilig zum Einsatz kommt, bezeichnet man sie als **phasische Muskulatur**. Das Störbild phasischer Muskulatur liegt in deren **Hemmung** und **Abschwächung**.

Im Laufe der evolutionären Abfolge wurden alle Muskeln mit beiden Fasertypen bestückt, allerdings in unterschiedlichen Mengenverhältnissen im Einzelmuskel und abhängig von seiner Aufgabe und dem jeweiligen Entwicklungsstand.

Was sich in der Entwicklung nicht gewandelt hat, ist das Faserverhalten bei Störung:
- **tonische Faserzüge** behalten ihre Verhaltenspriorität der störungsbedingten Spannungserhöhung,
- **phasische Faserzüge** werden zunächst gehemmt und geraten dann in Abschwächung.

! Spannungserhöhung ist palpatorisch erfassbar, Hemmung von Einzelfaserzügen dagegen nicht unmittelbar.

Myofasziale Dysbalance

Für die Praxis bedeutet das: Wird eine Spannungserhöhung erkannt, ist in deren Zusammenhang von myofaszialer Dysbalance auszugehen. Diese spielt sich im Weichteilgewebe ab und signalisiert funktionelle Störung – funktionelle Unordnung. Der Körper geht von potenziell struktureller Beeinträchtigung aus und warnt davor durch **Schmerz**. Schmerz entsteht durch Sauerstoffmangel, **Hypoxie**. Hypoxie entsteht auf der Grundlage von nicht mehr regelrecht ablaufenden, von unphysiologischen Bewegungsvorgängen. Der Körper verfällt gewissermaßen in einen energetisch aufwendigeren Anpassungsmodus.

Der Hintergrund für diese Systemantwort kann im Bewegungssystem selbst liegen und durch Traumatisierung, Fehlhaltung oder Über- bzw. Fehlbelastung herbeigeführt worden sein.

Bewegungssystem als Spiegel von Störungen anderer Funktionssysteme des Menschen

Ein weiterer Störhintergrund ergibt sich durch die entwicklungsgeschichtlich bedingte neurale **Verknüpfung zwischen Bewegungssystem und inneren Organen,** die aus der segmentalen Innervation heraus erklärbar und verständlich wird (s. a. 2.3.3). Bei Störungen innerer Organe kann auf dem Weg der neurophysiologischen segmentalen Verbindung das Bewegungssystem zur Mitreaktion gezwungen werden. Übrigens gilt das schon für Bewegungsbeeinträchtigungen innerer Organe, wie sie durch Vernarbungsprozesse bei und nach Entzündungen oder nach operativen Eingriffen zu beobachten sind.

Ebenso sind **emotionale Einflüsse** über hier nicht näher zu beleuchtende Zusammenhänge geeignet, Spannungsvermehrung in den tonischen Anteilen bestimmter Muskelgruppen auszulösen.

> Sehr überspitzt kann man schlussfolgern, dass das Bewegungssystem an allen Störvorgängen des Gesamtsystems Mensch reaktiv beteiligt ist. Es wird über sie informiert, nimmt sie als Warnung auf, macht sie durch Schmerz bewusst und gerät dadurch selbst in Handlungszwang.

Angelpunkt für die hier erfolgende Betrachtung ist **Spannungsbeurteilung** im Bewegungssystem als möglicher Hinweis auf lokale oder, sehr viel häufiger, Störungen mit Verkettungs- oder Vernetzungscharakter, wie sie von Jones in gültiger Form geschildert worden sind. Damit kommt dieser Spannungsbeurteilung diagnostische Bedeutung mit Handlungsausrichtung zu.

Die hier dargestellten Zusammenhänge erlauben sicher reproduzierbare Diagnosehinweise bei Funktionsbeeinträchtigung des Bewegungssystems und ergänzen die vorhandenen therapeutischen Möglichkeiten zu deren Beseitigung um eine einfache, nicht aggressive und völlig ungefährliche Handlungsvariante.

Literatur

Arens U. Persönliche Mitteilung. 2008.

Biedermann H. KISS-Kinder. 3. A. Stuttgart: Thieme, 2001.

Blechschmidt E. Ontogenese des Menschen – Kinetische Anatomie. München: Kiener, 2012.

Buchmann J., Bülow B. Asymmetrische frühkindliche Kopfgelenksbeweglichkeit. Berlin: Springer, 1989

Buchmann J., Heidrich M. in: Volger E, Brinkhaus B. Kursbuch Naturheilverfahren. 2. A. München: Elsevier, 2017.

Chaitow L. Neuromuskuläre Techniken in der manuellen Medizin und Osteopathie. München: Urban & Fischer, 2002.

Chaitow L. Positional Release-Techniken in der manuellen Medizin und Osteopathie. München: Urban & Fischer, 2003.

Clara M. Das Nervensystem des Menschen. 2. A. Leipzig: Barth, 1953.

Cole J. Pride and an Daily Marathon. Cambridge, Massachusetts: MIT Press edition, 1995.

Duden. Das Herkunftswörterbuch. Etymologie der deutschen Sprache. 5.A. Berlin: Duden Verlag, 2014.

Espinosa-Medina I. et al. The sacral autonomic outflow is sympathetic. Science 18 November 2016, Vol 354, Issue 6314.

Girardin M, Höppner JP. Osteopathie im neurophysiologischen Bereich. Stuttgart: Hippokrates, 1996.

Goddard Blythe S. Neuromotorische Schulreife. Bern: Verlag Hans Huber, 2013.

Goddard Blythe S. Neuromotorische Unreife bei Kindern und Erwachsenen. Bern: Hogrefe, 2016.

Greenman PE. Lehrbuch der Osteopathischen Medizin. 3. A. Heidelberg: Haug, 2005.

Hansen K, Schliack H. Segmentale Innervation. Stuttgart: Thieme, 1962.

Hoover HV in: Johnston WL, Friedman HD, Eland DC. Funktionelle Techniken. München: Elsevier, 2009.

Janda V. Manuelle Muskelfunktionsdiagnostik. 5. A. München: Elsevier, 2009.

Janda V. Persönliche Mitteilung. 2000.

Jones LH. Strain Counterstrain. München: Elsevier, 2005.

Kapandji I.A. Funktionelle Anatomie der Gelenke Band 1–3. 2. A. Stuttgart: Enke, 1992.

Klein P, Sommerfeld P. Biomechanik der menschlichen Gelenke. München: Elsevier, 2004.

Korr IM. The Collected Papers of Irvin M. Korr. Vol. I 1995; Vol. II 1997. American Academie of Osteopathy Indianapolis.

Lewit K. Manuelle Medizin bei Funktionsstörungen des Bewegungsapparates. 8. A. München: Elsevier, 2007.

Luchau T. The Sympathetic Sacrum. A rose by another author? ABMP, Massage and Bodywork, March/April 2017, 96–98.

Martin DC. Gymnastik, Zeitschrift für ganzheitliche Körper- und Bewegungsarbeit. 28. Ausgabe 2013, 13–15.

Martin DC. Living Biotensegrity – Interplay of tension and compression in the body. München: Kiener, 2016.

Müller-Vahl H, Mumenthaler M, Stöhr M, Tegenthoff M. Läsionen peripherer Nerven und radikuläre Syndrome. 10. A. Stuttgart: Thieme, 2014.

Myers TW. Anatomy Trains. 3. A. München: Elsevier, 2015.

Myers TW, Earls J. Faszien-Release zur Verbesserung der Körperhaltung. München: Riva, 2016.

Netter FH. Atlas der Anatomie. 5. A. München: Elsevier, 2011.

Nicholas AS, Nicholas EA. Atlas Osteopathische Techniken. München: Elsevier, 2009.

Riede D. Persönliche Mitteilung. 2002.

Rohen JW. Funktionelle Anatomie des Nervensystems. 5. A. Stuttgart: Schattauer, 1994.

Rohen JW. Funktionelle Anatomie des Menschen. 9. A. Stuttgart: Schattauer, 1998.

Rohen JW, Lütjen-Drecoll E. Funktionelle Embryologie. 4. A. Stuttgart: Schattauer, 2012.

Sachse J, Harke G, Linz W. Extremitätengelenke. 8. A. München: Elsevier, 2012.

Sattler J.B. Der umgeschulte Linkshänder. 9. A. Donauwörth: Auer Verlag, 2005.

Schild-Rudloff K, Sachse J, Harke G. Wirbelsäule. 6. A. München: Elsevier, 2016.

Schmid J. Neuraltherapie. Wien: Springer, 1960.

Schnack G. Das Wunder der Entspannungshocke: Befreiter Rücken und ein gutes Bauchgefühl. Freiburg: Verlag Herder, 2016.

Schiowitz S. Facilitated positional release, Journal of the American Osteopathic Association 2: 145–156, 1990.

Sicotte GS. Myofasziale Entspannung. Stuttgart: Sonntag, 2002.

Tilscher H, Graf E. Die Bedeutung der bildgebenden Verfahren – Röntgen, CT und MRT – in der konservativen Orthopädie und manuellen Medizin. Manuelle Medizin 48: 16–22. Berlin: Springer, 2010.

Tittel K. Beschreibende und funktionelle Anatomie. 16. A. München: Kiener, 2016.

Travell JG, Simons DG. Handbuch der Muskeltriggerpunkte. München: Elsevier, 2003.

van Assche R. Das neue Strain-Counterstrain. 3. A. Bad Kötzting: Verlag Systemische Medizin, 2014.

van Cranenburgh B. Segmentale Phänomene. München: Kiener, 2011.

Wancura-Kampik I. Segment-Akupunktur. München: Kiener, 2017.

Wolff HD. Neurophysiologische Aspekte des Bewegungssystems. Berlin: Springer, 1996.

Register

Passend zum Thema

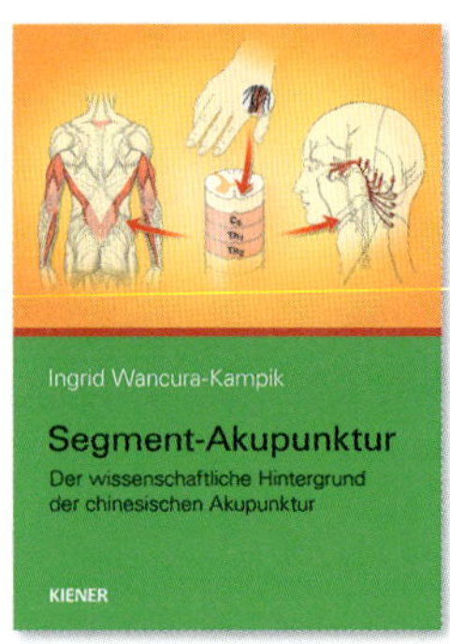

Ingrid Wancura-Kampik
Segment-Akupunktur
Der wissenschaftliche Hintergrund der chinesischen Akupunktur
1. Auflage 2017. 416 Seiten, 140 Abbildungen
ISBN 978-3-943324-59-4

Unter Mitarbeit von Prof. Dr. Winfried Neuhuber, Universität Erlangen-Nürnberg

Die Segment-Akupunktur basiert einerseits auf der bewährten Praxis der traditionellen chinesischen Akupunktur, andererseits auf dem Wissen europäischer Anatomen und Neurologen. Sie ist therapeutisch gesehen eine Optimierung der traditionellen chinesischen Akupunktur.

- Erklärt und interpretiert die traditionellen Akupunkturpunkte und Akupunkturregeln durch das spinale und vegetative Nervensystem und liefert so eine naturwissenschaftlich plausible Erklärung für ihre Wirkungsweise
- Dadurch Akzeptanz auch für naturwissenschaftlich ausgebildete Ärzte
- Reduziert die große Anzahl der Akupunkturpunkte auf etwa jene 30 bis 40 Punkte, die weltweit als Basispunkte verwendet werden
- Es können über die Segment-Akupunktur auch andere, segmentorientierte Behandlungsarten wie Neuraltherapie und Manualtherapie besser mit einbezogen werden

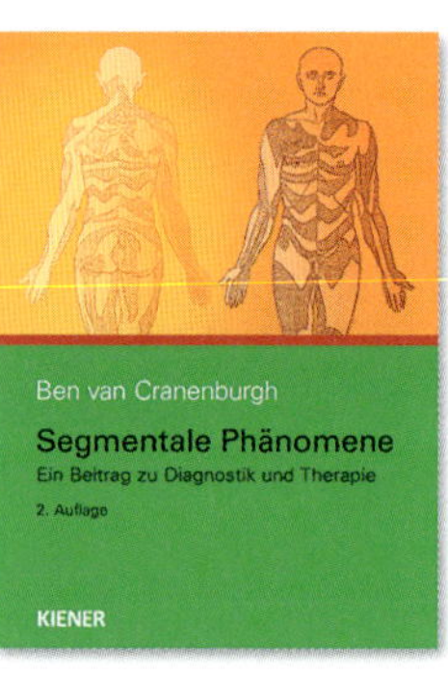

Ben van Cranenburgh
Segmentale Phänomene
Ein Beitrag zu Diagnostik und Therapie
2., vollständig überarbeitete Auflage 2018.
176 Seiten, 68 Abbildungen
ISBN 978-3-943324-33-4

Übersetzung ins Deutsche von Anna Rabou und Christl Kiener

Steigende Kosten im Gesundheitswesen erzwingen eine Reflexion über den Einsatz von Ressourcen. Wie das gute Zuhören (Anamnese) und die genaue Beobachtung des Patienten führen segmentale Symptome einfach und effektiv zu einer Diagnose.

- Störungen innerer Organe können mit allen möglichen Erscheinungen einhergehen, die auf den ersten Blick nichts mit dem fraglichen Orga zu tun haben.
- Symptome können daher schon im frühen Stadium eines Krankheitsprozesses und ohne aufwändige Untersuchungsmethoden wahrgenommen werden.
- Über die Stimulation von segmental zugehörigen Körperstrukturen können Organfunktionen beeinflusst werden.

Diese Erkenntnisse sind Grundlage für manuelle Therapieverfahren und Osteopathie, Akupunktur und Neuraltherapie.

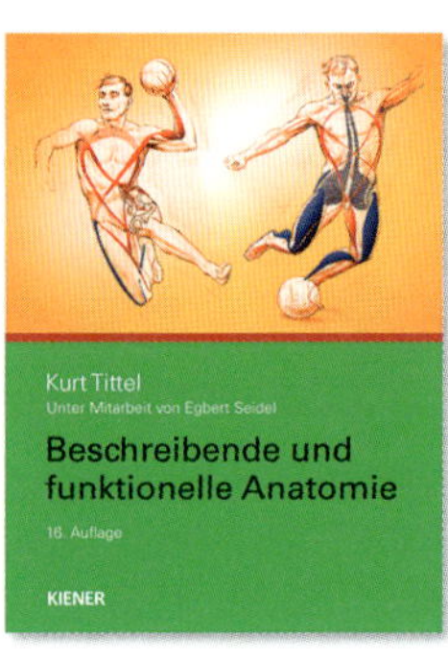

Kurt Tittel
Beschreibende und funktionelle Anatomie
Unter Mitarbeit von Dr. Egbert Seidel
16., überarbeitete und erweiterte Auflage 2016
544 Seiten, über 500 farbige Abbildungen
ISBN 978-3-943324-72-3

Anatomie des Menschen mit Schwerpunkt Bewegungsapparat und innere Organe. Die tieferen Zusammenhänge, Verflechtungen und Wechselbeziehungen zwischen Funktion und Struktur werden anschaulich dargestellt.

- Anatomisch exakte Darstellungen von Bewegungsabläufen
- Der Einsatz der Muskulatur bei zahlreichen Sportarten
- Die einzigartige Muskelschlingen-Theorie des Autors

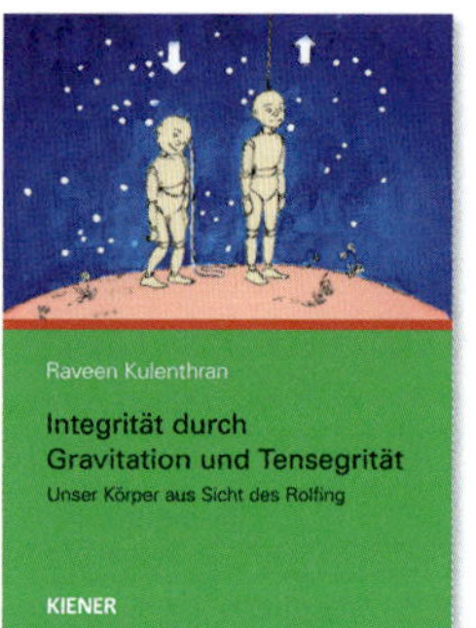

Raveen Kulenthran
Integrität durch Gravitation und Tensegrität
Unser Körper aus Sicht des Rolfing
1. Auflage 2018. 80 Seiten, 19 Zeichnungen
ISBN 978-3-943324-78-5

Dieses Buch besteht aus drei Essays über

- Integrität,
- Gravitation und
- Tensegrität.

Die Essays stehen in einer natürlichen Abfolge, doch kann jeder Essay auch eigenständig gelesen und verstanden werden.

Das Buch fasst die Essenz zusammen, die Rolfing charakterisiert.

Eine außerordentlich gelungene Einführung in die Rolfing-Methode … (Robert Schleip)

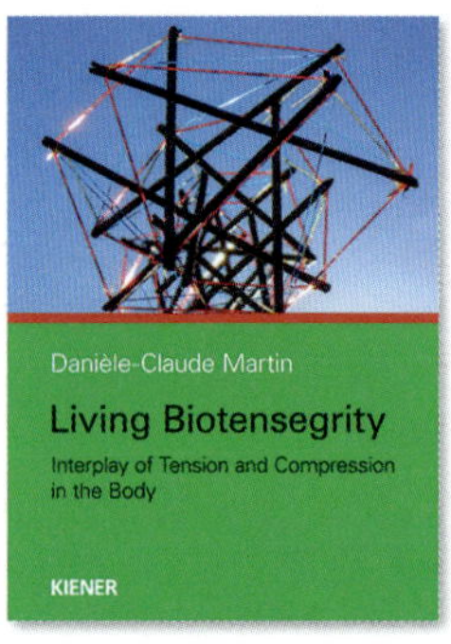

Danièle-Claude Martin
Living Biotensegrity
Interplay of Tension and Compression in the Body
1st edition 2016. 144 pages, 182 illustrations
ISBN 978-3-943324-06-8

Biotensegrity is an English wordformation based on tension, that is, tension and integrity, wholeness, cohesion. The term stands for a mechanical model of biological structures and functions and for the architecture of living structures. This system is primarily about the principles of tension and compression. The model has far-reaching consequences for manual therapeutic treatment.

- An extended perspective in the study of anatomy and movement
- A useful theoretical framework for expanding the therapeutic options for bodyworkers and practitioners
- Interdisciplinary approach of various disciplines (eg. osteopathy, cardiology, etc.)

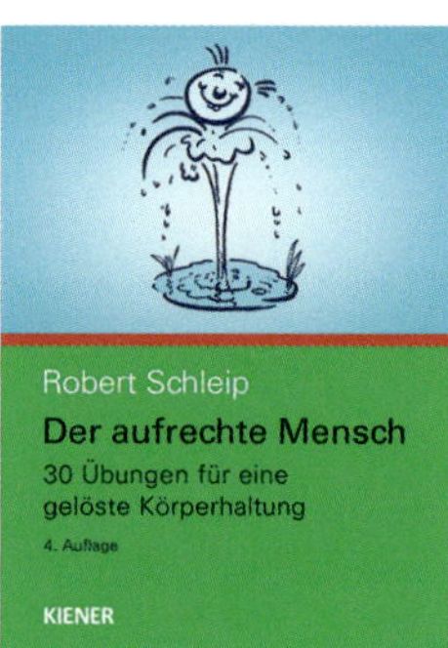

Robert Schleip
Der aufrechte Mensch
30 Übungen für eine gelöste Körperhaltung
4. Auflage 2015. 28 Seiten, 40 Abbildungen
Softcover + 30 Karten
ISBN 978-3-943324-31-0

Der Autor hat das Beste aus den vier körpertherapeutischen Methoden Rolfing, Alexander-Technik, Hakomi und Feldenkrai zusammengestellt. Mit humorvoll illustrier Anleitungskarten zum Üben.

Schon in der 4. Auflage!

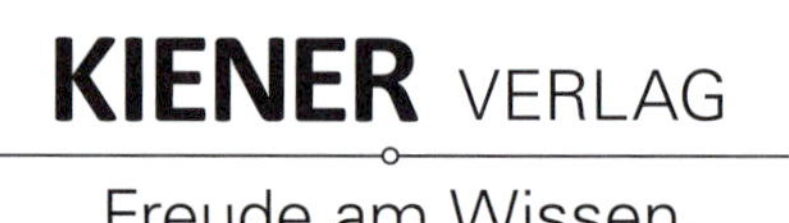